"十四五"职业教育国家规划教材

 国家职业教育药学专业教学资源库配套教材

高等职业教育药学专业课-岗-证一体化新形态系列教材

药品生物检定技术

U0272575

主　编　杨元娟

林　锐

张慧婧

中国教育出版传媒集团

高等教育出版社·北京

内容提要

本书为"十四五"职业教育国家规划教材、国家职业教育药学专业教学资源库配套教材、高等职业教育药学专业课 – 岗 – 证一体化新形态教材。

本书参照《中华人民共和国药典》(2020 年版),结合药品检验有关职业标准和技术发展现状,根据高等职业教育药学类专业学生特点与培养目标编写而成。本书共分为四篇。第一篇(第一、二章)为岗位基础知识,重点介绍药品生物检定基础知识与基本操作、药品生物检定 GMP 环境监测;第二篇(第三至八章)为岗位专业知识,重点介绍无菌检查法、微生物限度检查法、热原及细菌内毒素检查、异常毒性检查等安全性检查项目及生物检定统计法;第三篇(第九至十三章)为岗位拓展知识,主要介绍抗生素类、基因工程药物、疫苗、酶类药物等类别的效价测定项目;第四篇是岗位实训项目,列举了一些药品生物检定中需要重点掌握的实训项目。教材编写以培养学生的质量意识,执行质量标准的能力和药品检测、质量控制的能力为重点,注重与国家质量标准、职业技能等级证书标准、企业规范接轨,强化学生职业素养养成和专业技术积累。

本书配套有一体化的教学资源,包括微课、操作视频、教学课件、在线测试习题等,可通过扫描二维码在线学习,在提升学习兴趣的同时,也为学习者提供更多自主学习的空间。此外,本书还配套有数字课程,可登录智慧职教(www.icve.com.cn),在"药品生物检定技术"课程页面在线观看、学习。教师也可利用职教云平台(user.icve.com.cn)一键导入该数字课程,开展线上线下混合式教学(具体步骤详见"智慧职教"服务指南)。

本书可作为高等职业教育药学、药品质量与安全、药品生产技术、药物制剂技术、生物制药技术、药品生物技术等专业教学用书,也可供相关专业技术人员参考。

图书在版编目(CIP)数据

药品生物检定技术 / 杨元娟,林锐,张慧婧主编
. --北京:高等教育出版社,2021.7(2024.12重印)
ISBN 978-7-04-056057-2

Ⅰ.①药… Ⅱ.①杨… ②林… ③张… Ⅲ.①药品检定 – 生物检验 – 高等职业教育 – 教材 Ⅳ.① R927

中国版本图书馆CIP数据核字(2021)第078302号

药品生物检定技术
YAOPIN SHENGWU JIANDING JISHU

| 策划编辑 | 吴 静 | 责任编辑 | 吴 静 | 封面设计 | 张雨微 | 版式设计 | 张 杰 |
| 插图绘制 | 邓 超 | 责任校对 | 刁丽丽 | 责任印制 | 刘思涵 | | |

出版发行	高等教育出版社	网　　址	http://www.hep.edu.cn
社　　址	北京市西城区德外大街 4 号		http://www.hep.com.cn
邮政编码	100120	网上订购	http://www.hepmall.com.cn
印　　刷	高教社(天津)印务有限公司		http://www.hepmall.com
开　　本	787mm×1092mm　1/16		http://www.hepmall.cn
印　　张	17.5		
字　　数	380千字	版　　次	2021年 7 月第 1 版
购书热线	010-58581118	印　　次	2024年12月第 5 次印刷
咨询电话	400-810-0598	定　　价	49.00元

icve 智慧职教 "智慧职教" 服务指南

"智慧职教"（www.icve.com.cn）是由高等教育出版社建设和运营的职业教育数字教学资源共建共享平台和在线课程教学服务平台，与教材配套课程相关的部分包括资源库平台、职教云平台和 App 等。用户通过平台注册，登录即可使用该平台。

● **资源库平台：**为学习者提供本教材配套课程及资源的浏览服务。

登录"智慧职教"平台，在首页搜索框中搜索"药品生物检定技术"，找到对应作者主持的课程，加入课程参加学习，即可浏览课程资源。

● **职教云平台：**帮助任课教师对本教材配套课程进行引用、修改，再发布为个性化课程（**SPOC**）。

1. 登录职教云平台，在首页单击"新增课程"按钮，根据提示设置要构建的个性化课程的基本信息。

2. 进入课程编辑页面设置教学班级后，在"教学管理"的"教学设计"中"导入"教材配套课程，可根据教学需要进行修改，再发布为个性化课程。

● **App：**帮助任课教师和学生基于新构建的个性化课程开展线上线下混合式、智能化教与学。

1. 在应用市场搜索"智慧职教 icve" App，下载安装。

2. 登录 App，任课教师指导学生加入个性化课程，并利用 App 提供的各类功能，开展课前、课中、课后的教学互动，构建智慧课堂。

"智慧职教"使用帮助及常见问题解答请访问 **help.icve.com.cn**。

国家职业教育药学专业教学资源库配套系列教材编审专家委员会

《药品生物检定技术》编写人员

主　编　杨元娟　林　锐　张慧婧

副主编　王丽娟　陈琳琳　史正文

主　审　李　霞（重庆市药品技术审评认证中心）

编　者（以姓氏笔画为序）

　　　　　王丽娟（重庆医药高等专科学校）

　　　　　王钰宁（云南技师学院）

　　　　　叶丹玲（浙江医药高等专科学校）

　　　　　史正文（山西药科职业学院）

　　　　　孙艳宾（山东药品食品职业学院）

　　　　　苏丽婷（泉州医学高等专科学校）

　　　　　杜丽娟（哈尔滨职业技术学院）

　　　　　李　艳（重庆医药高等专科学校）

　　　　　杨元娟（重庆医药高等专科学校）

　　　　　张　勇（苏州工业园区服务外包职业学院）

　　　　　张文州（泉州医学高等专科学校）

　　　　　张伶俐（重庆市食品药品检验检测研究院）

　　　　　张慧婧（山东药品食品职业学院）

　　　　　陈琳琳（泉州医学高等专科学校）

　　　　　林　锐（江苏医药职业学院）

　　　　　卓微伟（江苏医药职业学院）

　　　　　修　爽（哈尔滨职业技术学院）

　　　　　姚欣悦（江苏护理职业学院）

　　　　　徐美佳（黑龙江职业学院）

　　　　　高迎迎（合肥职业技术学院）

总　序

重庆医药高等专科学校朱照静教授领衔的"国家职业教育药学专业教学资源库"于2016年获教育部立项，按照现代药学服务"以患者为中心""以学生为中心"的设计理念，整合国内48家高职院校、医药企业、医疗机构、行业学会、信息平台的优质教学资源，采用"互联网＋教育"技术，设计建设了泛在药学专业教学资源库。该资源库有丰富的视频、音频、微课、动画、虚拟仿真、PPT、图片、文本等素材，建设有专业园地、技能训练、课程中心、微课中心、培训中心、素材中心、医药特色资源等七大主题资源模块，其中医药特色资源包括药师考试系统、医院药学虚拟仿真系统、药品安全科普、医药健康数据查询系统、行业院企资源，构筑了立体化、信息化、规模化、个性化、模块化的全方位专业教学资源应用平台，实现了线上线下、虚实结合、泛在的学习环境。

为进一步应用、固化和推广国家职业教育药学专业教学资源库成果，不断提升药学专业人才培养的质量和水平，国家职业教育药学专业教学资源库建设委员会、全国药学专业课程联盟和高等教育出版社组织编写了国家职业教育药学专业教学资源库配套新形态一体化系列教材。

该系列教材充分利用国家职业教育药学专业教学资源库的教学资源和智慧职教平台，以专业教学资源库为主线、智慧职教平台为纽带，整体研发和设计了纸质教材、在线课程与课堂教学三位一体的新形态一体化系列教材，支撑药学类专业的智慧教学。

该系列教材具有编者队伍强大、教改基础深厚、示范效应显著、配套资源丰富、纸质教材与在线资源一体化设计的鲜明特点，学生可在课堂内外、线上线下享受无限的知识学习，实现个性化学习。

该系列教材是专业教学资源库建设成果应用、固化和推广的具体体现，具有典型的代表性、引领性和示范性。同时，可推动教师教学和学生学习方式方法的重大变革，进一步推进"时时可学、处处能学"和"能学、辅教"资源库建设目标，更好地发挥优质教学资源的辐射作用，体现我国教育公平，满足经济不发达地区的社会、经济发展需要，更好地服务于人才培养质量与水平的提升，使广大青年学子在追求卓越的路上，不断地成长、成才与成功！

复旦大学教授、中国工程院院士

2019年5月

前　言

为贯彻《国家职业教育改革实施方案》（"职教20条"）要求，推进教师、教材、教法"三教"改革，提升职业院校办学质量和人才培养质量，立足培养符合国家发展需要的现代化制药领域高素质技术技能人才，我们组织全国十余所院校的一线教师及行业专家共同编写国家职业教育药学专业教学资源库配套教材、高等职业教育药学专业课-岗-证一体化新形态教材《药品生物检定技术》。

"药品生物检定技术"是药学、药品质量与安全、药品生产技术、药物制剂技术、生物制药技术、药品生物技术及其他相关专业的一门重要专业课程。本课程技术实践性极强，是形成相关专业人才职业素养的必备环节之一。开设本课程的目的在于培养学生根据《中华人民共和国药典》（以下简称《中国药典》）熟练完成各类药物安全性、有效性及卫生学检验等具体工作任务，掌握其相应的操作技能和理论知识，同时使学生具备严谨细致的学习态度及实事求是、认真负责的职业道德和工作作风。通过本课程的学习，使学生树立药品质量第一的观念，掌握《中国药典》收载的常见生物检定方法的基本原理和操作技能，能够胜任药品生产、质量检验等方面相关技术工作。

本教材以党的二十大精神为指引，贯彻党的教育方针，体现如下编写特点：① 融入课程思政元素，落实立德树人根本任务，使学生在掌握《中国药典》收载的常见药品生物检定方法的同时，牢固树立药品质量第一的观念，时刻把保障人民健康放在首位，推进健康中国建设。② 凸显职业教育类型特色。本教材根据《中国药典》（2020年版）编写，体现专业课程内容与职业标准对接，如微生物限度检查法中的"中药饮片微生物限度检查法"、生物检定统计法中的"四参数回归计算法"等。同时，教材内容遵循理论够用、实践性增强的原则，将实训项目单独列出，与工作岗位紧密对接，使学生能够胜任药品生产、质量检验等方面相关技术工作。③ 依托国家职业教育药学专业教学资源库，配套一体化教学资源，包括微课、操作视频、教学课件、在线测试习题等，可通过扫描二维码随时随地学习。同时，本教材与资源库中"药品生物检定技术"标准化课程配套，学生可登录智慧职教（www.icve.com）在线学习；教师也可利用职教云平台（user.icve.com.cn）一键导入该课程，开展混合式教学，促进信息化教学改革，推进教育数字化。

综上所述，教材以培养学生的质量意识、执行质量标准的能力和药品检测、质量控制的能力为重点，与《中国药典》（2020年版）、《中华人民共和国职业分类大典》（2015年版）、国家职业技能鉴定考核标准、企业规范接轨，充分体现教材编写的思想性、先进性、职业性、实践性、开放性要求。

　　本教材共四篇十三章及十四个实训项目,由重庆医药高等专科学校杨元娟、江苏医药职业学院林锐、山东药品食品职业学院张慧婧任主编。具体分工如下:杨元娟编写第一章,张慧婧编写第二章,徐美佳编写第三章,卓微伟和王丽娟共同编写第四章,姚欣悦编写第五章,张勇编写第六章,苏丽婷编写第七章,王丽娟编写第八章,史正文编写第九章,杜丽娟编写第十章,林锐和王丽娟共同编写第十一章,李艳编写第十二章,张伶俐编写第十三章,王钰宁、叶丹玲、孙艳宾、张文州、陈琳琳、修爽、高迎迎共同编写第四篇岗位实训项目一至十四。此外,特邀重庆市药品技术审评认证中心的李霞对教材进行了审阅,在此深表感谢!

　　本教材在编写过程中参考了部分教材和有关著作,同时也得到了各参编院校领导的大力支持,在此一并表示诚挚的感谢。但由于编者水平有限、编写时间仓促,难免有不足和疏漏之处,敬请各位专家、同行及使用者及时提出修改意见及建议,以便进一步修正、完善。

杨元娟

2023 年 5 月

目　　录

第三篇　岗位拓展知识

第四篇　岗位实训项目

二维码视频资源目录

第一篇

岗位基本知识

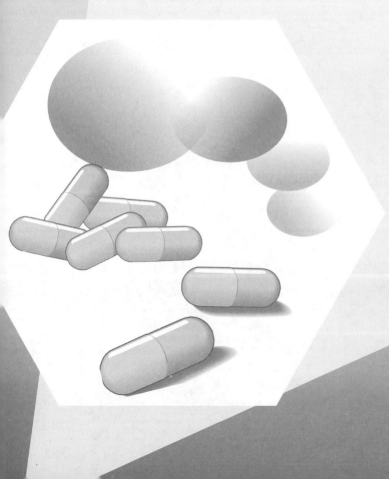

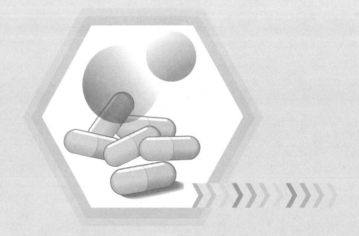

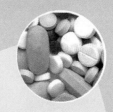

第一章
药品生物检定基础知识与基本操作

>>>> 学习目标

- 掌握药品生物检定技术的概念，培养基的概念、分类和配制过程，无菌操作方法。
- 熟悉药品生物检定的流程，实验动物操作技术。
- 了解药品生物检定技术的任务。

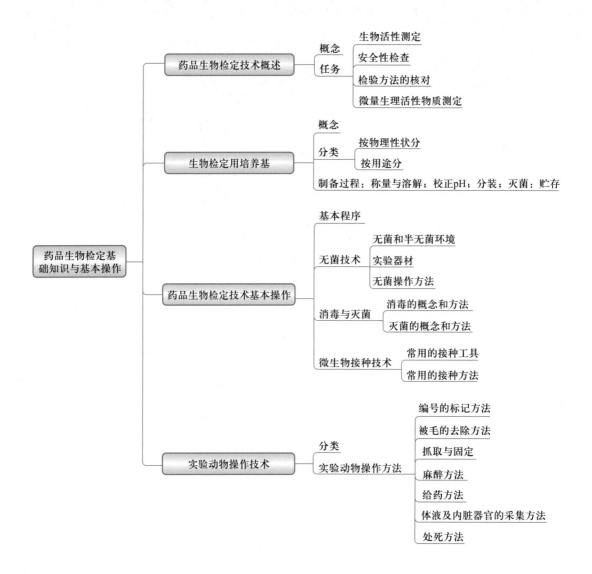

第一节 药品生物检定技术概述

一、药品生物检定技术的概念

药品生物检定技术是利用药品对生物体(包括整体动物、离体组织、器官、细胞和微生物等)所产生的药理作用或者毒理作用以及其他反应来测定药品的有效性(即生物活性或效价)、安全性(即毒性或某些有害物质限度检查、无菌检查等),以及研究药物的量效关系,是反映药品的临床功能、效价和安全性的一门学科。它是一门综合性实验技术学科,主要以药物的药理学作用和生物学方法为基础,以生物检定统计法为工具,采用特定的实验设计与对比检定方法或其他方法(例如微生物法)来进行多种反应、试验和检查,最终根据结果评价或评定药品的有效性、安全性。

生物检定技术可以看作一种测量工具。它贯穿于药品生产的全过程,生物检定的数据决定药品生产的每一阶段,从新药研发,到生产中试、工艺验证,最终到产品质量控制,包括鉴别、纯度、效价、安全性、稳定性等。生物检定在药品的质量控制方面发挥着极为重要的作用。

二、药品生物检定的任务

药品生物检定技术之所以存在,是由于某些品种的测定目前尚无可替代的理化检验方法,或在医药研究过程中必须采用该方法。生物检定客观上起着其他方法无法替代和补充的作用,例如,量化生物反应可以深层次地揭示药物的疗效与毒性,探索药物作用机制,更好地为许多领域的基础研究和应用研究服务。

生物检定在医药学方面的主要任务包括以下几个方面。

(一) 药品的生物活性测定

药品生物活性测定是生物检定的基本任务之一。《中国药典》(2020 年版)收载了激素类药品的生物检定法、抗生素类药品的微生物检定法、酶和蛋白的生物检定法,还收载了菌苗、疫苗、抗毒素、类毒素、单克隆抗体等药品的效力测定法。如人生长激素的生物测定法系通过比较生长激素标准品与供试品对幼龄去垂体大鼠体重增加的程度,以测定供试品效价的一种方法。

除《中国药典》(2020 年版)收载的生物检定品种外,一些新药经过系统的理化特性、药理学和毒理学研究后,进入临床试验阶段,但尚未找到合适的理化检验方法来控制质量,可根据生物检定原理,从药理作用中选择一种能代表临床疗效或毒性反应的指标,建立能控制质量的生物检定方法。一些天然药物、血清、疫苗和血液制品等,由于结构复杂或包含着多种成分,难以用理化检验方法测定其中单一成分,只能用生物检定法。如天然缩宫素和升压素是已知结构的多肽化合物(八肽),而合成缩宫素和升压素则混杂有极微量的戊肽,要控制其内在质量就不能依靠理化检验,而必须采用生物检定。即便一些理化性质清楚、结构已知的药物,由于构型不同,在生物体上呈现出不同的活性,也可采用生物检定来控制质量。

(二) 药品的安全性检查

药品安全性检查是保证药品质量的重要手段之一。《中国药典》(2020 年版)规定药品必须进行安全性检查,以保证用药安全。例如,各类无菌制剂(注射剂、眼用及创伤用制剂、植入剂、可吸收的止血剂、外科用敷料和器材等)要求在规定的检查条件下不得含有活菌。非无菌制剂(口服片剂、液体制剂等)进行微生物限度检查,即染菌量不得超过一定限度且不得含有规定的控制菌。注射给药途径的药品还需进行一些特殊有害物质的检查,如所用原料系动植物来源或微生物发酵液提取物,组分结构不清晰或有可能污染毒性杂质且缺乏有效的理化分析方法的静脉用注射剂,一般应考虑异常毒性检查;如可能污染异源蛋白或未知过敏反应物质的药品,在缺乏相关的理化分析方法且临床发现过敏反应时,应考虑过敏反应检查;如可能污染组胺、类组胺样降压物质的药品,特别是中药注射液,在缺乏相关的理化分析方法且临床发现类过敏反应时,应考虑降压物质或组胺类物质检查。所有静脉用注射剂,均应进行细菌内毒素(或热原)检查,中药注射剂一般还需进行溶血与凝聚检查。椎管内、腹腔、眼内等特殊途径的注射剂,其安全性检查项目一般应符合静脉用注射剂的要求,必要时还应增加其他安全性检查项目,如刺激性检查、细胞毒性检查等。

(三)检验方法的核对

有些药品理化性质虽然已经阐明,也建立了较为灵敏的理化检验方法,但这些方法是否可靠要用生物检定法来核对。这是因为药品生物检定反映出的生物活性在很大程度上与临床疗效是一致的,而某些理化检验方法只反映出药品某一方面的理化性质,并不一定与临床的疗效相平行。

例如,肝素的效价测定,《中国药典》(2020年版)正文项下收载的方法为利用肝素使特定的发色底物(如天青A)变色进行比色法测定,按生物检定统计法中的量反应平行线原理4×4法实验设计,计算效价。但《中国药典》(2020年版)四部也收载了肝素生物测定法,即比较肝素标准品(S)与供试品(T)延长新鲜兔血或兔、猪血浆凝结时间的作用,以测定供试品的效价。比色法虽然灵敏、快速而稳定,但一些已失去抗凝血作用的肝素也保留了使天青A变色的性质,却不能反映其抗凝血的活性。因此,生物检定法有时候更能反映其真实的生物活性。

又如,激肽释放酶(一种血管舒缓素)的效价测定可采用以苯甲酸–L–精氨酸乙酯(BAEE)为底物的分光光度法,灵敏度和稳定性都很好,但在考核该指标与药理性质是否一致时,仍需用以动物血压下降为指标的生物检定法来核对。

再如,采用高效液相色谱法(HPLC)测定胰岛素及其制剂中胰岛素的效价,具有灵敏度高、专属性强、准确、可靠等优点,较生物检定法(小鼠血糖法)更为方便,但考察两者的相关性时,仍需以生物检定法作为参照依据。

随着理化分析手段的不断提高,很多以前采用生物检定法进行效价测定的品种,目前也都有了比较可靠的理化分析方法,但《中国药典》(2020年版)四部通则中仍收载了其生物检定法,究其原因,主要是这些生物检定法在研究和开发新药时,仍然是进行药物筛选的重要手段。

(四)神经介质、激素及其他微量生理活性物质的测定

采用理化检验方法测定某些神经介质、激素或其他微量生理活性物质的浓度,具有高效、快速等优点,但这些物质具有微量、生理活性强的特点,生物检定法往往具有更高的灵敏度和专一性。此外,生物检定法一般对样品的纯化要求不高,在样品处理上较理化方法的要求更低,甚至组织液亦可直接测定而不受干扰,有的还可用专一拮抗剂阻断其他类似物的作用,使测定更具有专一性,因此在一些作用机制研究中往往采用生物检定法。

例如,用大鼠离体子宫测定缓激肽的效价,灵敏度可达 0.2 mg/mL;测定前列腺素 F2α,灵敏度可达 5 mg/mL。用豚鼠离体回肠测定慢反应物质,灵敏度可达 1 ng;测定脑啡肽、组胺等的灵敏度也很高。

有些生物药物含有多种分子形式不均一的复合物,如代谢产物、蛋白结合物、酶异构体、血清多克隆抗体,其生物效应是这些复合物的反应集合,难以用单一分子结构准确表示。这类药

物的生物活性测定方法宜采用生物检定法,即建立相似的标准物质,以标准物质所产生的生物活性作为指标,以标示药品效价或毒性。目前,各国药典对这类生物药品基本都采用生物检定法控制其质量。

第二节　生物检定用培养基

一、培养基的概念和分类

(一) 培养基的概念

培养基是人工配制的生物营养物质,即用人工方法将多种物质按各种微生物生长繁殖的需要配制成的一种混合营养物质,用于细菌的培养、分离、鉴定、研究和保存。培养基是微生物试验的基础,直接影响微生物试验结果。

适宜的培养基制备方法、贮藏条件和质量控制是提供优质培养基的保证。目前,市售的脱水培养基应用比较广泛,脱水培养基是指含有除水分外的所有成分的商品培养基,临用前加水加热制成。

(二) 培养基的分类

1. 按物理性状分　可分为液体、流体、固体、半固体 4 种。液体培养基一般用于增菌培养和生化试验。在液体培养基中加 0.05%~0.07% 琼脂粉(即流体),溶化后可增加培养基的黏度,降低空气中氧进入培养基的速度,有利于一般厌氧菌的生长繁殖。常用固体培养基有平板、斜面 2 种。固体培养基一般供分离、纯化、研究菌落形态、计数及制作菌苗等。半固体培养基常用于观察微生物的生长状态、运动及生化反应等。

2. 按用途分　可分为基础培养基、增菌培养基、选择培养基和鉴别培养基等,或分为需氧菌检查用培养基、霉菌检查用培养基、酵母菌检查用培养基、厌氧菌检查用培养基等。基础培养基适合大多数细菌生长,多用于细菌计数和纯培养。增菌培养基是根据待检菌的特征和营养要求配制,专一性强,有时为防止其他菌生长,加入选择菌抑制剂,使目的菌优势生长。选择培养基和鉴别培养基是根据各种细菌的生化特征鉴别属种的培养基。可根据细菌在培养基上的生长情况、菌落特征、动力、产酸、产气及生化反应等,进行细菌分类及鉴别属种。

二、培养基的制备过程

培养基的制备可按处方配制,也可使用按处方生产的符合规定的脱水培养基。试剂要求使用化学纯(CP)以上的规格。《中国药典》(2020 年版)详细收载了各类培养基的处方组成和配制方法。

1. 容器要求　应使用玻璃器皿或搪瓷器皿配制,禁用金属容器,以免金属离子与培养基成分结合形成有害物质,影响细菌生长。仪器使用前应洗净,纯化水洗涤,烘干后再用。

2. 称量与溶解　按照《中国药典》(2020 年版)相关种类培养基的处方要求,依次称取放入容器中,加水,加热溶解,可用玻璃棒搅拌,待完全溶解后补充水至所需量。如使用脱水培养基,可称取处方量固体培养基干粉,直接加水,加热溶解。

3. 校正 pH　不同培养基要求的 pH 不同,故培养基配制后,如与所需的 pH 不符,在分装灭菌前,可用酸溶液(盐酸、硫酸等)或碱溶液(氢氧化钠)进行校正。干燥培养基也必须对 pH 进行验证,高压灭菌前的 pH 应比最终 pH 高 0.2~0.3。校正 pH 后的培养基应加热、过滤,使培养基澄清。

4. 分装　根据需要可把培养基分装于锥形瓶、试管等容器中,或倾注平皿,制备斜面等。各种培养基的分装要求如下。

(1) 液体和流体培养基:一般于灭菌前根据试验需要的培养基量进行分装,如分装于试管中,装量约为试管容积的 1/3。因灭菌过程水分蒸发,如装量要求精确或灭菌后还要加入其他成分,应在灭菌后再分装于灭菌容器中。

(2) 半固体培养基:一般于灭菌前根据试验需要的培养基量分装于试管中,装量约为试管容积的 1/3,若灭菌后还要加入其他成分,应在灭菌后再分装于灭菌容器中。

(3) 固体培养基:一般分装于 250 mL、500 mL 的锥形瓶中,分装量不得超过容器的 2/3,以免灭菌时溢出。灭菌后根据需要倾注于平皿中,倾注时培养基的温度应不超过 45℃,温度过高会杀灭微生物或使琼脂平板表面产生冷凝水。如需制成斜面,斜面长度一般不超过试管长度的 1/2。

分装后,试管和锥形瓶的塞子必须塞紧,以免松动或脱落造成染菌。

课堂讨论 ▶▶▶

装培养基的锥形瓶为何要用棉塞或透气塞塞紧?

5. 灭菌　培养基配制后应在 2 h 内灭菌,避免细菌繁殖。不同培养基灭菌方法不同,多用高压蒸汽灭菌(121℃ 20 min 或 115℃ 30 min)。

课堂讨论 ▶▶▶

培养基的灭菌为什么在调 pH 之后进行?

6. 贮存　固体干粉培养基应保存于阴冷干燥处,避免培养基因热或潮湿,造成水分含量过高、结块、生霉,直接影响培养基的质量。制备好的培养基应保存在 2~25℃、避光环境,且放置时间不宜过长,以免水分散失及染菌。需氧菌、厌氧菌培养基在半个月内用完。其他培养基在 1 个月内用完。保存于密闭容器中的培养基,可在 1 年内使用。

第三节　药品生物检定技术基本操作

一、药品生物检定的基本程序

药品生物检定的基本程序与药品其他质量检测项目基本一致,包括采样、检验、记录和出具检验报告。

(一) 采样

药品生物检定过程的采样除了要遵循随机、客观、均匀、合理的抽样原则外,还必须对抽样过程实施防止微生物污染的措施,以保证微生物检测结果的真实性。为此,应由专门的无菌采样员或微生物检验员进行具体采样工作或实施采样监管工作。

(二) 检验

1. 样品检验前处理　抽检的样品要注意保持完整性和有效性。完整性是指待检样品的最小包装应完好无缺,没有任何破损和污染,可以用消毒液对其外表进行消毒处理而不会影响其内在微生物状况。有效性是指待检样品编号的唯一性、可追溯性以及样品内在的微生物能保持其原始数量和原始状态。

样品送入无菌室前,应用适宜的消毒液对其外表进行消毒处理,在传递窗经紫外线照射30 min 后进入无菌室,检验中注意及时将样品的唯一性编号转移到最小包装及传递到每一步骤的容器上(可用适宜防水笔),保证检验结果的唯一性和正确性。

2. 样品检验　根据《中国药典》(2020 年版)相关检查项目以及各品种项下的规定,对样品进行检验。检验时,应严格遵守标准规定的步骤和方法。本教材后续章节将介绍无菌检查、微生物限度检查、热原检查、细菌内毒素检查、异常毒性检查、升压物质检查、降压物质检查等安全性相关的项目,同时也介绍生物检定统计法、抗生素效价测定、胰岛素生物检定、疫苗活性测定等有效性相关项目。

(三) 记录

检验记录是出具检验报告的依据,是进行科学研究和技术总结的原始资料。检验记录必须真实、完整、齐全,不得随意涂改。若需要涂改,须用斜线将涂改部分划掉,并签上涂改者的名字或盖印章,不得采用涂黑方式,要保证错误部分清晰可见。微生物检验的记录中应给出试验环境检测情况,包括无菌室的温度、湿度;无菌室、工作台面的浮游菌、沉降菌数;培养基、稀释液、试验用品的配制或灭菌批号;阳性对照菌的编号、名称;所用耗材的批号等,以便必要时作为对试验结果分析的依据。

(四) 出具检验报告

检验报告是对药品质量做出的技术鉴定,操作人员应本着严肃负责的职业态度,根据原始检验记录,认真书写。检验报告应依据准确,数据无误,结论明确,文字简洁,书写清晰,格式规范。检验报告一般包括报告编号(是报告相对于样品的唯一性标识)、样品名称、批号、剂型、规格、包装、数量、来源、取样方法、取样日期、检验方法与依据、检验结果和结论等。检验报告上还须有检验者、复核者和质量部门负责人的签字或盖章。

检验记录和检验报告均须由专人、专柜进行保存,按现行 GMP,即《药品生产质量管理规范(2010 年修订)》要求,保存期限至少是该批药品有效期后 1 年。

二、无菌技术

药品生物检定过程中的无菌技术主要是指控制或防止各类微生物污染及其干扰的一系列操作方法、手段、规则、程序等,包括无菌环境设施、无菌试验器材以及无菌操作方法等。无菌技术是一个完整的操作规程体系,若其中的任何一个环节被污染,即使其他环节是无菌操作,也将完全失去意义。

(一) 无菌和半无菌环境

1. 无菌环境　是指人们用物理或化学的方法,在某一可控空间内使悬浮粒子、浮游菌、沉降菌等数量达到最低限度,接近于"无菌"的一种空间。环境洁净度 B 级下局部洁净度 A 级的单向流空气区域或隔离系统即达到《中国药典》(2020 年版)要求的这种"无菌"空间。无菌室、超净工作台、隔离系统、负压隔离系统、无菌操作柜等就是按无菌环境的要求创建的。单向流空气区域、工作台面及环境必须定期按《医药工业洁净室(区)悬浮粒子的测试方法》《医药工业洁净室(区)浮游菌的测试方法》《医药工业洁净室(区)沉降菌的测试方法》的现行国家标准进行洁净度验证。除上述项目外,洁净室(区)还需定期进行表面微生物及物理参数(温度、相对湿度、换气次数、气流速度、压差、噪声等)的有效控制和监测。

2. 半无菌环境　抗生素微生物检定要求的环境是半无菌操作间。半无菌操作间要求设有紫外灯,在此基础上还应附设空气净化及空调设备,控制室温为 20~25 ℃,达到无菌或半无菌状态。操作台宜稳固,并保持水平。实验室内应光线明亮,并有控制温度、湿度的设备。实验室内应注意防止抗生素污染和微生物的交叉污染。

(二) 试验器材

生物检定用的试验器材可分为灭菌器材和消毒器材两类。

1. 灭菌器材　检定中使用的器材,能灭菌处理的必须灭菌处理。如玻璃器皿、接种针、注射器、吸管、试管、培养基、稀释剂、无菌衣、口罩、称量纸等,使用前都必须经过适宜的方法灭菌处理。经灭菌处理的物品应放在适宜的贮存器(包装)或洁净的环境中保存备用。

2. 消毒器材　检定中用的样品、器材无法灭菌处理的,使用前必须经消毒处理。如检验样品的容器、包装材料、无菌室内的凳、试管架、天平、工作台面、工作人员的手等,可采用消毒剂浸泡或擦拭处理。

(三) 无菌操作方法

无菌操作的目的:一是保证待检样品不被环境中的微生物污染;二是防止待检样品中的微

生物或阳性对照菌等污染环境或感染操作人员。因此,无菌操作在一定意义上讲,又可以看作安全操作。无菌操作涉及方方面面,下面仅介绍其主要的注意事项。无菌操作包括进入无菌室前的准备、检验过程中的操作及操作结束后的清场 3 部分。

1. 进入无菌室前的准备　无菌室应定期检查无菌环境的空气质量是否符合规定,进入无菌室前,先开启无菌空气过滤器及紫外灯杀菌 1 h,操作人员每次进入无菌室前应按照规定更换无菌服,避免由操作人员带来污染。

2. 检验过程中的操作　① 所有操作应在近火焰区操作,轻拿轻放,不应大幅度或快速操作。② 开启菌种管或其他供试品的瓶塞及安瓿之前,应用碘酒或 75% 乙醇棉球消毒容器外部,刻痕用的砂轮、锯刀也应消毒,截断时要防止污染。③ 灭菌瓶塞或试管塞掉落在工作台上时,一般不宜再用,应另换无菌塞,或通过火焰处理后再用,但应做标记。④ 接种霉菌、放线菌或做孢子菌液稀释时,建议在有负压的生物安全柜内操作,以防孢子散落传播。如在超净工作台上操作,此时应先关闭高效过滤层流空气,稍后再操作。

3. 操作结束后的清场　操作结束后,应将无菌室内彻底清理,恢复使用前的状态。污染微生物的吸管、注射器、玻片等仪器使用完毕应立即放入消毒液缸或消毒桶内浸泡,盖盖,过夜,取出,按要求洗净灭菌。

三、消毒与灭菌

(一) 消毒

消毒是指杀灭病原微生物的繁殖体但不能杀死芽孢等全部微生物的过程。消毒的方法一般都是用化学试剂浸泡或擦拭,这些化学试剂称为消毒剂。常用的消毒剂包括 75% 乙醇溶液、2% 碘酒、3%~5% 苯酚(石炭酸)溶液、3% 甲酚皂(来苏尔)溶液、0.1% 苯扎溴铵(新洁尔灭)溶液、1% 高锰酸钾溶液等。用于消毒的药液染菌量 <100 cfu/mL,不得有致病菌;用于浸泡无菌器材的消毒液不得染菌。

(二) 灭菌

灭菌是用适当的物理或化学方法将物品中的微生物杀灭或除去的方法。灭菌可杀灭物体中所有的微生物繁殖体及芽孢或孢子,灭菌后的物品不含任何活的微生物。物理方法是最常用的灭菌方法,如热力灭菌法、气体灭菌法、辐射灭菌法、物理阻留过滤除菌法等。

1. 干热灭菌法　利用热辐射及干热空气进行灭菌的方法称干热灭菌法。常用仪器是恒温干燥箱及干热灭菌箱。不同物品仪器灭菌温度和时间不同:① 玻璃器皿、瓷器、金属等160~170℃持续灭菌 2 h,不宜超过 170℃,以免包装用纸张或棉花焦化;② 注射器、安瓿等器皿 180℃灭菌 45 min;③ 纸张、棉花、凡士林等 140℃持续灭菌 3 h。

2. 湿热灭菌法　通过热蒸汽或沸水使细菌蛋白质变性而杀灭微生物的方法称湿热灭菌法。高压蒸汽灭菌法是彻底而迅速的灭菌法,在微生物检验室广泛使用。常用仪器为高压蒸汽灭菌器,分为小型手提式、立式或卧式,可用于培养基、衣物、敷料、玻璃器材等灭菌,接种及培养后的培养基也需高压蒸汽灭菌后再弃去。灭菌温度为121℃,持续20 min,可达较好的灭菌效果。不能耐受121℃的含糖培养基或注射液可用115℃,持续30 min或更长时间灭菌。

3. 气体灭菌法　用化学消毒剂形成的气体杀灭微生物的方法称为气体灭菌法。常用的化学消毒剂有环氧乙烷、气态过氧化氢、甲醛、臭氧(O_3)等。气体灭菌法适用于在气体中稳定的物品,灭菌时应注意灭菌气体的可燃可爆性、致畸性和残留毒性。

4. 辐射灭菌法　利用放射性同位素放射 γ 射线(如 ^{60}Co)、紫外辐射或电离辐射杀灭微生物的方法称为辐射灭菌法。辐射灭菌法适用于对热敏感的物料和药品的灭菌。

5. 物理阻留过滤除菌法　利用微生物不能通过致密、具孔滤材的原理以除去药品中微生物的方法称为物理阻留过滤除菌法。常用于对热不稳定的药品除菌。除菌过滤器滤材一般采用孔径分布均匀的微孔滤膜作过滤材料。

灭菌器皿在灭菌前,必须正确包扎,灭菌之后取出才不会被污染,只有在使用之前才能按要求拆开包扎物。

课堂讨论 ▶▶▶

　　培养基用什么方法灭菌比较合适?

四、微生物接种技术

微生物接种技术

接种是指将微生物转移到另一个灭菌的新鲜培养基中,使其生长繁殖的过程。微生物接种技术是微生物相关试验所必需的基本操作技能,为了确保接种过程中不受杂菌的污染,接种过程必须采用严格的无菌操作。常用的接种方法有斜面接种、穿刺接种、平板接种和液体接种,根据接种方法的不同,所使用的接种工具也不同。

(一)常用的接种工具

常用的接种工具有接种针、接种环、接种钩、涂布器等(图1-1),接种针、接种环、接种钩均由金属丝,金属杆和隔热手柄组成。金属丝以铂金丝最为理想,软硬适度,传热和散热均快,且不易老化,但价格昂贵,实验室可用镍镉丝代替。

1. 接种针　长约8 cm,固定在长约22 cm的金属柄上,多用于固体培养基穿刺接种。

2. 接种环　在接种针末端,用镊子卷成一个直径2 mm左右的密封圆环,多用于细菌、酵母菌等的划线接种。

3. 接种钩　将接种针的末端弯成一个3 mm长的直角,多用于霉菌、放线菌的接种。

4. 涂布器　将直径3~5 mm的玻璃棒前端弯曲制成,多用于微生物液体标本的涂布接种。

(二)常用的接种方法

1. 斜面接种　斜面接种是将微生物从一个斜面培养基接种至另一个斜面培养基上的方法,在斜面接种法中最常用的是划线接种(图1-2),即用接种环挑取少量菌种后,在斜面培养

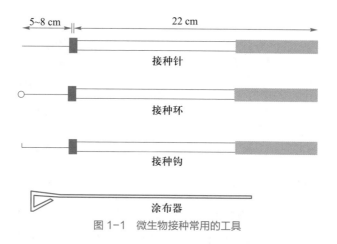

图 1-1　微生物接种常用的工具

基上作来回直线的移动,以达到接种目的。

2. 穿刺接种　穿刺接种是用接种针挑取少量菌种后,沿半固体培养基中心向管底作直线穿刺后,接种针按原路返回的接种方法(图 1-3)。根据穿刺时试管的方向又分为垂直法和水平法。采用垂直法时要注意试管口朝下,该方法主要用于保藏厌氧菌种和研究微生物的运动性。采用水平法时试管口与地面平行。

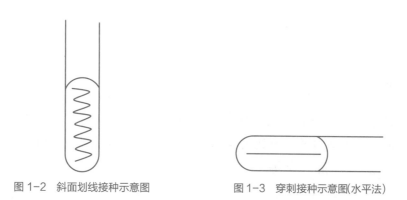

图 1-2　斜面划线接种示意图　　　　　图 1-3　穿刺接种示意图(水平法)

3. 平板接种　平板接种是将微生物菌体接种到平板培养基上的方法,在平板接种法中比较常用的方法有划线接种和涂布接种。划线接种即用接种环挑取少量菌种后,在平板培养基上作来回直线的移动,以达到分离纯化培养的目的。划线接种又分为连续划线接种和分区划线接种。连续划线接种是在平板一侧自上而下(1 到 2),来回"Z"字形划线,均匀涂布(图 1-4)。分区划线接种是在平板一端(1 区内)作来回划线,而后将平板旋转一定角度,在 2 区内来回划线,按照上述方法再旋转和划线,可以根据实际情况分为三区、四区、五区等(图 1-5)。

涂布接种即将菌液注入平板培养基表面,用涂布器将菌液涂布均匀,使菌体在培养后长出单个菌落。主要用于活菌计数和药敏试验。

4. 液体接种　液体接种是指将菌种接种到液体培养基培养的一种接种方法。根据接种

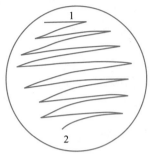

图 1-4　连续划线接种示意图

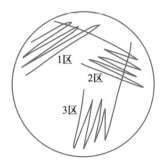

图 1-5　分区划线接种示意图

对象的不同,可分为 2 种:一种是由斜面培养基接入液体培养基,多用于细菌的纯培养,以便进一步鉴定细菌或保存菌种;另一种是由液体培养基接入液体培养基,多用于增菌培养。

课堂讨论　▶▶▶

　　不同接种方法之间有何区别? 如果进行分离培养,选择哪种方法?

第四节　实验动物操作技术

一、常用实验动物及分类

实验动物是指经人工培育或人工改造,对其携带的微生物实行控制,遗传背景明确,来源清楚,用于科研、药品生产和检定及其他实验的动物。常用的实验动物包括:小鼠、大鼠、豚鼠、裸鼠、鸽、兔、犬、猫、小型猪、猕猴等。

(一) 实验动物的遗传学分类

根据动物群遗传基因纯合的程度不同,通常将实验动物群分为以下 4 类。

1. 近交系　是指经过连续 20 代以上全同胞或亲子交配培育而成的品系。

2. 远交系　又称封闭群,是指一个不从外界引入新的血缘,采用非近亲交配方式繁殖一定代次的实验动物群体。

3. 突变系　是指由于遗传基因发生突变而具有某些特殊性状的动物,如肥胖症小鼠、糖尿病小鼠、肌肉营养障碍症小鼠、侏儒症小鼠等。不同的突变系各有特点。突变系动物因其突变多为病态,故生活力较差,对饲养管理要求严格,繁殖保种较为困难。

4. 杂交群　又称为异系杂交,是由不同的品系杂交所产生的后代。由两个近交系之间交配产生的动物称为杂交一代。

(二) 实验动物的微生物学分类

动物体内外存在许多微生物,其中一部分是动物生存所必需的,另一部分对动物是有害的,而实验动物所带的一些病原体不但影响动物本身,还可能影响实验的准确性。为了保证实验的准确性、可重复性,必须对实验动物所携带的微生物加以控制,根据控制程度的不同,通常将实验动物分为以下4类。

1. 普通动物　又称一级动物,是微生物控制要求中最低的一个级别,要求外观健康、不带有动物烈性传染病和人畜共患病病原。普通动物对实验的反应性较差,实验结果不可靠,仅可供教学示范及作为预备实验之用。

2. 清洁动物　又称二级动物,除不带有普通动物应排除的病原体外,还不应携带对动物危害大和对科学实验干扰大的病原体。清洁动物不仅外观健康无病,而且在显微镜下观察主要器官组织无病理组织学病变。这类动物适宜做短期和部分科研实验,其敏感性和重复性好。

3. SPF 动物　又称三级动物,除不带有一、二级动物应排除的病原体外,还应排除潜在感染或条件性致病的病原体,以及对科研实验干扰大的病原体。这类动物是目前国际公认的标准级别的实验动物,适合于所有级别的科研实验。

4. 无菌动物、悉生动物　属于四级动物。无菌动物是指采用当前的手段无法检出一切其他生命体;悉生动物又称已知菌动物,是将已知菌植入无菌动物体内,根据植入的种类可分为单菌动物、双菌动物、多菌动物。无菌动物和悉生动物适合于做一些特殊的科研实验,如病原研究、微生物之间关系的研究、宿主与微生物之间关系的研究、营养与代谢研究、抗肿瘤研究等。

二、实验动物操作方法

(一) 实验动物编号的标记方法

动物实验分组时,为使动物个体间或组间区别开来,需要进行编号与标记。标记方法很多,应根据不同动物、实验需要和实验方法选择合适的标记方法。不论采取何种标记方法,应遵循的基本原则是号码清楚、持久、简便、易认和适用。

1. 大鼠、小鼠　一般采用颜料涂擦被毛的方法标记。常用的涂染化学药品有以下几种。

(1) 红色:0.5% 中性红或品红溶液。

(2) 黄色:3%~5% 苦味酸溶液或 80%~90% 苦味酸乙醇饱和液。

(3) 咖啡色:2% 硝酸银溶液。

(4) 黑色:煤焦油的乙醇溶液。

最常使用的是 3%~5% 苦味酸溶液。当实验动物数量不超过 10 只时,可采用单染色法,即用毛笔或棉杆蘸此溶液,在动物体表不同部位涂上同一颜色斑点,来表示不同号码。编号的原则是先左后右,从前到后。如左前腿上为 1,左腰部为 2,左后腿为 3,头部为 4,背部为 5,尾基部为 6,右前腿为 7,右腰部为 8,右后腿为 9。如实验动物编号超过 10 或更大数字,可使用双染色法,即用两种不同颜色的溶液涂在不同部位来标记。如把黄色定为个位数,红色定为十位数,当左后腿标记红色和黄色斑点时,表示为 33 号;当右头顶标记红色斑点,右后腿标记黄色斑点时,则表示 49 号,以此类推。

小鼠也可用剪耳法来标记号码,即在耳朵不同部位剪一小口表示一定号码。或采用足趾切断法来标记号码,将左右前后的足趾按不同排列代表不同数字。一般习惯从左向右第一趾为1,第二趾为2,第三趾为4,第四趾为7。一并剪去第一、二趾为3。若剪去第一、四趾则为8,以此类推。右脚表示个位数,左脚则表示十位数,按此法可剪成1~99号。

2. 兔、豚鼠 常采用的方法有烙印法、染色法、耳孔法。

(1) 烙印法:用号码烙印钳将号码烙印在兔、豚鼠的耳朵上。烙印前用乙醇棉球消毒耳朵,烙印后在烙印部位用棉球蘸取溶在乙醇中的黑墨或煤烟涂抹。烙印法对实验动物会造成轻微损伤,操作时宜轻巧、敏捷,必要时麻醉。

(2) 染色法:染色液同上述大鼠、小鼠。方法是用毛笔蘸取染色液,在动物右侧背部涂写上号码,如果涂抹硝酸银溶液,需在日光下暴露10 min左右,才能见到清晰的咖啡色号码。

(3) 耳孔法:用动物专用的打孔机在兔耳特定位置打一个小孔来代表特定的号码。打孔法应注意防止孔口愈合,可将滑石粉抹在打孔局部。

3. 犬 将号码印在金属牌上。实验前,将金属牌固定在犬链条上。此法编号清楚、可靠,便于观察。

(二) 实验动物被毛的去除方法

1. 剪毛法 剪毛法是急性实验中最常用的方法。动物固定后,剪毛部位可用生理盐水予以湿润,用弯头手术剪紧贴动物皮肤,按序将被毛剪去。注意千万不能用手提起被毛剪,以免剪破皮肤。及时处理剪掉的被毛,以免影响实验过程。

2. 拔毛法 拔毛法适用于各种动物做后肢皮下静脉注射或取血,家兔耳缘静脉注射或采血时最常用。将动物固定后,用拇指和示指将所需部位的被毛拔去。若涂上一层凡士林油,可更清楚地显示血管。

3. 剃毛法 大动物慢性手术时采用。先用刷子蘸湿肥皂水将被毛充分浸润透,然后用剃毛刀顺被毛方向进行剃毛。若采用电动剃刀,则须逆被毛方向剃毛。

4. 脱毛法 采用化学脱毛剂将动物的被毛除去。此方法常用于大动物无菌手术,观察动物局部血液循环或其他各种病理变化。常用的脱毛剂为8%硫化钠溶液。

(三) 实验动物的抓取与固定

抓取与固定动物的目的是便于操作,使其保持在安静状态下,顺利地进行各项实验。抓取与固定动物的原则是保证实验人员安全、防止动物意外损伤,禁止对动物采取突然、粗暴的动作。

1. 小鼠的抓取与固定 小鼠较安静时,用右手将鼠尾部抓住并提起,放在表面较粗糙的台面或笼具盖上,轻轻地用力向后拉鼠尾。当小鼠向前挣脱时,用左手拇指和示指抓住小鼠头颈部皮肤,使其头部不能动弹,然后将鼠体置于左手掌中,翻转左手,右手拉住小鼠尾部,将后肢拉直,再用左手环指和小指夹紧尾巴和后肢,以掌心包住小鼠背部皮肤,使头、身、尾成一条直线,即可进行注射和其他操作。

如需取尾静脉血或进行尾静脉注射,可将小鼠装入有机玻璃制、木制或金属制的小鼠固定器内,使其尾巴露在固定器外。目前有市售鼠固定器。

在进行外科手术时,一般使用固定板。固定板材料可用木板、有机玻璃。在固定板上方边缘楔入 1 个钉子,左右两边各楔入 2 个钉子。使用时,将小鼠麻醉后,用长 20~30 cm 的线绳分别捆住小鼠四肢,然后将线绳系到左右两边的钉子上,并在头部上腭切齿上牵一根线绳系在上方钉子上,达到完全固定。

2. 大鼠的抓取与固定　　抓取大鼠可戴上帆布手套。大鼠尾部皮肤因为容易被剥脱,所以用左手从背部中央到胸部捏起来抓住。用左手抓取时将示指放在其颈背部,拇指及其余 3 指放在肋部,示指和中指夹住左前肢,分开两前肢举起来。右手按住后肢固定。受试动物给药时,用左手拇指和示指抓住其颈背部皮肤,其余 3 指抓住其背部皮肤,小指和环指夹住尾部固定。

如需进行尾静脉取血或注射,可将大鼠置于固定器内,使鼠尾留在外面进行操作。若要解剖或行外科手术,则将大鼠固定于固定板上。

3. 豚鼠的抓取与固定　　豚鼠较为胆小易惊,不宜强烈刺激,以免受惊,所以在抓取时,必须稳、准和迅速。抓取时,将左手示指和中指放在其颈背部的两侧,拇指和环指放在肋部,分别用手指夹住其左右前肢抓起来。反转左手,用右手的拇指和示指夹住其左右后肢,使鼠体伸直成一条直线。固定方法可参考大鼠操作。

4. 兔的抓取与固定　　抓取兔时,用一只手抓住颈背部将其皮肤提起来,另一只手托住其腰部或臀部把兔从笼子里拿出来。移动兔时,同时抓住其颈部抱着运送。注意不能抓兔的双耳将其提起来,因兔会挣扎,易造成抓不稳而落地摔伤。注射、采血或热原检查时,可用盒式固定器固定。如做血压测量、呼吸等实验或进行外科手术,可用台式固定器固定。

5. 犬的抓取与固定　　在麻醉和固定犬时,为避免犬咬伤人,可用绷带或布条将其嘴捆住,在腭下打结后,再绕到颈后部缠绕牢固打结,也可用网口将犬口套住。在进行前肢静脉注射和采血时,可将犬放在操作台上,一只手固定颈部,另一只手握牢前肢。麻醉后的犬可捆住四肢,固定于手术台上进行操作。

(四) 实验动物的麻醉方法

1. 全身麻醉药

(1) 乙醚:乙醚的特点是安全范围大,肌肉能完全松弛,对肝和肾的毒性较小,麻醉诱导期和苏醒期较长,但不良反应是对呼吸道黏膜刺激性强,胃肠道反应率较高。

准备带有良好密封性盖子的玻璃缸,缸底放入少量脱脂棉。将大鼠、小鼠或兔放入缸内,将乙醚倒在脱脂棉上,在室温下乙醚逐渐变成气体挥发,将缸内动物麻醉。动物倒下后,立即取出动物。此时动物肌肉松弛,角膜反射迟钝,皮肤痛觉消失,可以进行实验操作。

(2) 戊巴比妥钠:一次给药的麻醉时间可维持 2~4 h,适合于较长时间的手术操作。给药后对动物循环和呼吸系统无显著抑制作用。使用时,配成 1%~3% 生理盐水溶液,在常温下置 1~2个月不失药效。使用剂量及方法为:犬、猫、兔静脉注射 30~35 mg/kg,腹腔注射 40~45 mg/kg;鼠类静脉或腹腔注射 35~50 mg/kg。

2. 局部麻醉药

(1) 普鲁卡因(奴佛卡因):对皮肤和黏膜的穿透力较弱,需注射给药才能产生局麻作用。注射后 1~3 min 内产生麻醉,可维持 30~45 min。它可使血管轻度舒张,容易被吸收入血而失去药效。

为延长其作用时间,常在溶液中加入少量肾上腺素(每 100 mL 加 0.1% 肾上腺素 0.2~0.5 mL),能使局麻时间延长至 1~2 h。常用浓度为 2%,剂量可根据手术范围和麻醉深度而定。

(2) 丁卡因(地卡因):丁卡因化学结构与普鲁卡因相似,局麻作用比普鲁卡因强 10 倍。吸收后的毒性作用也相应加强。本药能穿透黏膜,1~3 min 发生作用,持续 60~90 min。

(五) 实验动物的给药方法

实验动物常用的给药方法有口服给药(用于消化管)和注射给药,此外,还有涂抹给药(用于皮肤)、吸入给药(用于呼吸道)等。

1. 口服给药

(1) 自动口服给药:把药物放入饲料或溶于饮水中让动物自动摄取。但因动物状态和嗜好的不同,饲料摄取和饮水量不同,不能保证给药准确。该方法一般适用于动物疾病防治、药物毒性观察、某些与食物有关的人类疾病动物模型的复制等。

(2) 强制灌胃给药:此法一般能准确掌握给药量。小鼠的灌胃针长 4~5 cm,直径约 1 mm;大鼠的灌胃针长 6~8 cm,直径约 1.2 mm。灌胃针尖端焊有一个中空的小圆金属球。金属球的目的是防止针头刺入气管或损伤消化管。针头弯曲成 20° 左右的角度,以适应口腔、食管的生理弯曲度走向。操作前,将灌胃针或灌胃管安装在注射器上,先大致测量一下从口腔至胃(最后一根肋骨后边)的长度,根据此距离估计灌胃针头插入的深度。成年动物插入食管的深度是:小鼠约 3 cm,大鼠和豚鼠约 5 cm,兔约 15 cm,犬约 20 cm。

以鼠为例,介绍灌胃方法。操作时,左手先固定动物及其头部,使口腔与食管成一条直线,动物应取垂直体位。右手将灌胃针头前端放进动物口腔,灌胃针压在舌根部,顺着上腭部插入咽部,沿咽喉壁慢慢插入食管,可感到轻微阻力,不可用力太猛,以免划伤食管。经口给药应注意动物的反应,若动物挣扎得厉害,应拔出灌胃针,检查动物食管没有损伤后再次尝试。一般每次灌胃量:小鼠 1 mL,大鼠 1~5 mL,兔 80~150 mL,犬 200~500 mL。

2. 注射给药

(1) 皮内注射:皮内注射是将药液注入皮内(表皮与真皮之间)的方法。此法可用于观察皮肤血管通透性变化,或观察皮内反应,多用于接种、过敏试验等。操作时,先将动物注射部位及周围被毛剪净,然后用乙醇棉球消毒。用左手将皮肤捏成皱襞绷紧注射部位皮肤,右手持针头,让针头横断面朝上,比较小角度沿皮肤表浅层刺入皮肤内,进针一定要浅,避免进入皮下,然后针头向上挑起并再刺入。慢慢注入药液,会感到较大阻力。当溶液注入皮内时,可见注射部位皮肤马上会鼓起一小丘疹状隆起的小泡(皮丘),同时因注射部位局部缺血,皮肤上的毛孔极为明显。如小泡未很快消失,则说明注射正确。

(2) 皮下注射:皮下注射较好掌握,一般取颈背、侧腹或后腿皮下。小鼠皮下注射,常在颈背部皮肤处或前肢腋下。先用乙醇棉球消毒注射部位的皮肤,再将皮肤提起,使针头与皮肤表面约呈 40° 角穿刺入皮下。活动针尖(如果刺入皮下,则容易活动)确认刺入皮下,方可注射。完毕后拔出针头,稍微用脱脂棉按压一下穿刺部位。一般犬、猫多在大腿外侧进行注射,豚鼠在后大腿内侧进行注射,大鼠可在左侧下腹部进行注射。

（3）腹腔注射：小鼠腹腔注射时，用左手抓取固定好动物，将其腹部朝上，头部略低于尾部，右手持注射器将针头在其下腹部腹白线稍向左的位置，从下腹部朝头部方向几乎平行地刺入皮肤，针头到达皮下后再向前进针 3~5 mm，针尖能自由活动则说明已刺到皮下，再把针竖起，使注射针与皮肤成 45° 斜刺入腹肌，进入腹腔内，针尖穿过腹肌进入腹腔后有落空感；固定针头，回抽针栓，如无回血或尿液，再以一定的速度慢慢注入药液。其他动物腹腔注射可参照此法进行。

（4）肌内注射：动物肌内注射时，应选择肌肉发达、血管丰富的部位。注射时，先将动物固定，右手持注射器使注射器与肌肉成 60°，一次刺入肌肉中。大鼠、小鼠及豚鼠可注射入大腿外侧肌肉，用 5~6 号针头注射。

（5）静脉注射：因为静脉注射是通过血液内给药，所以只限于液体。

大鼠、小鼠尾静脉注射：用专用固定器固定动物，使其尾部露在容器外，将尾巴浸入 45~50℃ 的温水中 1~2 min，使尾静脉充血，也可用手指轻弹尾部使其充血。给药时左手固定动物尾部，用乙醇棉球消毒注射部位皮肤。在鼠尾基部 1/2~2/3 处，用针尖刺入静脉。鼠尾静脉位于皮下，如果将鼠尾在操作者手指上轻微弯曲更容易使针尖刺入静脉，针头进入静脉要与鼠尾平行。然后，减小角度，进一步将针头插入静脉，针头进入静脉时注射器针栓应无阻力。不要拔注射器和注射针，确认有无回血。确认刺入血管后，慢慢注入药液。如果针头没有完全刺入血管内，不仅注射有抵抗感，局部也会隆起。注射完后立即拔出注射针，用脱脂棉用力压迫注射部位，达到止血的目的。有的实验需连日反复尾静脉注射给药时，应尽可能从尾端开始，按次序向尾根部移动更换血管位置注射。放开大鼠之前，需要给大鼠标记，例如在尾巴上标记，以表明该大鼠已经注射。

兔耳缘静脉注射：先将兔放入固定器内固定，用乙醇棉球擦拭耳缘静脉，并用手指弹动兔耳，使其静脉充盈。然后用左手示指和中指夹住静脉近心端，大拇指和小指夹住耳边缘部分，将左手环指、小指放在耳下作垫，右手持注射器尽量从静脉末端刺入，并顺血管平行方向刺入 1 cm，回一下血，放松对耳根处血管的压迫，推入药物。若推入液体顺畅并见血管颜色变白，则表明已注入血管内；若注射部位出现片状隆起，说明未刺入血管，需重新进针注射。注射完毕拔去针头，用棉球压住针眼，数分钟后即可。若需进行多次注射，则需先从耳尖处开始注射。

前肢皮下头静脉或后肢小隐静脉注射：主要用于犬、豚鼠等。给犬注射前，先将注射部位毛剪去，用碘酒和乙醇消毒皮肤，在静脉近心端处用止血带绑紧，使血管充血。将针头向血管旁皮下先刺入，然后与血管平行刺入静脉，回抽针栓，如有回血，则放松对静脉近端的压迫，尽量缓慢地注入药液。

（六）实验动物体液及内脏器官的采集方法

1. 血液采集

（1）小鼠、大鼠

1）尾静脉采血：对小鼠、大鼠尾静脉采血时，将鼠固定，用乙醇棉球对尾部消毒。待乙醇干后，从尾尖部向上数厘米处用拇指和示指抓住，用剪刀剪断鼠尾采血。采血后可用局部压迫、烧烙等方法止血。

2）眼眶静脉丛采血：左右眼交替使用可以反复采血，因而此法可用于做定时定期血液检查用,一般 3~7 天内采血部位可以修复。用乙醚将动物麻醉,采血眼眶向上,固定体位。泪腺区域内,用特制采血器具(内径 4~5 mm 的玻璃管加热后拉长至 10~20 mm,前端外径为 1.4~1.8 mm)向眼眶和眼球之间刺入,达到蝶骨深度,然后稍稍转动,达到一定深度血液就自动流出。采血后,用消毒纱布压迫眼球止血 30 s。

小鼠、大鼠还有眼球摘除法、断头法等多种采血方法,可根据所需血量进行选择。

(2) 兔

1) 耳缘静脉采血:采集少量血液可用此法。操作步骤基本同兔耳缘静脉注射方法。待耳缘静脉充血后,在靠耳尖部的血管,用针头刺破或用刀片划破,血即由破口流出,亦可用针头插入耳缘静脉采血。采血结束后用棉球压迫止血。

2) 心脏采血:将兔置于仰卧位并固定。先用左手拇指在其胸骨剑突上方 2 横指中线偏左处,触摸心搏,并找到心搏最明显处,然后在此处将局部皮肤脱毛消毒。右手持注射器,从心搏最明显处垂直进针,若刺入心脏,则针头会有明显的搏动感,回抽注射器时有血液;如抽不出血液,表示针头未刺入心脏,可将针头退至皮下后再刺入。此法还可用于豚鼠的心脏采血。

3) 耳中央动脉采血:将兔固定,用手揉搓或用灯烤兔耳,由于兔耳中央动脉易发生痉挛性收缩,所以要使兔耳充分充血。在兔耳中央有一条较粗、色较鲜红的中央动脉。在中央动脉末端,沿着动脉平行刺入针头,即可见动脉血进入针筒。此法一次可抽 15 mL 兔血。也可待兔耳中央动脉充血后,在靠耳尖中央动脉分支处,用锋利的小刀轻轻切一小口,把血管切破,兔血即由血管破口处流出。取血后应注意压迫止血。

2. 消化液采集

(1) 胃液采集:通过刺激,使胃液分泌增加,再用插胃管的办法抽取胃液。

(2) 胆汁采集:采集胆汁需要施行手术。将动物麻醉后仰卧于手术台上,自剑突下于正中线作 3~5 cm 的切口,切开腹膜,暴露腹腔,将肝脏向上翻起,找出胆囊,并分离胆囊或胆总管,再用注射器抽取胆汁,或将特殊软管插入胆管后将胆汁引流至容器中。

(3) 胰液采集:胰液采集基本同胆汁采集。操作方法是在胆总管和十二指肠交界处分离出胆总管,小心操作勿刺激胰腺,以免影响胰液分泌。分离后在靠肠端结扎,作为牵引线,用眼科剪在管壁上斜开一小口,插入准备好的胰液收集管(一般用聚乙烯塑料软管,内径 2 mm,长 10 cm,并将其拉成内径 0.05 mm 的细管,一端剪成斜口,用 0 号缝合线在粗细交界处绕 3 圈),并用洁净容器收集胰液。

3. 尿液采集

(1) 代谢笼:将动物放在特制的代谢笼内饲养。动物排便时,可通过笼子底部的大小便分离漏斗,将尿液与粪便分开,达到采集尿液的目的。

(2) 压迫膀胱(强制排尿):将动物固定,按压骶骨两侧的腰背部或轻轻压迫膀胱的体表部位,使其排尿。另有输尿管插管导尿等方法,可根据实验需要而定。

4. 内脏器官采集　一般取仰卧位,先切断肩胛骨内侧和髋关节周围肌肉。使四肢摊开(仅以部分皮肤与躯体相连)。

（1）腹腔脏器：沿腹壁正中线切开剑突至肛门之间的腹壁，再沿最低位肋骨分别向左右两侧切开侧腹壁至脊柱两旁，暴露腹腔脏器。

（2）胸腔脏器：用镊子夹住胸骨剑突，剪断横膈膜与胸骨的连结，然后提起胸骨，在靠近胸椎基部，剪断左右胸壁的肋骨，将整个胸壁取下，打开胸腔。

（七）实验动物的处死方法

1. 脱颈椎法　脱颈椎法是啮齿类动物无痛苦处死最常用的方法。一只手拇指、示指向下按住头部（拇指放在颈部），另一只手抓住尾根用力向后拉，使脊髓与脑髓断离，致动物无痛苦死亡。

2. 物理和化学药物法　除啮齿类动物外，物理和化学药物法是其他各种实验动物常采用的处死方法，如空气栓塞法、放血法、断头法等，目前在非毒理学研究中常用过量麻醉法处死。给动物吸入过量乙醚或在腹腔内注射过量非挥发性麻醉剂致动物无痛苦死亡。

岗位对接 》》》》

培养基制备

情境：质检员 A 对药品进行无菌检查，他参照《中国药典》（2020 年版）配制了相应的培养基，并采用高压蒸汽灭菌法对培养基进行了灭菌处理。质检员 A 配制的培养基能直接用来进行药品的检查吗？

分析：培养基制备完成后必须进行灭菌，并且要对灭菌效果进行验证方可用于无菌检查等药品生物检定项目。验证方式又称作适用性检查，一般需要检查培养基是否无菌以及是否适合微生物生长。

课后练一练 》》》》

一、选择题

在线测试

二、简答题

1. 简述药品生物检定技术的概念。
2. 简述培养基的概念和配制过程。
3. 简述接种方法的分类及操作要点。

（杨元娟）

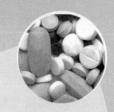

第二章

药品生物检定 GMP 环境监测

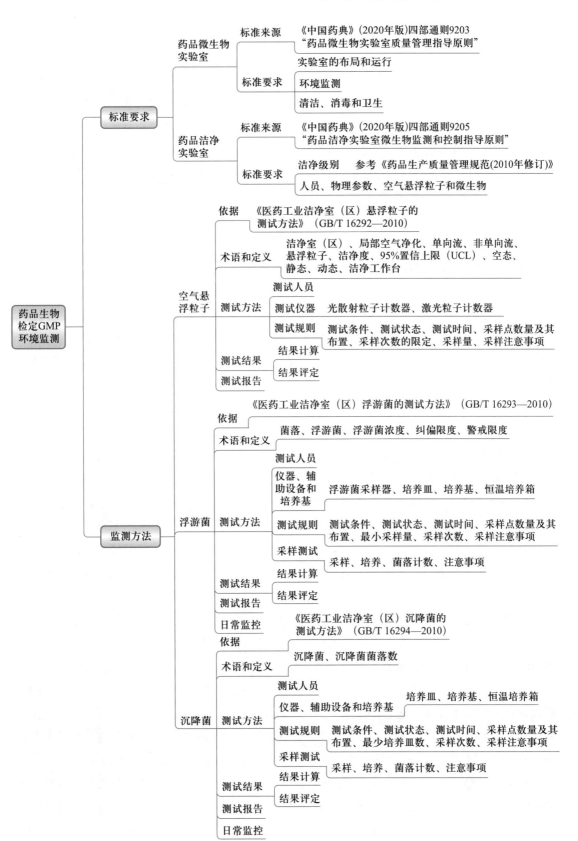

第一节 概　　述

药品生物检验实验室(以下简称微生物实验室)需严格按照《中国药典》(2020年版)四部通则9203"药品微生物实验室质量管理指导原则"要求进行检验。"药品微生物实验室质量管理指导原则"内容很多,包括人员、培养基、试剂、菌种、设施和环境条件、设备、样品、检验方法、污染废弃物处理、结果有效性的保证、实验记录、结果的判断和检测报告、文件等。

一、药品微生物实验室

药品生物检定特别是微生物实验室应具有进行微生物检测所需的适宜、充分的设施条件,实验环境应保证不影响检验结果的准确性。药品微生物实验室应专用,并与生产、办公等其他区域分开。

1. 实验室的布局和运行　微生物实验室的布局与设计应充分考虑到实验设备安装、良好微生物实验室操作规范和实验室安全的要求,以能获得可靠的检测结果为重要依据,且符合所开展微生物检验活动生物安全等级的需要。实验室布局设计的基本原则是既要最大可能防止微生物的污染,又要防止检验过程对人员和环境造成危害,同时还应考虑活动区域的合理规划及分区,避免混乱和污染,提高微生物实验室操作的可靠性。

微生物实验室的设计和建筑材料应考虑其适用性,以利清洁、消毒并减少污染的风险。洁净区域应配备独立的空气机组或空气净化系统,以满足相应的检验要求,包括温度和湿度的控制,压力、照度和噪声等都应符合工作要求。空气过滤系统应定期维护和更换,并保存相关记录。微生物实验室应包括相应的洁净区域和生物安全控制区域,同时应根据实验目的,在时间或空间上有效分隔不相容的实验活动,将交叉污染的风险降到最低。生物安全控制区域应配备满足要求的生物安全柜,以避免有危害性的生物因子对实验人员和实验环境造成危害。霉菌试验要有适当的措施防止孢子污染环境。对人或环境有危害的样品应采取相应的隔离防护措施。

一般情况下,药品微生物检验的实验室应有符合无菌检查法[《中国药典》(2020年版)四部通则1101]及非无菌产品微生物限度检查[《中国药典》(2020年版)四部通则1105和1106]要求的、用于开展无菌检查和微生物限度检查及无菌采样等检测活动的、独立设置的洁净室(区)或隔离系统,并配备相应的阳性菌实验室、培养室、实验结果观察区、培养基及实验用具准备(包括灭菌)区、样品接收和贮藏室(区)、标准菌株贮藏室(区)、污染物处理区和文档处理区等辅助区域。微生物基因扩增检测实验室原则上应设分隔开的工作区域以防止污染,包括(但不限于)试剂配制与贮存区、核酸提取区、核酸扩增区和扩增产物分析区。应对上述区域明确标识。

微生物检验的各项工作应在专属的区域进行,以降低交叉污染、假阳性结果和假阴性结果出现的风险。无菌检查应在隔离系统或B级背景下的A级单向流洁净区域中进行,微生物限度检查应在不低于D级背景下的生物安全柜或B级洁净区域内进行。A级和B级区域的空气供给应通过终端高效空气过滤器(HEPA)。

一些样品若需要证明微生物的生长或进一步分析培养物的特性,应在生物安全控制区域进行。任何出现微生物生长的培养物不得在实验室洁净区域内打开。对染菌的样品及培养物应有效隔离,以减少假阳性结果的出现。病原微生物的分离鉴定工作应在相应级别的生物安全实验室内进行。

实验室应制定进出洁净区域的人和物的控制程序和标准操作规程,对可能影响检验结果的工作(如洁净度验证及监测、消毒、清洁、维护等)或涉及生物安全的设施和环境条件的技术要求能够有效地控制、监测并记录,当条件满足检测方法要求方可进行样品检测工作。微生物实验室使用权限应限于经授权的工作人员,实验人员应了解洁净区域正确进出的程序,包括更衣流程,该洁净区域的预期用途、使用时的限制及限制原因,以及适当的洁净级别。

🧠 知识拓展

生物安全实验室是为保证安全操作微生物,按照生物安全防护水平标准建设的实验室。生物安全实验室分为 4 级。

一级生物安全实验室处理对象为对人体、动植物或环境危害较低,不对健康成年人、动植物致病的致病因子。

二级生物安全实验室处理对象为对人体、动植物或环境具有中等危害或具有潜在危险的致病因子,对健康成年人、动物和环境不会造成严重危害,有有效的预防和治疗措施。

三级生物安全实验室处理对象为对人体、动植物或环境具有高度危险性,主要通过气溶胶使人传染上严重的甚至是致命疾病,或对动植物和环境具有高度危害的致病因子,通常有预防治疗措施。

四级生物安全实验室处理对象为对人体、动植物或环境具有高度危险性,通过气溶胶途径传播或传播途径不明,或未知的、危险的致病因子,没有预防治疗措施。

2. 环境监测　微生物实验室应按相关国家标准制定完整的洁净室(区)和隔离系统的验证和环境监测标准操作规程,环境监测项目和监测频率及对超标结果的处理应有书面程序。监测项目应涵盖到位,包括对空气悬浮粒子、浮游菌、沉降菌、表面微生物及物理参数(温度、相对湿度、换气次数、气流速度、压差、噪声等)的有效控制和监测。环境监测按《中国药典》(2020 年版)四部通则 9205 "药品洁净实验室微生物监测和控制指导原则"进行。

3. 清洁、消毒和卫生　微生物实验室应制定清洁、消毒和卫生的标准操作规程,规程中应涉及环境监测结果。

实验室在使用前和使用后应进行消毒,并定期监测消毒效果,要有足够的洗手和手消毒设施。实验室应有对有害微生物发生污染的处理规程。所用的消毒剂种类应满足洁净实验室相关要求并定期更换。理想的消毒剂既能杀死广泛的微生物,对人体无毒害,不会腐蚀或污染设备,又有清洁剂的作用,性能稳定,作用快,残留少,价格合理。对所用消毒剂和清洁剂的微生物污染状况应进行监测,并在确认的有效期内使用,A级和B级洁净区应当使用无菌的或经无菌处理的消毒剂和清洁剂。

课堂讨论　▶▶▶

为什么洁净实验室所用的消毒剂种类应定期更换?如何制备无菌消毒剂?

二、药品洁净实验室

药品洁净实验室是指用于药品无菌或微生物检验用的洁净实验室、隔离系统及其他受控环境。

1. 药品洁净实验室的洁净级别　药品洁净实验室的洁净级别按空气悬浮粒子大小和数量的不同参考《药品生产质量管理规范(2010年修订)》分为A、B、C、D 4个级别。

知识拓展

GMP(good manufacturing practice)即药品生产质量管理规范,作为质量管理体系的一部分,是药品生产管理和质量控制的基本要求,旨在最大限度地降低药品生产过程中污染、交叉污染以及混淆、差错等风险,确保持续稳定地生产出符合预定用途和注册要求的药品。现行GMP即《药品生产质量管理规范(2010年修订)》于2011年3月1日起施行。

A级:高风险操作区,如灌装区、放置胶塞桶和与无菌制剂直接接触的敞口包装容器的区域及无菌装配或连接操作的区域,应当用单向流操作台(罩)维持该区的环境状态。单向流系统在其工作区域必须均匀送风,风速为0.36~0.54 m/s(指导值)。应当有数据证明单向流的状态并经过验证。在密闭的隔离操作器或手套箱内,可使用较低的风速。

B级:指无菌配制和灌装等高风险操作A级洁净区所处的背景区域。

C级和D级:指无菌药品生产过程中重要程度较低操作步骤的洁净区。

洁净区各级别空气悬浮粒子的标准规定见表2-1。

表2-1　洁净区各级别空气悬浮粒子的标准规定

洁净度级别	悬浮粒子最大允许数 /(个·m⁻³)			
	静态		动态	
	≥ 0.5 µm	≥ 5.0 µm	≥ 0.5 µm	≥ 5.0 µm
A级	3 520	20	3 520	20
B级	3 520	29	352 000	2 900
C级	352 000	2 900	3 520 000	29 000
D级	3 520 000	29 000	不作规定	不作规定

（1）为确认 A 级洁净区的级别，每个采样点的采样量不得少于 1 m³。A 级洁净区空气悬浮粒子的级别为 ISO 4.8，以 ≥ 5.0 μm 的悬浮粒子为限度标准。B 级洁净区（静态）空气悬浮粒子的级别为 ISO 5，同时包括表 2-1 中两种粒径的悬浮粒子。对于 C 级洁净区（静态和动态）而言，空气悬浮粒子的级别分别为 ISO 7 和 ISO 8。D 级洁净区（静态）空气悬浮粒子的级别为 ISO 8。

（2）在确认级别时，应当使用采样管较短的便携式尘埃粒子计数器，避免 ≥ 5.0 μm 的悬浮粒子在远程采样系统的长采样管中沉降。在单向流系统中，应当采用等动力学的取样头。

（3）动态测试可在常规操作、培养基模拟灌装过程中进行，证明达到动态的洁净度级别，但培养基模拟灌装过程要求在"最差状况"下进行动态测试。

洁净区各级微生物监测的动态标准见表 2-2。

表 2-2　洁净区各级微生物监测的动态标准[1]

洁净度级别	浮游菌 (cfu·m⁻³)	沉降菌 (f 90 mm)/ (cfu·4 h⁻¹)[2]	表面微生物	
			接触 (f 55 mm)/ (cfu·碟⁻¹)	5 指手套 / (cfu·手套⁻¹)
A 级	<1	<1	<1	<1
B 级	10	5	5	5
C 级	100	50	25	—
D 级	200	100	50	—

注：① 表中各数值均为平均值。

② 单个沉降碟的暴露时间可以少于 4 h，同一位置可使用多个沉降碟连续进行监测并累积计数。

2. 药品洁净实验室微生物监测和控制指导原则　《中国药典》（2020 年版）四部通则 9205 "药品洁净实验室微生物监测和控制指导原则"对人员要求、初次使用的洁净实验室参数确认、监测方法、监测频次及监测项目、监测标准、警戒限和纠偏限、数据分析及偏差处理、微生物鉴定和微生物控制等给出了指导性建议。

从事药品洁净实验室微生物监测和控制的人员，应具备微生物学或相近专业知识的教育背景，依据所在岗位和职责接受相应的专业技能培训和实验室生物安全方面的培训，经考核合格后方可上岗。

初次使用的洁净实验室应进行参数确认，确认参数包括物理参数、空气悬浮粒子和微生物。洁净实验室的关键设备发生重大变化时应重新进行参数测试。药品洁净实验室物理参数的测试应当在微生物监测方案实施之前进行，确保操作顺畅，保证设备系统的运行能力和可靠性。主要的物理参数包括高效空气过滤器完整性、气流组织、空气流速（平均风速）、换气次数、压差、温度和相对湿度等，测试应在模拟正常检测条件下进行。各级别洁净环境物理参数建议标准及最长监测周期见表 2-3。

表 2-3　各级别洁净环境物理参数建议标准及最长监测周期

洁净度级别	物理参数						
	过滤器完整性	气流组织	空气流速（平均风速）	换气次数	压差	温度	相对湿度
A 级	检漏试验监测周期 24 个月	单向流：监测周期 24 个月	0.25~0.50 m/s（设备）；0.36~0.54 m/s（设施）；监测周期 12 个月	—	洁净区与非洁净区之间压差不小于 10 Pa，不同洁净级别之间的压差不小于 10 Pa；监测周期：每周 1 次	18~26℃；监测周期：每次实验	45%~65%；监测周期：每次实验
B 级		① 单向流（静态）：监测周期 24 个月 ② 非单向流：—	① 单向流（静态）：0.25~0.50 m/s，监测周期 12 个月 ② 非单向流：—	① 单向流：— ② 非单向流：40~60 次/h；监测周期 12 个月			
C 级		非单向流：—	—	20~40 次/h；监测周期 12 个月			
D 级		非单向流：—	—	6~20 次/h；监测周期 12 个月			

注："—"表示没有作明确要求。

　　药品洁净实验室应进行日常监测和定期监测。日常监测一般包括压差、温度、相对湿度等；定期监测应在风险评估的基础上建立洁净环境监测计划。定期监测内容包括物理参数、非生物活性的空气悬浮粒子数和有生物活性的微生物监测，其中，微生物监测包括环境浮游菌和沉降菌监测，以及关键的检测台面、人员操作服表面及 5 指手套等的微生物监测。当洁净区有超净工作台、空气调节系统等关键设备发生重大改变时，应重新进行验证。每一级别监测频次及监测项目见表 2-4。

表 2-4　药品洁净实验室监测频次及监测项目

受控区域		采样频次	监测项目
无菌隔离系统		每次实验	空气悬浮粒子[①]、浮游菌[①]、沉降菌[②]、表面微生物（含手套）
微生物洁净实验室	A 级	每次实验	空气悬浮粒子[①]、浮游菌[③]、沉降菌[②]、表面微生物（含手套及操作服）
	B 级	每周 1 次	空气悬浮粒子[④]、浮游菌[①]、沉降菌、表面微生物（含手套及操作服）
	C 级	每季度 1 次	空气悬浮粒子[④]、浮游菌[④]、沉降菌、表面微生物
	D 级	每半年 1 次	空气悬浮粒子、浮游菌、沉降菌、表面微生物

注：① 每季度 1 次。
② 工作台面沉降菌的日常监测采样点数不少于 3 个，且每个采样点的平皿数应不少于 1 个。
③ 每月 1 次。
④ 每半年 1 次。

当出现连续超过纠偏限和警戒限、关键区域内发现有污染微生物存在、空气净化系统进行任何重大的维修、消毒规程改变、设备有重大维修或增加、洁净室（区）结构或区域分布有重大变动、引起微生物污染的事故、日常操作记录反映出倾向性的数据时，应重新评估监测程序的合理性。

药品洁净实验室悬浮粒子、沉降菌、浮游菌的监测分别照《医药工业洁净室（区）悬浮粒子的测试方法》《医药工业洁净室（区）沉降菌的测试方法》《医药工业洁净室（区）浮游菌的测试方法》的现行国家标准进行。

表面微生物测定是对环境、设备和人员的表面微生物进行监测，方法包括接触碟法和擦拭法。接触碟法是用充满规定的琼脂培养基的接触碟对规则表面或平面进行取样，然后置于合适的温度下培养一定时间并计数，每碟取样面积约为 25 cm²，微生物计数结果以 cfu/ 碟报告。擦拭法是接触碟法的补充，用于不规则表面的微生物监测，特别是设备的不规则表面。擦拭法的擦拭面积应采用合适尺寸的无菌模板或标尺确定，取样后，将拭子置合适的缓冲液或培养基中，充分振荡，然后采用适宜的方法计数，每个拭子取样面积约为 25 cm²，微生物计数结果以 cfu/ 拭子报告。接触碟法和擦拭法采用的培养基、培养温度和时间同浮游菌或沉降菌监测。表面菌测定应在实验结束后进行。

环境浮游菌、沉降菌及表面微生物监测用培养基一般采用胰酪大豆胨琼脂培养基（TSA），培养温度为 20~25℃，时间为 3~5 天，必要时可加入适宜的中和剂。当监测结果有疑似真菌或考虑季节因素影响时，可增加沙氏葡萄糖琼脂培养基（SDA），培养温度为 20~25℃，时间为 5~7 天。如需要，应根据环境污染微生物种群特性选择特定的培养条件和培养时间。

第二节　空气悬浮粒子的监测方法

依据中华人民共和国国家标准《医药工业洁净室（区）悬浮粒子的测试方法》（GB/T 16292—2010）。该标准适用于医药工业洁净室和洁净区、无菌室或局部空气净化区域（包括洁净工作台）的空气悬浮粒子测试和环境验证。

GMP 中洁净度等级分为 A、B、C、D 四级，而《医药工业洁净室（区）悬浮粒子的测试方法》（GB/T 16292—2010）、《医药工业洁净室（区）浮游菌的测试方法》（GB/T 16293—2010）、《医药工业洁净室（区）沉降菌的测试方法》（GB/T 16294—2010）洁净度级别采用 100 级、10 000 级、100 000 级和 300 000 级进行描述。

一、术语和定义

1. 洁净室（区）　对尘粒及微生物污染规定需进行环境控制的房间或区域。

2. 局部空气净化　仅使室内工作区域或特定的局部空间的空气中含悬浮粒子浓度达到规定的空气洁净度级别的方式。

3. 单向流　沿单一方向呈平行流线并且与气流方向垂直的断面上风速均匀的气流。与水平面垂直的称垂直单向流,与水平面平行的称水平单向流。

4. 非单向流　具有多个通路循环特性或气流方向不平行的气流。

5. 悬浮粒子　用于空气洁净度分级的空气悬浮粒子尺寸范围在 0.1~1 000 μm 的固体和液体粒子。

6. 洁净度　洁净环境内单位体积空气中含大于或等于某一粒径悬浮粒子的统计数量来区分的洁净程度。

7. 95% 置信上限(UCL)　从正态分布抽样得到的实际均值按 95% 计算得到的估计上限,一般大于此实际均值。

8. 空态　洁净室(区)在净化空气调节系统已安装完毕且完备的情况下,但是没有生产设备、原材料或人员的状态。

9. 静态　静态 a:洁净室(区)在净化空气调节系统已安装完毕且完备的情况下,生产工艺设备已安装、洁净室(区)内没有生产人员的状态。静态 b:洁净室(区)在生产操作完全结束,生产操作人员撤离现场并经过 20 min 自净后。

10. 动态　洁净室(区)已处于正常生产状态,设备在指定的方式下进行,并且有指定的人员按照规范操作。

11. 洁净工作台　一种工作台或者与之类似的一个封闭围挡工作区。其特点是自身能够供给经过过滤的空气或气体,按气流形式分为垂直单向流工作台、水平单向流工作台等。

知识拓展

生物安全柜指实验室内用于安全操作病原微生物及其材料的封闭、负压通风的操作台。

课堂讨论　▶▶▶

超净工作台和生物安全柜有何异同点? 在药品生物检定上各有何用途?

二、测试方法

悬浮粒子的测试采用计数浓度法,即通过测试洁净环境内单位体积空气中含大于或等于某粒径的悬浮粒子数,来评定洁净室(区)的悬浮粒子洁净度级别。

1. 测试人员　洁净室(区)的测试人员应进行包括卫生知识和基本的微生物知识培训并获得相应资格后才能履行对洁净室(区)测试的职责。洁净室(区)的测试人员应该选择与生产操作的空气洁净度级别要求相适应的穿戴方式,外面的衣服不能带进 100 000 级以上的区域。

2. 测试仪器　通常采用粒子计数器测试空气中的悬浮粒子。

(1) 常用粒子计数器:常用的粒子计数器包括光散射粒子计数器和激光粒子计数器。① 光散射粒子计数器(用于粒径 ≥ 0.5 μm 的悬浮粒子计数):该类型计数利用了空气中的悬浮粒子在光的照射下产生光散射现象,散射光的强度与悬浮粒子的表面积成正比。② 激光粒子计数器(用于粒径 ≥ 0.1 μm 的悬浮粒子计数):该类型计数利用了空气中的悬浮粒子在激光束的照射下产生衍射现象,衍射光的强度与悬浮粒子的体积成正比。对于医药工业洁净室来说,由于仅控制 ≥ 0.5 μm 和 ≥ 5.0 μm 的悬浮粒子,故上述两种原理的仪器采用任意一种均可。

GMP 环境监测
Y09-310 型尘
埃粒子计数器
(悬浮粒子)的操
作、清洁及维护
保养

(2) 粒子计数器使用要点:必须按照测试仪器的检定周期,定期对测试仪器作检定。应使用检定合格,且在使用有效期内的仪器。测试仪器在未进入被测区域时,若必需,则先清洁表面,或在相应的洁净室内准备和存放(用保护罩或其他适当的外罩保护仪器)。使用测试仪器时应严格按照仪器说明书操作。仪器开机,预热至稳定后,方可按测试仪器说明书的规定对仪器进行校正,同时检查采样流量和等动力采样头。采样管口置于采样点采样时,在计数趋于稳定后,开始连续读数。采样管必须干净,严禁渗漏。采样管的长度应符合仪器的允许长度。除另有规定外,长度不得大于 1.5 m。粒子计数器采样口和仪器工作位置宜处在同一气压和温度下,以免产生测量偏差。

3. 测试规则

(1) 测试条件:在测试之前,要对洁净室(区)相关参数进行预先测试,这类测试将会提供测试悬浮粒子的环境条件。例如,洁净室(区)的温度和相对湿度应与其生产及工艺要求相适应(无特殊要求时,温度在 18~26℃,相对湿度在 45%~65% 为宜),同时应满足测试仪器的使用范围。此外,室内送风量或风速的测试、压差的测试、高效过滤器的泄漏测试等,也属于预先测试的内容。

(2) 测试状态:空态、静态和动态均可进行测试。空态、静态测试时,室内测试人员不得多于 2 人。测试报告中应标明所采用的状态和室内测试人员数。

(3) 测试时间:在空态或静态 a 测试时,对单向流洁净室(区)而言,测试宜在净化空气调节系统正常运行时间不少于 10 min 后开始;对非单向流洁净室(区),测试宜在净化空气调节系统正常运行时间不少于 30 min 后开始。在静态 b 测试时,对单向流洁净室(区),测试宜在生产操作人员撤离现场并经过 10 min 自净后开始;对非单向流洁净室(区),测试宜在生产操作人员撤离现场并经过 20 min 自净后开始。在动态测试时,则须记录生产开始的时间及测试时间。

(4) 采样点数量及其布置:在空态或静态测试时,悬浮粒子采样点数目及其布置应力求均匀,并不得少于最少采样点数目。在动态测试时,悬浮粒子采样点数目及其布置应根据产品的生产及工艺关键操作区设置。

1) 最少采样点数目:悬浮粒子洁净度测试的最少采样点数目可在以下两种方法中任选一种。

方法一:按式(2-1)计算。

$$N_L = \sqrt{A} \qquad\qquad 式(2-1)$$

式中,N_L 为最少采样点;A 为洁净室或被控洁净区的面积,单位为平方米(m^2)。

方法二:最少采样点数目可以查表2-5确定。

表 2-5　最少采样点数目　　　　　　　　　　单位:个

面积(S)/m^2	洁净度级别			
	100 级	10 000 级	100 000 级	300 000 级
$S < 10$	2~3	2	2	2
$10 \leqslant S < 20$	4	2	2	2
$20 \leqslant S < 40$	8	2	2	2
$40 \leqslant S < 100$	16	4	2	2
$100 \leqslant S < 200$	40	10	3	3
$200 \leqslant S < 400$	80	20	6	6
$400 \leqslant S < 1\ 000$	160	40	13	13
$1\ 000 \leqslant S < 2\ 000$	400	100	32	32
$S \geqslant 2\ 000$	800	200	63	63

注:对于 A 级单向流洁净室(区),包括 A 级洁净工作台,面积指的是送风口表面积;对于 B 级以上非单向流洁净室(区),面积指的是房间面积。

2) 采样点的位置:采样点一般在离地面0.8 m高度的水平面上均匀布置。采样点多于5个时,也可以在离地面0.8~1.5 m高度的区域内分层布置,但每层不少于5个。采样点的布置还可根据需要在生产及工艺关键操作区增加。采样点的布置见图2-1。A 级单向流区域、洁净工作台或局部空气净化设施的采样点宜布置在正对气流方向的工作面上,气流形式可参考图2-2、图2-3。

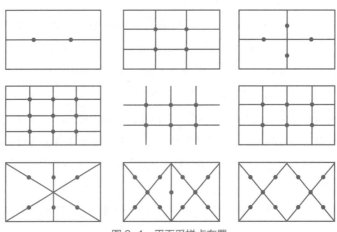

图 2-1　平面采样点布置

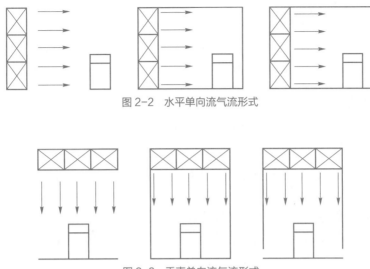

图 2-2 水平单向流气流形式

图 2-3 垂直单向流气流形式

(5) 采样次数的限定:对任何小洁净室(区)或局部空气净化区域,采样点的数目不得少于 2 个,总采样次数不得少于 5 次。每个采样点的采样次数可以多于 1 次,且不同采样点的采样次数可以不同。

(6) 采样量:不同洁净度级别,采样量不同,具体见表 2-6。

表 2-6 不同洁净度级别空气悬浮粒子测试每次最小采样量 单位:L/次

悬浮粒子的粒径	洁净度级别			
	100 级	10 000 级	100 000 级	300 000 级
≥ 0.5 μm	5.66	2.83	2.83	2.83
≥ 5 μm	8.5	8.5	8.5	8.5

(7) 采样注意事项:对于单向流洁净室(区),粒子计数器的采样管口应正对气流方向;对于非单向流洁净室(区),粒子计数器的采样管口宜向上。布置采样点时,应尽量避开回风口。采样时,测试人员应在采样口的下风侧,并尽量少活动。采样完毕后,宜对粒子计数器进行自净。应采取一切措施防止采样过程的污染。

三、测试结果

1. 结果计算 悬浮粒子浓度的采样数据按下述步骤统计计算。

(1) 采样点的平均悬浮粒子浓度按式(2-2)计算。

$$A = \frac{\sum_{i=1}^{n} C_i}{n} \qquad \text{式}(2-2)$$

式中,A 为某一采样点的平均粒子浓度,单位为粒 $/m^3$;C_i 为某一采样点的粒子浓度($i=1,2,\cdots,n$),单位为粒 $/m^3$;n 为某一采样点上的采样次数,单位为次。

（2）洁净室平均粒子浓度按式（2-3）计算。

$$M=\frac{\sum\limits_{i=1}^{L}A_i}{L}$$ 式（2-3）

式中，M 为平均值的均值，即洁净室（区）的平均粒子浓度，单位为粒 /m³；A_i 为某一采样点的平均粒子浓度（$i=1,2,\cdots,L$），单位为粒 /m³；L 为采样点数目。

（3）标准差按式（2-4）计算。

$$SE=\sqrt{\frac{(A_1-M)^2+(A_2-M)^2+\cdots+(A_L-M)^2}{L(L-1)}}$$ 式（2-4）

式中，SE 为平均值均值的标准误差，单位为粒 /m³。

（4）95% 置信上限（UCL）按式（2-5）计算，t 分布系数的具体数值见表 2-7。

$$UCL=M+tSE$$ 式（2-5）

式中，UCL 为平均值均值的 95% 置信上限，单位为粒 /m³；t 为 95% 置信上限的 t 分布系数（表 2-7）。

表 2-7　95% 置信上限的 t 分布系数

项目	采样点数								
	2	3	4	5	6	7	8	9	>9
t	6.31	2.92	2.35	2.13	2.02	1.94	1.90	1.86	—

注：当采样点数 >9 个时，不需计算 95% 置信上限。

2. 结果评定　判断悬浮粒子洁净度级别应依据下述两个条件：① 每个采样点的平均粒子浓度必须不大于规定的级别界限，即 A_i ≤级别界限；② 全部采样点的粒子浓度平均值均值的 95% 置信上限必须不大于规定的级别界限，即 UCL ≤级别界限。

四、测试报告

从每一个洁净室（区）得来的测试结果应当被记录，计算一致或不一致的报告也要提交。测试报告应包括以下内容。

（1）测试者的名称和地址，测试日期。

（2）测试依据。

（3）被测洁净室（区）的平面位置（必要时标注相邻区域的平面位置）。

（4）悬浮粒子的粒径。

（5）有关测试仪器及其方法的描述，包括测试环境条件，采样点数目及布置图，测试次数，采样流量，或可能存在的测试方法的变更，测试仪器的检定证书等；若为动态测试，则还应记录现场操作人员的数量及位置，现场运转设备的数量及位置。

（6）测试结果，包括所有统计计算资料。

第三节　空气中浮游菌的监测方法

依据中华人民共和国国家标准《医药工业洁净室（区）浮游菌的测试方法》（GB/T 16293—2010）对空气中浮游菌进行监测。

一、术语和定义

1. 菌落　指微生物培养后，由一个或几个微生物繁殖而形成的微生物集落，通常用个数表示。

2. 浮游菌　指用标准提及的方法收集悬浮在空气中的活微生物粒子，通过专门的培养基，在适宜的生长条件下繁殖到可见的菌落数。

3. 浮游菌浓度　指单位体积空气中含浮游菌菌落数的多少，以计数浓度表示，单位是个 /m³ 或个 /L。

4. 纠偏限度　对于受控的洁净室（区），由使用者自行设定微生物含量等级。当检测结果超过该等级时，应启动监测程序对该区域的微生物污染情况立即进行跟踪。

5. 警戒限度　对于受控的洁净室（区），由使用者自行设定一个微生物含量等级，从而给定一个与正常状态相比最早警戒的偏差值。当超过该最早警戒的偏差值时，应启动保证工艺或环境不受影响的程序及相关措施。

二、测试方法

浮游菌测试采用的方法是计数浓度法，即通过收集悬游在空气中的生物性粒子于专门的培养基（选择能证实其能够支持微生物生长的培养基）内，经若干时间和适宜的生长条件让其繁殖到可见的菌落进行计数，以判定该洁净室的微生物浓度。

GMP 环境监测（浮游菌）的操作、清洁及维护保养

1. 测试人员　洁净室（区）的测试人员应进行本专业的培训并获得相应资格后才能履行对洁净室（区）测试的职责，其中包含涉及的卫生知识和基本微生物知识。洁净室（区）的测试人员应选择与生产操作的空气洁净度级别要求相适应的穿戴方式，外面的衣服不能带进 100 000 级以上的区域。

2. 仪器、辅助设备和培养基

（1）浮游菌采样器：浮游菌采样器一般采用撞击法机理，可分为狭缝式、离心式或针孔式采样器。狭缝式采样器由内部风机将气流吸入，通过采样器的狭缝式平板，将采集的空气喷射并撞击到缓慢旋转的平板培养基表面，附着的活微生物粒子经培养后形成菌落。离心式采样器由于内部风机的高速旋转，气流从采样器前部吸入，从后部流出。在离心力的作用下，空气中的活微生物粒子有足够的时间撞击到专用的固体培养基上，附着的微生物粒子经培养后形成菌落。针孔式采样器是气流通过一个金属盖吸入，盖子上是密集的经过机械加工的特制小

孔,通过风机将收集到的细小的空气流直接撞击到平板培养基表面,附着的活微生物粒子经培养后形成菌落。

必须按照测试仪器的检定周期,定期对仪器作检定。使用校验合格,且在使用有效期内的仪器。

测试仪器在进入被测区域前,若必需,则先清洁表面,或在相应的洁净室内准备和存放(用保护罩或其他适当的外罩保护仪器)。

使用测试仪器时应严格按照仪器说明书操作。仪器开机,预热至稳定后,方可按仪器说明书的规定对仪器进行校正,同时检查采样流量,并根据采样量设定采样时间。采样口必须用便于消毒及化学性能稳定的材料制造。采样管严禁渗漏,内壁应光滑。采样管的长度应根据测点的高度而定,尽量减少弯曲。

(2) 培养皿:一般采用 Φ 90 mm × 15 mm 规格的培养皿。

(3) 培养基:胰酪大豆胨琼脂培养基(TSA)或沙氏葡萄糖琼脂培养基(SDA)或其他用户认可并经验证了的培养基。

(4) 恒温培养箱:必须定期对恒温培养箱进行校验。

3. 测试规则

(1) 测试条件:在测试之前,要对洁净室(区)相关参数进行预先测试,这类测试将会提供测试浮游菌的环境条件。例如,洁净室(区)的温度和相对湿度应与其生产及工艺要求相适应(无特殊要求时,温度在 18~26℃,相对湿度在 45%~65% 为宜),同时应满足测试仪器的使用范围。此外,室内送风量或风速的测试、压差的测试、高效过滤器的泄漏测试等,也属于预先测试的内容。

(2) 测试状态:静态和动态两种状态均可进行测试。静态测试时,室内测试人员不得多于2 人。浮游菌测试前,被测洁净室(区)由用户决定是否需要预先消毒。测试报告中应标明测试时所采用的状态和室内测试人员数。

(3) 测试时间:在空态或静态 a 测试时,对单向流洁净室(区)而言,测试宜在净化空气调节系统正常运行时间不少于 10 min 后开始;对非单向流洁净室(区),测试宜在净化空气调节系统正常运行时间不少于 30 min 后开始。在静态 b 测试时,对单向流洁净室(区),测试宜在生产操作人员撤离现场并经过 10 min 自净后开始;对非单向流洁净室(区),测试宜在生产操作人员撤离现场并经过 20 min 自净后开始。在动态测试时,则须记录生产开始的时间及测试时间。

(4) 采样点数量及其布置:最少采样点数目和采样点的位置可参照本章第二节"空气悬浮粒子的监测方法"。工作区测试点位置离地 0.8~1.5 m(略高于工作面);送风口测试点位置离开送风面 30 cm 左右;可在关键设备或关键工作活动范围处增加测试点。

(5) 最小采样量:不同洁净度级别浮游菌测试每次最小采样量见表 2-8。

表 2-8　不同洁净度级别浮游菌测试每次最小采样量

洁净度级别	采样量 /(L·次⁻¹)
100 级	1 000
10 000 级	500
100 000 级	100
300 000 级	100

（6）采样次数：每个采样点一般采样一次。

（7）采样注意事项：对于单向流洁净室（区）或送风口，采样器采样口朝向应正对气流方向；对于非单向流洁净室（区），采样口向上。布置采样点时，至少应尽量避开尘粒较集中的回风口。采样时，测试人员应站在采样口的下风侧，并尽量少走动。应采取一切措施防止采样过程的污染和其他可能对样本的污染。培养皿在用于检测时，为避免培养皿运输或搬动过程造成的影响，宜同时进行阴性对照试验，每次或每个区域取 1 个对照皿，与采样皿同法操作但不需暴露采样，然后与采样后的培养皿（TSA 或 SDA）一起放入培养箱内培养，结果应无菌落生长。

4. 采样测试

（1）采样：测试前仪器、培养皿表面必须严格消毒。采样器进入被测房间前先用消毒房间的消毒剂灭菌，用于 100 级洁净室的采样器宜预先放在被测房间内。用消毒剂擦净培养皿的外表面。采样前，先用消毒剂清洗采样顶盖、转盘及罩子的内外面，采样结束，再用消毒剂轻轻喷射罩子的内壁和转盘。采样口及采样管，使用前必须高温灭菌。使用消毒剂对采样管外壁及内壁进行消毒时，应将管中的残留液倒掉并晾干。采样者应穿戴与被测洁净区域相应的工作服，在转盘上放入或调换培养皿前，双手用消毒剂消毒或戴无菌手套。采样仪器经消毒后先不放入培养皿，开启浮游菌采样器，使仪器中的残余消毒剂蒸发，时间不少于 5 min，检查流量并根据采样量调整设定采样时间。关闭浮游菌采样器，放入培养皿，盖上盖子。置采样口于采样点后，开启浮游菌采样器进行采样。

课堂讨论　▶▶▶

为何要求测试前仪器、培养皿表面必须严格消毒？

（2）培养：全部采样结束后，将培养皿倒置于恒温培养箱中培养。采用 TSA 配制的培养皿经采样后，在 30~35℃培养箱中培养，时间不少于 2 天；采用 SDA 配制的培养皿经采样后，在 20~25℃培养箱中培养，时间不少于 5 天。每批培养基应有对照试验，检验培养基本身是否污染。可每批选定 3 个培养皿做对照培养。

课堂讨论　▶▶▶

对照试验应该如何进行？

(3) 菌落计数:用肉眼对培养皿上所有的菌落直接计数、标记或在菌落计数器上点计,然后用 5~10 倍放大镜检查有无遗漏。若平板上有 2 个或 2 个以上的菌落重叠,可分辨时仍以 2 个或 2 个以上菌落计数。

(4) 注意事项:使用前应仔细检查每个培养皿的质量,培养基及培养皿有变质、破损或污染的不能使用。对培养基、培养条件及其他参数作详细的记录。由于细菌种类繁多、差别甚大,计数时一般用透射光于培养皿背面或正面仔细观察,不要漏计培养皿边缘生长的菌落,并须注意细菌菌落与培养基沉淀物的区别,必要时用显微镜鉴别。

三、测试结果

1. 结果计算   用计数方法得出各个培养皿的菌落数,每个测试点的浮游菌平均浓度的计算见式(2-6)。

$$平均浓度(个/m^3) = \frac{菌落数}{采样量} \qquad 式(2-6)$$

示例 1 :某测试点采样量为 400 L(0.4 m³),菌落数为 1 个,则:

$$浮游菌平均浓度 = \frac{1 个}{0.4 m^3} = 2.5 个/m^3$$

示例 2 :某测试点采样量为 2 m³,菌落数为 3 个,则:

$$浮游菌平均浓度 = \frac{3 个}{2 m^3} = 1.5 个/m^3$$

2. 结果评定   每个测试点的浮游菌平均浓度必须低于所选定评定标准中的界限。在静态测试时,若某测试点的浮游菌平均浓度超过评定标准,则应重新采样两次,两次测试结果均合格才能判为符合。

四、测试报告

测试报告应包含以下内容。

(1) 测试者的名称和地址,测试日期。

(2) 测试依据。

(3) 被测洁净室(区)的平面位置(必要时标注相邻区域的平面位置)。

(4) 有关测试仪器及其测试方法的描述:包括测试环境条件,采样点数目及布置图,测试次数,采样流量,或可能存在的测试方法的变更,测试仪器的检定证书等;若为动态测试,则还应记录现场操作人员的数量及位置,现场运转设备的数量及位置。

(5) 测试结果:包括所有统计计算资料。

五、日常监控

对于浮游菌的监控,宜设定纠偏限度和警戒限度,以保证洁净室(区)的微生物浓度受到控制。应定期监测以检查微生物负荷以及消毒剂的效力,并作倾向分析。静态和动态的监控都可以采用该方法。

对于浮游菌的取样频次,如果出现下列情况应考虑修改,在评估以下情况后,也应确定其他项目的监测频次:① 连续超过纠偏限度和警戒限度;② 停用时间比预计延长;③ 关键区域内发现有污染存在;④ 在使用期间,空气净化系统进行任何重大的维修;⑤ 日常操作记录反映出倾向性的数据;⑥ 消毒规程改变;⑦ 引起生物污染的事故等;⑧ 当设备有重大维修或增加设备时;⑨ 当洁净室(区)结构或区域分布有重大变动时。

第四节　空气中沉降菌的监测方法

依据中华人民共和国国家标准《医药工业洁净室(区)沉降菌的测试方法》(GB/T 16294—2010)对空气中沉降菌进行监测。

一、术语和定义

1. 沉降菌　用标准提及的方法收集空气中的活微生物粒子,通过专门的培养基,在适宜的生长条件下繁殖到可见的菌落数。

2. 沉降菌菌落数　规定时间内每个平板培养皿收集到空气中沉降菌的数目,以个 / 皿表示。

二、测试方法

本测试采用沉降法,即通过自然沉降原理收集空气中的生物粒子于培养基平皿,经若干时间,在适宜的条件下让其繁殖到可见的菌落进行计数,以平板培养皿中的菌落数来判定洁净环境内的活微生物数,并以此来评定洁净室(区)的洁净度。

GMP 环境监测(沉降菌)的操作

1. 测试人员　洁净室(区)的测试人员应进行本专业的培训并获得相应资格后才能履行对洁净室(区)测试的职责,其中包含涉及的卫生知识和基本微生物知识。洁净室(区)的测试人员应选择与生产操作的空气洁净度级别要求相适应的穿戴方式,外面的衣服不能带进 D 级以上的区域。

2. 仪器、辅助设备和培养基

(1) 培养皿:一般采用 Φ90 mm × 15 mm 规格的培养皿。

(2) 培养基:TSA 或 SDA 或其他用户认可并经验证了的培养基。

(3) 恒温培养箱:必须定期对恒温培养箱进行校验。

3. 测试规则

(1) 测试条件:在测试之前,要对洁净室(区)相关参数进行预先测试,这类测试将会提供测试沉降菌的环境条件。例如,洁净室(区)的温度和相对湿度应与其生产及工艺要求相适应(无特殊要求时,温度在 18~26℃,相对湿度在 45%~65% 为宜),同时应满足测试仪器的使用范围。此外,室内送风量或风速的测试、压差的测试、高效过滤器的泄漏测试等,也属于预先测试的内容。

(2) 测试状态:静态和动态两种状态均可进行测试。静态测试时,室内测试人员不得多于 2 人。沉降菌测试前,被测洁净室(区)由用户决定是否需要预先消毒。测试报告中应标明测试时所采用的状态和室内测试人员数。

(3) 测试时间:在空态或静态 a 测试时,对单向流洁净室(区)而言,测试宜在净化空气调节系统正常运行时间不少于 10 min 后开始;对非单向流洁净室(区),测试宜在净化空气调节系统正常运行时间不少于 30 min 后开始。在静态 b 测试时,对单向流洁净室(区),测试宜在生产操作人员撤离现场并经过 10 min 自净后开始;对非单向流洁净室(区),测试宜在生产操作人员撤离现场并经过 20 min 自净后开始。在动态测试时,则须记录生产开始的时间及测试时间。

(4) 采样点数量及其布置:最少采样点数目和采样点的位置可参照本章第二节"空气悬浮粒子的监测方法"。工作区采样点位置离地 0.8~1.5 m(略高于工作面),可在关键设备或关键工作活动范围处增加测试点。

(5) 最少培养皿数:在满足最少采样点数目的同时,还宜满足最少培养皿数,见表 2-9。

表 2-9   不同洁净度级别沉降菌测试最少培养皿数

洁净度级别	最少培养皿数(Φ 90 mm × 15 mm)/ 个
100 级	14
10 000 级	2
100 000 级	2
300 000 级	2

(6) 采样次数:每个采样点一般采样一次。

(7) 采样注意事项:对于单向流洁净室(区)或送风口,采样器采样口朝向应正对气流方向;对于非单向流洁净室(区),采样口向上。布置采样点时,至少应尽量避开尘粒较集中的回风口。采样时,测试人员应站在采样口的下风侧,并尽量少走动。应采取一切措施防止采样过程的污染和其他可能对样本的污染。培养皿在用于检测时,为避免培养皿运输或搬动过程造成的影响,宜同时进行对照试验,每次或每个区域取 1 个对照皿,与采样皿同法操作但不需暴露采样,然后与采样后的培养皿(TSA 或 SDA)一起放入培养箱内培养,结果应无菌落生长。

4. 采样测试

(1) 采样:测试前培养皿表面必须严格消毒。将已制备好的培养皿按采样点布置图逐个放置,然后从里到外逐个打开培养皿盖,使培养基表面暴露在空气中。静态测试时,培养皿暴露时间为 30 min 以上;动态测试时,培养皿暴露时间不超过 4 h。

课堂讨论　▶▶▶

　　如果培养皿暴露时间过长会有什么风险？

　　（2）培养：全部采样结束后，将培养皿倒置于恒温培养箱中培养。采用 TSA 配制的培养皿经采样后，在 30~35℃培养箱中培养，时间不少于 2 天；采用 SDA 配制的培养皿经采样后，在 20~25℃培养箱中培养，时间不少于 5 天。每批培养基应有对照试验，检验培养基本身是否污染。可每批选定 3 个培养皿做对照培养。

课堂讨论　▶▶▶

　　如果对照培养基长菌，可能是什么原因？ 应该怎样处理？

　　（3）菌落计数：用肉眼对培养皿上所有的菌落直接计数、标记或在菌落计数器上点计，然后用 5~10 倍放大镜检查有无遗漏。若平板上有 2 个或 2 个以上的菌落重叠，可分辨时仍以 2 个或 2 个以上菌落计数。

　　（4）注意事项：测试用具要作灭菌处理，以确保测试的可靠性、正确性。采取一切措施防止人为对样本的污染。对培养基、培养条件及其他参数作详细的记录。由于细菌种类繁多，差别甚大，计数时一般用透射光于培养皿背面或正面仔细观察，不要漏计培养皿边缘生长的菌落，并须注意细菌菌落与培养基沉淀物的区别，必要时用显微镜鉴别。采样前应仔细检查每个培养皿的质量，如发现变质、破损或污染的应剔除。

三、测试结果

1. 结果计算　用计数方法得出各个培养皿的菌落数，然后按式（2-7）计算平均菌落数。

$$\overline{M} = \frac{M_1 + M_2 + \cdots + M_n}{n} \qquad \text{式（2-7）}$$

式中，$\overline{M}$ 是平均菌落数，M_1 为 1 号培养皿菌落数；M_2 为 2 号培养皿菌落数，M_n 为 n 号培养菌落数；n 为培养皿总数。

2. 结果评定　用平均菌落数判断洁净室（区）空气中的微生物。每个测试点的平均菌落数必须低于所选定的评定标准。在静态测试时，若某测试点的沉降菌平均菌落数超过评定标准，则应重新采样两次，两次测试结果均合格才能判定为合格。

四、测试报告

测试报告应包含以下内容。

（1）测试者的名称和地址，测试日期。

（2）测试依据。

（3）被测洁净室（区）的平面位置（必要时标注相邻区域的平面位置）。

（4）有关测试仪器及其测试方法的描述：包括测试环境条件，采样点数目及布置图，测试次数，采样流量，或可能存在的测试方法的变更，测试仪器的检定证书等；若为动态测试，则还应记录现场操作人员的数量及位置，现场运转设备的数量及位置。

（5）测试结果：包括所有统计计算资料。

五、日常监控

对于沉降菌的监控，宜设定纠偏限度和警戒限度，以保证洁净室（区）的微生物浓度受到控制。应定期监测以检查微生物负荷以及消毒剂的效力，并作倾向分析。静态和动态的监控都可以采用该方法。

对于沉降菌的取样频次，如果出现下列情况应考虑修改，在评估以下情况后，也应确定其他项目的监测频次：① 连续超过纠偏限度和警戒限度；② 停用时间比预计延长；③ 关键区域内发现有污染存在；④ 在使用期间，空气净化系统进行任何重大的维修；⑤ 日常操作记录反映出倾向性的数据；⑥ 消毒规程改变；⑦ 引起生物污染的事故等；⑧ 当设备有重大维修或增加设备时；⑨ 当洁净室（区）结构或区域分布有重大变动时。

岗位对接 》》》》

洁净室的监测与验证

情境：小李在一家药厂质量检验部门工作，该企业产品为口服固体制剂。因厂区搬迁改造，检测中心启用了新的微生物实验室，小李协助部门主管完成洁净度测定及受控环境验证工作。小李查阅了《中国药典》（2020 年版）有关规定，做出初步的方案，该方案涉及悬浮粒子、浮游菌和沉降菌的监测。小李的思路是否正确？准备是否全面？

分析：《中国药典》（2020 年版）规定，口服固体制剂应进行微生物限度检查，该检查应在不低于 D 级背景下的 B 级单向流空气区域内进行，该企业微生物实验室中的限度检查室应符合规定。文件依据为《医药工业洁净室（区）悬浮粒子的测试方法》（GB/T 16292—2010）、《医药工业洁净室（区）浮游菌的测试方法》（GB/T 16293—2010）和《医药工业洁净室（区）沉降菌的测试方法》（GB/T 16294—2010）。在完成微生物限度检查室的运行确认后，由操作人员对微生物限度检查室洁净区按有关 SOP 进行清场和清洁处理，经质量保证（QA）人员检查合格后再按有关 SOP 对洁净区进行消毒处理，进行空气净化系统的性能确认（洁净度测定）及受控环境验证。该工作确认洁净区悬浮粒子、浮游菌和沉降菌是否符合 GMP 控制标准要求，并按照文件规定的验证周期进行再验证。

课后练一练 》》》》

一、选择题

在线测试

二、简答题

1. 进行悬浮粒子测试时,对最少采样点数目有何要求?应如何设置采样点?
2. 洁净室悬浮粒子和浮游菌测试分别采用哪种仪器?简述其分类。
3. 洁净室浮游菌和沉降菌测试分别采用何种方法?简述其原理。
4. 悬浮粒子、浮游菌和沉降菌的判断标准分别是什么?

三、实例分析

某企业微生物限度检查室,C 级环境,实测面积为 4.5 m²,需要对其进行沉降菌监测,请问:

1. 应设置几个采样点?采样点如何布置?
2. 每个采样点最少放置的培养皿数是多少?
3. 假设该实验室设置了 2 个采样点,每个采样点放置培养皿数为 2 个,测试数据如表 2-10,该限度检查室是否符合洁净度标准?为什么?

表 2-10　某企业微生物限度检查室采样测试数据　　单位:个

项目	采样点 1		采样点 2	
菌落数	7	9	9	6

4. 如果某一培养皿菌落数超出标准,应该如何处理?

（张慧婧）

第二篇
岗位专业知识

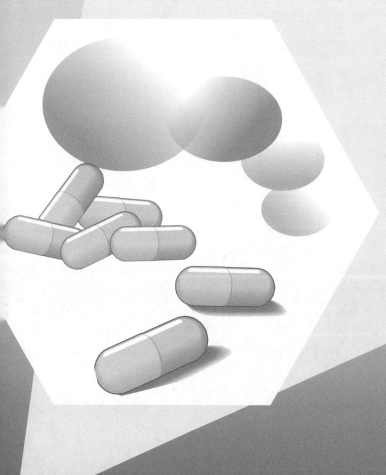

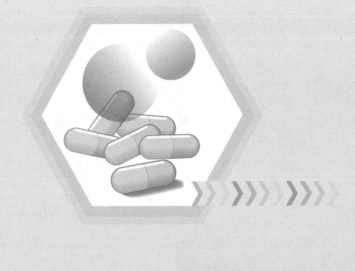

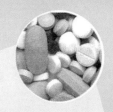

第三章

无菌检查法

>>> 学习目标

- 掌握无菌检查法的操作过程，能根据质量标准独立完成药品的无菌检查。
- 熟悉无菌检查法的检查范围。
- 了解无菌检查的原理和意义。

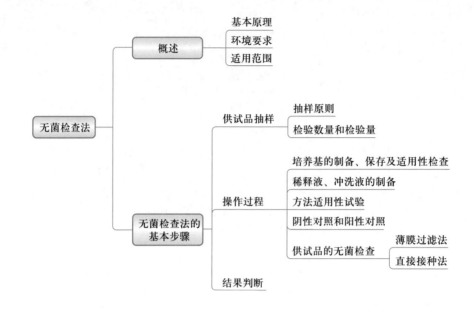

案例:"欣弗"事件 ▶▶▶

2006 年 7 月,青海省西宁市部分患者使用某药业公司生产的克林霉素磷酸酯葡萄糖注射液(即"欣弗"注射液)后,出现胸闷、心悸、寒战、腹泻、恶心、呕吐、过敏性休克等表现。随后,黑龙江、广西、浙江、山东等省区也分别报告发现类似病例。全国 16 个省区共报告病例 93 例,死亡 11 人。

同年 8 月 15 日,国家食品药品监督管理局通报了"欣弗"事件的调查结果。导致这起不良事件的主要原因是,该公司 2006 年 6—7 月生产的"欣弗"注射液未按批准的工艺参数灭菌,降低灭菌温度、缩短灭菌时间、增加灭菌柜装载量(该药品按规定应经过 105 ℃、30 min 的灭菌过程。但该公司擅自将灭菌温度降到 100~104 ℃,将灭菌时间缩短到 1~4 min),影响了灭菌效果。经中国药品生物制品检定所对相关样品进行检验,结果表明无菌检查和热原检查不符合规定。

反思:药品质量直接关系到人民的健康和生命安全,药品制造领域从业人员必须坚持以人民为中心的发展思想,把保障人民健康放在优先发展的战略位置,切实履职尽责,确保药品质量合格。

课堂讨论 ▶▶▶

什么是无菌检查?为什么注射液要进行无菌检查?

第一节　概　　述

无菌检查法系用于检查《中国药典》要求无菌的药品、生物制品、医疗器械、原料、辅料及其他品种是否无菌的一种方法。作为药品微生物检验的最早要求,无菌检查法早在 20 世纪 20 年代就被列为必检项目。第一版《中国药典》(1953 年版)就收载了无菌检查法,并在每一版《中国药典》的修订过程中,不断修订无菌检查的范围、方法、检验量及检验材料等质控内容,使无菌检查结果更好地反映无菌产品的质量。

一、无菌检查法的基本原理

无菌检查法是利用无菌操作的方法,将被检查的药品分别加入适合需氧菌、厌氧菌和真菌生长的液体培养基中,置于适宜温度下培养一定时间后,观察有无微生物生长,以判断药品是否合格。

从理论上讲,由于无菌检查样本数的局限性,产品的污染检出率要比实际污染率低得多。因此,当供试品符合无菌检查法的规定时,仅表明供试品在该检验条件下未发现微生物污染,也就是无菌检查并不能完全保证整批产品的无菌性,但是它可用于确定批产品不符合无菌要求。

二、无菌检查法的环境要求

《中国药典》(2020 年版)四部通则 9203 "药品微生物实验室质量管理指导原则"指出:无菌检查应在隔离系统或 B 级背景下的 A 级单向流洁净区域中进行。A 级和 B 级区域的空气供给应通过终端高效空气过滤器(HEPA)。检验全过程应严格遵守无菌操作,防止微生物污染,防止污染的措施不得影响供试品中微生物的检出。单向流空气区域、工作台面及受控环境应定期按现行国家标准——《医药工业洁净室(区)悬浮粒子的测试方法》《医药工业洁净室(区)浮游菌的测试方法》和《医药工业洁净室(区)沉降菌的测试方法》进行洁净度确认。隔离系统应定期按相关的要求进行验证,其内部环境洁净度须符合无菌检查要求。日常检验需对试验环境进行监测。

三、无菌检查法的适用范围

1. 注射剂　　包括注射液、注射用无菌粉末与注射用浓溶液等,用于皮下注射、皮内注射、肌内注射、静脉注射、静脉滴注、鞘内注射、椎管内注射等。

2. 眼用制剂　　包括眼用液体制剂、眼用半固体制剂、眼用固体制剂等。

3. 部分外用制剂　　如用于手术、创伤或临床必须无菌的鼻用制剂;用于手术、耳部伤口或耳膜穿孔的滴耳剂与洗耳剂;用于烧伤,严重创伤或临床必须无菌的软膏剂、乳膏剂、喷雾剂、气雾剂、凝胶剂、散剂、涂剂、涂膜剂;用于冲洗开放性伤口或腔体的冲洗液等。

4. 吸入液体制剂　指通过连续或定量雾化器产生供吸入用气溶胶的溶液、混悬液和乳液等供雾化器用的液体制剂。

5. 植入剂　用于包埋于人体内的药物制剂,如不溶于水的激素、避孕药物、免疫药物制剂等。

6. 可吸收的止血剂　如明胶发泡剂、凝血酶等用于止血并可被组织吸收的各种药物制剂。

7. 生物制品原液或半成品　生物制品不得含有杂菌(有专门规定者除外),灭活菌苗和疫苗不得含有活的本菌、本毒。在制造过程中应由制造部门按各制品制造及检定规程规定进行无菌检查,分装后的制品须经质量检定部门做最后检定。

8. 临床必须无菌的医疗器械　如外科手术用脱脂棉、纱布、结扎线、缝合线、可被组织吸收的肠线及一次性注射器与一次性无菌手术刀片、输血袋、输液袋、角膜接触镜等。

9. 体外用诊断制品半成品　如乙型肝炎病毒表面抗原诊断试剂的半成品等。

10. 要求无菌的原料药。

知识拓展

无菌检查隔离器是为供试品无菌检查提供无菌环境的一种设备。封闭式隔离器不直接与外界环境相连,使用无菌接口或快速转移通道进行物质传递,一般用于无菌检查;开放式隔离器允许材料通过舱门进入,舱门内有一定压力阻止微生物进入。物品可通过无菌传递进入隔离器,整个传递过程中可保持隔离器内部空间和外部环境完全隔离。隔离器内部能够反复进行灭菌,内壁可用灭菌剂处理,以去除所有的生物负载,灭菌完成后,隔离器通过高效空气过滤器(HEPA)或更高级别的空气过滤器向其内部输送洁净空气来维持内部的无菌环境。

隔离器的使用从根本上避免了操作人员与试验用物品直接接触,操作人员无须穿着专用洁净服,而是通过隔离器上的操作手套或半身操作服对舱内物品、仪器进行操作。手套－袖套组件或半身操作服是隔离器舱体不可分割的一部分,它们由柔软材料制成且与所采用的灭菌剂兼容。因此,使用隔离器进行无菌检查,可以避免试验用物品和辅助设备被污染,提高了无菌检查结果的准确性。

第二节　无菌检查法的基本步骤

一、供试品抽样

(一) 抽样原则

抽样时尽量抽取批生产开始、结束或生产过程出现异常情况下的产品进行检验,凡发现有异常或可疑样品,应选取有疑问样品。应采用随机抽样的原则进行无菌检查时的抽样。

（二）检验数量和检验量

检验数量是指一次试验所用供试品最小包装的数量,成品每亚批均应进行无菌检查。检验量是指供试品每个最小包装接种至每份培养基的最小量。若每支(瓶)供试品的装量按规定足够接种两种培养基,则应分别接种硫乙醇酸盐流体培养基和胰酪大豆胨液体培养基。采用薄膜过滤法时,只要供试品特性允许,应将所有容器内的内容物全部过滤。

1. 批出厂产品及生物制品的原液和半成品最少检验数量　见表 3-1。

表 3-1　批出厂产品及生物制品的原液和半成品最少检验数量

供试品		批产量(N)/个	接种每种培养基的最小检验数量
注射剂		≤ 100	10% 或 4 个(取较多者)
		100 < N ≤ 500	10 个
		> 500	2% 或 20 个(取较少者)
			20 个(生物制品)
大体积注射剂(> 100 mL)			2% 或 10 个(取较少者)
			20 个(生物制品)
冻干血液制品	> 5 ml	每柜冻干 ≤ 200	5 个
		每柜冻干 > 200	10 个
	≤ 5 ml	≤ 100	5 个
		100 < N ≤ 500	10 个
		> 500	20 个
眼用及其他非注射产品		≤ 200	5% 或 2 个(取较多者)
		> 200	10 个
桶装无菌固体原料		≤ 4	每个容器
		4 < N ≤ 50	20% 或 4 个容器(取较多者)
		> 50	2% 或 10 个容器(取较多者)
抗生素固体原料药(≥ 5 g)			6 个容器
生物制品原液或半成品			每个容器(每个容器制品的取样量为总量的 0.1% 或不少于 10 mL,每开瓶一次,应如上法)
体外用诊断制品半成品			每批(抽样量应不少于 3 mL)
医疗器具		≤ 100	10% 或 4 件(取较多者)
		100 < N ≤ 500	10 件
		> 500	2% 或 20 件(取较少者)

注:1. 若供试品每个容器内的装量不够接种两种培养基,那么表中的最少检验数量应增加相应倍数。

2. 抗生素粉针剂(≥ 5 g)及抗生素原料药(≥ 5 g)的最少检验数量为 6 瓶(或支)。桶装无菌固体原料的最少检验数量为 4 个包装。

2. 上市抽验样品的最少检验数量　见表3-2。

表3-2　上市抽验样品的最少检验数量

供试品		批产量(N)/个
液体制剂		10
固体制剂		10
血液制品	$V < 50$ mL	6
	$V \geqslant 50$ mL	2
医疗器具		10

注:1. 若供试品每个容器内的装量不够接种两种培养基,那么表中的最少检验数量应增加相应倍数。

2. 抗生素粉针剂($\geqslant 5$ g)及抗生素原料药($\geqslant 5$ g)的最少检验数量为6瓶(或支)。桶装无菌固体原料的最少检验数量为4个包装。

3. V代表供试品标示体积。

3. 供试品的最少检验量　见表3-3。

表3-3　供试品的最少检验量

供试品	供试品装量	接种每种培养基的最小检验数量
液体制剂	$V \leqslant 1$ mL	全量
	1 mL $< V \leqslant 40$ mL	半量,但不少于1 mL
	40 mL $< V \leqslant 100$ mL	20 mL
	$V > 100$ mL	10% 但不少于20 mL
固体制剂	$M < 50$ mg	全量
	50 mg $\leqslant M < 300$ mg	半量
	300 mg $\leqslant M < 5$ g	150 mg
	$M \geqslant 5$ g	500 g
		半量(生物制品)
生物制品的原液及半成品		半量
医疗器械	外科用敷料棉花及纱布	取 100 mg 或 1 cm × 3 cm
	缝合线、一次性医用材料	整个材料①
	带导管的一次性医疗器具(如输液袋)	1/2 内表面积
	其他医疗器械	整个器具①(切碎或拆散开)

注:① 如果医疗器械体积过大,培养基用量可在 2 000 mL 以上,将其完全浸没。V代表供试品标示体积,M代表供试品标示质量。

二、操作过程

(一) 培养基的制备、保存及适用性检查

培养基是微生物生长的基础,根据无菌检查法原理,一种培养基很难满足所有菌的生长要求,所以无菌检查用培养基包括硫乙醇酸盐流体培养基(用于厌氧菌的培养,也可用于需氧菌的培养)和胰酪大豆胨液体培养基(用于真菌和需氧菌的培养)。

1. 培养基的制备

(1) 硫乙醇酸盐流体培养基

酪胨(胰酶水解)15.0 g	酵母浸出粉 5.0 g
葡萄糖 / 无水葡萄糖 5.5 g/5.0 g	氯化钠 2.5 g
L- 胱氨酸 0.5 g	刃天青溶液 1.0 mL
硫乙醇酸钠 0.5 g(或硫乙醇酸 0.3 mL)	琼脂 0.75 g
纯化水 1 000 mL	

除葡萄糖和刃天青溶液外,取上述成分混合,微温溶解,调节 pH 为弱碱性,煮沸,滤清,加入葡萄糖和刃天青溶液,摇匀,调节 pH,使灭菌后在 25℃的 pH 为 7.1 ± 0.2。分装至适宜的容器中,其装量与容器高度的比例应符合培养结束后培养基氧化层(粉红色)不超过培养基深度的 1/2。灭菌。在供试品接种前,培养基氧化层的高度不得超过培养基深度的 1/3,否则,须经 100℃水浴加热至粉红色消失(不超过 20 min),迅速冷却,只限加热一次,并防止被污染。

(2) 胰酪大豆胨液体培养基

胰酪胨 17.0 g	氯化钠 5.0 g
大豆木瓜蛋白酶消化物 3.0 g	磷酸氢二钾 2.5 g
葡萄糖 2.5 g(或无水葡萄糖 2.3 g)	纯化水 1 000 mL

除葡萄糖外,取上述成分混合,微温溶解,滤过,调节 pH,使灭菌后在 25℃的 pH 为 7.3 ± 0.2,加入葡萄糖,分装,灭菌。

(3) 中和或灭活用培养基:按硫乙醇酸盐流体培养基或胰酪大豆胨液体培养基的处方及制法,在培养基灭菌前或使用前加入适宜的中和剂、灭活剂或表面活性剂。

(4) 0.5% 葡萄糖肉汤培养基(用于硫酸链霉素等抗生素的无菌检查)

胨 10.0 g	氯化钠 5.0 g
葡萄糖 5.0 g	牛肉浸出粉 3.0 g
水 1 000 mL	

除葡萄糖外,取上述成分混合,微温溶解,调节 pH 为弱碱性,煮沸,加入葡萄糖溶解后,摇匀,滤清,调节 pH,使灭菌后在 25℃的 pH 为 7.2 ± 0.2,分装,灭菌。

(5) 胰酪大豆胨琼脂培养基

胰酪胨 15.0 g	氯化钠 5.0 g
大豆木瓜蛋白酶水解物 5.0 g	琼脂 15.0 g

纯化水 1 000 mL

除琼脂外,取上述成分混合,微温溶解,调节 pH,使灭菌后在 25℃的 pH 为 7.3 ± 0.2,加入琼脂,加热熔化后,摇匀,分装,灭菌。

(6) 沙氏葡萄糖液体培养基

动物组织胃蛋白酶水解物和胰酪胨等量混合物 10.0 g

葡萄糖 20.0 g　　　　　　　　　纯化水 1 000 mL

除葡萄糖外,取上述成分混合,微温溶解,调节 pH,使灭菌后在 25℃的 pH 为 5.6 ± 0.2,加入葡萄糖,摇匀,分装,灭菌。

(7) 沙氏葡萄糖琼脂培养基

动物组织胃蛋白酶水解物和胰酪胨等量混合物 10.0 g

葡萄糖 40.0 g　　　　　　　　　琼脂 15.0 g

纯化水 1 000 mL

除葡萄糖、琼脂外,取上述成分混合,微温溶解,调节 pH,使灭菌后在 25℃的 pH 为 5.6 ± 0.2,加入琼脂,加热熔化后,再加入葡萄糖,摇匀,分装,灭菌。

(8) 马铃薯葡萄糖琼脂培养基(PDA)

马铃薯(去皮)200 g　　　　　　　琼脂 14.0 g

葡萄糖 20.0 g　　　　　　　　　水 1 000 mL

取马铃薯,切成小块,加水 1 000 mL,煮沸 20~30 min,用 6~8 层纱布过滤,取滤液补水至 1 000 mL,调节 pH,使灭菌后在 25℃的 pH 为 5.6 ± 0.2,加入琼脂,加热熔化后,再加入葡萄糖,摇匀,分装,灭菌。

以上培养基均可用市售按该处方生产的符合规定的脱水培养基或商品化的预制培养基代替。使用脱水培养基时,按照使用说明书进行配制,配制培养基时称量要迅速,以免吸潮而影响称量的准确性。培养基配制好后,应澄清、无沉淀,并应采用验证合格的灭菌程序灭菌。

2. 培养基的保存　制备好的培养基若不即时使用,应放置于无菌密闭的容器中,在 2~25℃、避光条件下保存,并在经验证的保存期内使用。

3. 培养基的适用性检查　无菌检查用培养基合格与否直接影响检查结果的准确性与可靠性,因此在无菌检查正式进行前或在检查供试品的同时,应进行培养基适用性检查,以确保无菌检查用硫乙醇酸盐流体培养基和胰酪大豆胨液体培养基等符合培养基要求。

培养基的适用性检查包括无菌性检查和灵敏度检查。

(1) 无菌性检查:要求每批培养基随机抽取不少于 5 支(瓶),细菌培养基置于 30~35℃培养 14 天,真菌培养基置于 20~25℃培养 14 天,应均无菌生长。如有菌生长则应废弃,并重新配制。

(2) 灵敏度检查:培养基灵敏度检查是用已知的标准菌种来鉴定培养基的敏感度,根据加入定量规定菌种的生长情况判定培养基灵敏度是否符合无菌检查的要求。

1) 菌种:检定培养基灵敏度的菌种是由国家药品检定机构分发的标准菌种。所用的菌株传代次数不得超过 5 代(从菌种保存中心获得的冷冻干燥菌种为第 0 代),并采用适宜的菌种保存技术进行保存和确认,以保证试验菌株的生物学特性。包括:① 金黄色葡萄球菌(*Staphylococcus aureus*)〔CMCC(B)26003〕;② 铜绿假单胞菌(*Pseudomonas aeruginosa*)〔CMCC(B)10104〕;③ 枯草芽孢杆菌(*Bacillus subtilis*)〔CMCC(B)63501〕;④ 生孢梭菌(*Clostridium sporogenes*)〔CMCC(B)64941〕;⑤ 白色念珠菌(*Candida albicans*)〔CMCC(F)98001〕;⑥ 黑曲霉(*Aspergillus niger*)〔CMCC(F)98003〕。

由于微生物种类繁多,所以在验证培养基时选择以上具有代表性的菌株。其中,金黄色葡萄球菌代表革兰氏阳性菌,铜绿假单胞菌代表革兰氏阴性菌,枯草芽孢杆菌代表芽孢杆菌,生孢梭菌代表厌氧菌,白色念珠菌代表酵母菌,黑曲霉代表霉菌。

2) 菌液的制备:接种金黄色葡萄球菌、铜绿假单胞菌、枯草芽孢杆菌新鲜培养物至胰酪大豆胨液体培养基中或胰酪大豆胨琼脂培养基上,接种生孢梭菌新鲜培养物至硫乙醇酸盐流体培养基中,30~35℃培养 18~24 h;接种白色念珠菌新鲜培养物至沙氏葡萄糖液体培养基或沙氏葡萄糖琼脂培养基上,20~25℃培养 2~3 天。上述培养物用 pH 7.0 无菌氯化钠 – 蛋白胨缓冲液或 0.9% 无菌氯化钠溶液制成适宜浓度菌悬液。制备好的菌悬液在室温下放置,一般应在 2 h 内使用;若保存在 2~8℃,可在 24 h 内使用。

接种黑曲霉新鲜培养物至沙氏葡萄糖琼脂斜面培养基或马铃薯葡萄糖琼脂培养基上,20~25℃培养 5~7 天或直到获得丰富的孢子,加入适量含 0.05%(mL/mL)聚山梨酯 80 的 pH 7.0 无菌氯化钠 – 蛋白胨缓冲液或含 0.05%(mL/mL)聚山梨酯 80 的 0.9% 无菌氯化钠溶液,轻轻振摇试管将孢子洗脱。然后用管底带有过滤菌丝功能(如在无菌毛细吸管内装有薄的无菌棉花或纱布)的吸管吸出孢子悬液至无菌试管内,用含 0.05%(mL/mL)聚山梨酯 80 的 pH 7.0 无菌氯化钠 – 蛋白胨缓冲液或含 0.05%(mL/mL)聚山梨酯 80 的 0.9% 无菌氯化钠溶液制成适宜浓度的孢子悬液。该悬液可保存在 2~8℃,在验证过的贮存期内使用。

3) 培养基接种:取适宜装量的硫乙醇酸盐流体培养基 7 支,分别接种不大于 100 cfu 的金黄色葡萄球菌、铜绿假单胞菌、生孢梭菌各 2 支,另 1 支不接种作为空白对照,培养不超过 3 天;取适宜装量的胰酪大豆胨液体培养基 7 支,分别接种不大于 100 cfu 的枯草芽孢杆菌、白色念珠菌、黑曲霉各 2 支,另 1 支不接种作为空白对照,培养不得超过 5 天。

4) 结果判断:空白对照管应无菌生长,若加菌的培养基管均生长良好,判该培养基的灵敏度检查符合规定。

每当改变培养基配方和灭菌程序,或使用新批次的脱水培养基时,都应重新进行培养基适用性检查。

(二) 稀释液、冲洗液的制备

1. 0.1% 无菌蛋白胨水溶液　取蛋白胨 1.0 g,加水 1 000 mL,微温溶解,必要时滤过使澄清,调节 pH 至 7.1 ± 0.2,分装,灭菌。

2. pH 7.0 无菌氯化钠 – 蛋白胨缓冲液　取磷酸二氢钾 3.56 g,无水磷酸氢二钠 5.77 g,氯化钠 4.30 g,蛋白胨 1.00 g,加水 1 000 mL,微温溶解,必要时滤过使澄清,分装,灭菌。

另外,也可根据供试品的特性,选用其他经验证过的适宜的溶液作为稀释液或冲洗液(如0.9% 无菌氯化钠溶液)。如需要,可在上述稀释液或冲洗液灭菌前或灭菌后加入表面活性剂或中和剂等。

（三）方法适用性试验

在确定产品的无菌检查试验方法、建立新的检查方法或试验条件发生更改时,都必须对新的或更改后的方法进行适用性试验,以确定供试品在该试验条件下有无抑菌活性,验证试验条件是否符合要求,保证该试验条件下检测结果准确有效。

1. 菌种及菌液的制备

（1）菌种:金黄色葡萄球菌、枯草芽孢杆菌、生孢梭菌、白色念珠菌、黑曲霉同培养基的适用性检查。增加大肠埃希菌(*Escherichia coli*)〔CMCC（B）44102〕。

（2）菌液的制备:新增大肠埃希菌菌液的制备方法同金黄色葡萄球菌,其余菌液的制备方法见本节培养基的灵敏度检查相关内容。

2. 验证方法

（1）薄膜过滤法:按供试品的无菌检查要求,取每种培养基规定接种的供试品总量,采用薄膜过滤法过滤,冲洗,在最后一次的冲洗液中加入不大于 100 cfu 的试验菌,过滤。加培养基至滤筒内,接种金黄色葡萄球菌、大肠埃希菌、生孢梭菌的滤筒内加硫乙醇酸盐流体培养基;接种枯草芽孢杆菌、白色念珠菌、黑曲霉的滤筒内加胰酪大豆胨液体培养基。另取一装有同体积培养基的容器,加入等量试验菌,作为对照。置规定温度培养,培养时间不得超过 5 天。

（2）直接接种法:取符合直接接种法培养基用量要求的硫乙醇酸盐流体培养基 6 支,分别接入小于 100 cfu 的金黄色葡萄球菌、大肠埃希菌、生孢梭菌各 2 支,取符合直接接种法培养基用量要求的胰酪大豆胨液体培养基 6 支,分别接入不大于 100 cfu 的枯草芽孢杆菌、白色念珠菌、黑曲霉各 2 支。上述 2 支培养基中 1 支按供试品的无菌检查要求,接入每支培养基规定的供试品接种量,另 1 支作为对照,置规定的温度培养,培养时间不得超过 5 天。

3. 结果判断　将供试品管与对照管相比较,如含供试品各容器中的试验菌均生长良好,则说明供试品的该检验量在该检验条件下无抑菌作用或其抑菌作用可以忽略不计,照此检查方法和检查条件进行供试品的无菌检查。

如含供试品的任一容器中的试验菌生长微弱、缓慢或不生长,则说明供试品的该检验量在该检验条件下有抑菌活性,应采用适宜的方法去除供试品抑菌活性。

4. 去除抑菌活性的方法　当供试品有抑菌活性时,可采用下列方法去除抑菌活性,并重新进行方法适用性试验。

（1）可增加滤膜的冲洗量,但每片滤膜的总量不宜过大,以免影响滤膜上微生物的生长。

（2）使用相对应的中和剂,若需使用表面活性剂、灭活剂、中和剂等试剂,应证明其有效性,且对微生物无毒性。

（3）有些供试品有抑菌作用或含有抑菌物质而又没有适当的中和剂,可加大培养基的使用量,将供试品稀释至不具抑菌作用的浓度即可。

（四）阳性对照和阴性对照

1. 阳性对照　　阳性对照试验是检查阳性对照菌在加入供试品的培养基中能否生长,以验证供试品有无抑菌活性物质和试验条件是否符合要求的试验。阳性对照菌的生长证明无菌检查试验所使用的技术条件恰当,否则试验无效。

应根据供试品特性选择阳性对照菌:无抑菌作用及抗革兰氏阳性菌为主的供试品,以金黄色葡萄球菌为对照菌;抗革兰氏阴性菌为主的供试品以大肠埃希菌为对照菌;抗厌氧菌的供试品以生孢梭菌为对照菌;抗真菌的供试品以白色念珠菌为对照菌。

阳性对照试验的菌液制备与方法适用性试验相同,加菌量不大于 100 cfu,供试品用量与供试品无菌检查时每份培养基接种的样品量相同,对照管培养不超过 5 天,应生长良好。

2. 阴性对照　　供试品无菌检查的同时取相应稀释剂或溶剂、冲洗液同法操作,作为阴性对照。阴性对照应无菌生长。

（五）供试品的无菌检查

操作时,应先用适宜的消毒液对供试品容器表面进行彻底消毒,如果供试品容器内有一定的真空度,可用适宜无菌器材(如带有除菌过滤器的针头)向容器内导入无菌空气,再按无菌操作开启容器取出内容物。

🗨 知识拓展

在进行供试品外部消毒时,如果是在局部的单向流洁净区域中进行,可按如下方法操作。

1. 取西林瓶装粉针剂、油剂等样品瓶,除去铝塑盖或铝制小圆片,用适当消毒液擦拭或浸没消毒外表面后,用 75% 乙醇棉球擦拭外壁及瓶塞部位,待干,将瓶塞部位过火焰数次。

2. 取安瓿装注射剂,用适当消毒液擦拭或浸没消毒外表面后,用 75% 乙醇棉球擦拭外壁,待干,用砂轮或灭菌锉在安瓿颈部划痕(便于开启安瓿),再用 75% 乙醇棉球或碘酒棉擦拭划痕处,待干后将安瓿颈部过火焰数次。

其他供试品容器表面或外包装,可参照上述供试品处理。如果是在无菌检查隔离器中,需用气化过氧化氢进行表面灭菌。

1. 薄膜过滤法　　薄膜过滤法是各国药典和《中国药典》规定的无菌检查的方法,适用于任何类型药品的无菌检查,具有适用性广、准确性高的特点。

(1) 薄膜过滤法原理:供试品通过集菌仪的定向蠕动加压作用,实施正压过滤并在滤器内进行培养,用以检测供试品是否无菌。供试品通过进样管连续被注入集菌培养器中,利用集菌培养器内形成的正压,通过 0.2 μm 或 0.45 μm 孔径的滤膜过滤,供试品中可能存在的微生物被截留收集在滤膜上,通过冲洗滤膜除去抑菌成分。然后把所需培养基通过进样管直接注入集菌培养器中,放置于规定的温度下培养,观察是否有菌生长。

(2) 薄膜过滤器:薄膜过滤法一般应采用封闭式薄膜过滤器。它是由一个具有蠕动泵头的集菌仪和一套具有 3 个或 2 个培养瓶的一次性全封闭集菌培养器构成的过滤系统。将一次性集菌培养器(依据供试品种类选择)放置于集菌仪的架上,而塑胶软导管放置于集菌仪的蠕动泵的管槽内,其进液管的双芯针头插入供试液或冲洗液等容器的塞上。

🍡 **知识拓展**

现今较为先进的薄膜过滤装置为智能控制型集菌仪,可实现集菌仪与计算机互连,置于无菌检查隔离器中使用,能根据标准 SOP 方法进行无菌检查,避免人为误操作带来的影响,使无菌检查结果更准确、可靠。

(3) 基本操作:无菌检查用滤膜孔径应不大于 0.45 μm,滤膜直径约为 50 mm,若使用其他尺寸的滤膜,应对稀释液和冲洗液体积进行调整,并重新验证。使用时,应保证滤膜在过滤前后的完整性。

水溶性供试液过滤前,一般应先将少量的冲洗液过滤以润湿滤膜。油类供试品,其滤膜和过滤器在使用前应充分干燥。为发挥滤膜的最大过滤效率,应注意保持供试品溶液及冲洗液覆盖整个滤膜表面。供试液经薄膜过滤后,若需要用冲洗液冲洗滤膜,每张滤膜每次冲洗量一般为 100 mL,且总冲洗量不得超过 500 mL,最高不得超过 1 000 mL,如果冲洗液用量过多,容易引起滤膜上的微生物受损伤,因此应避免。

薄膜过滤法检测供试品时,应根据不同供试品采用不同的处理方法。

水溶液供试品:取规定量,直接过滤,或混合至含不少于 100 mL 适宜稀释液的无菌容器中,混匀,立即过滤。如供试品具有抑菌作用,须用冲洗液冲洗滤膜,冲洗次数一般不少于 3 次,所用的冲洗量、冲洗方法同方法适用性试验。除生物制品外,一般样品冲洗后,1 份滤器加入 100 mL 硫乙醇酸盐流体培养基,1 份滤器加入 100 mL 胰酪大豆胨液体培养基。生物制品样品冲洗后,向 2 份滤器加入 100 mL 硫乙醇酸盐流体培养基,向 1 份滤器加入 100 mL 胰酪大豆胨液体培养基。

水溶性固体和半固体供试品:取规定量,加适宜的稀释液溶解或按标签说明复溶,然后照水溶液供试品的方法操作。

非水溶性供试品:取规定量,直接过滤;或混合溶于适量含聚山梨酯 80 或其他适宜乳化剂的稀释液中,充分混合,立即过滤。用含 0.1%~1% 聚山梨酯 80 的冲洗液冲洗滤膜至少 3 次。加入含或不含聚山梨酯 80 的培养基。接种培养基按照水溶液供试品项下的方法操作。

可溶于十四烷酸异丙酯的膏剂和黏性油剂供试品:取规定量,混合至适量的无菌十四烷酸异丙酯(无菌十四烷酸异丙酯的制备可采用薄膜过滤法过滤除菌,选用孔径为 0.22 μm 的适宜滤膜,或其他适宜的灭菌方法)中,剧烈振摇,使供试品充分溶解,如果需要可适当加热,但加热温度一般不超过 40℃,最高不得超过 44℃,趁热迅速过滤。对仍然无法过滤的供试品,于含有适量的无菌十四烷酸异丙酯的供试液中加入不少于 100 mL 的适宜稀释液,充分振摇萃取,静置,取下层水相作为供试液过滤。过滤后滤膜冲洗及接种培养基照非水溶性供试品的方法操作。

无菌气雾剂供试品:取规定量,采用专用设备将供试品转移至封闭式薄膜过滤器中。或将各容器置-20℃或其他适宜温度冷冻约1 h,取出后迅速消毒供试品开启部位或阀门,正置容器,用无菌钢锥或针样设备以无菌操作迅速在与容器阀门结构相匹配的适宜位置钻一小孔,不同容器钻孔大小和深度应保持基本一致,钻孔后应无明显抛射剂抛出,轻轻转动容器,使抛射剂缓缓释放出,释放抛射剂后再无菌开启容器,并将供试液转移至无菌容器中混合,必要时用冲洗液冲洗容器内壁。供试品也可采用其他适宜的方法取出。然后照水溶液供试品或非水溶性供试品的方法操作。

装有药物的注射器供试品:取规定量,将注射器中的内容物(若需要,可吸入稀释液或标签所示的溶剂溶解)直接过滤,或混合至含适宜稀释液的无菌容器中,然后按水溶液供试品或非水溶性供试品的方法操作。同时应采用适宜的方法对包装中所配带的针头等要求无菌的部件进行无菌检查。

具有导管的医疗器械(输血袋、输液袋等)供试品:除另有规定外,取规定量,每个最小包装用适量的(通常50~100 mL)冲洗液分别冲洗内壁,收集冲洗液于无菌容器中,然后照水溶液供试品的方法操作。同时应采用适宜的方法对包装中所配带的针头等要求无菌的部件进行无菌检查。

(4)培养及观察:将接种供试品后的培养基容器分别按各培养基规定的温度培养不少于14天;接种生物制品的硫乙醇酸盐流体培养基的容器应分成两等份,一份置30~35℃培养,一份置20~25℃培养。培养期间应定期观察并记录是否有菌生长。如在加入供试品后或在培养过程中,培养基出现浑浊,培养14天后,不能从外观上判断有无微生物生长,可取该培养液不少于1 mL转种至同种新鲜培养基中,将原始培养物和新接种的培养基继续培养不少于4天,观察接种的同种新鲜培养基是否再出现浑浊;或取培养液涂片,染色,镜检,判断是否有菌。

2. 直接接种法 相对于薄膜过滤法,直接接种法操作简便,所需仪器设备少,适用于无法用薄膜过滤法进行无菌检查的供试品。

(1)供试品的接种:取规定量供试品分别等量接种至硫乙醇酸盐流体培养基和胰酪大豆胨液体培养基中。除生物制品外,一般样品无菌检查时两种培养基接种的支/瓶数相等;生物制品无菌检查时硫乙醇酸盐流体培养基和胰酪大豆胨液体培养基接种的支/瓶数为2:1。除另有规定外,每个容器中培养基的用量应符合接种的供试品体积不得大于培养基体积的10%,同时,硫乙醇酸盐流体培养基每管装量不少于15 mL,胰酪大豆胨液体培养基每管装量不少于10 mL。供试品检查时,培养基的用量和高度同方法适用性试验。

直接接种法检查供试品时,应根据不同供试品采用不同的处理方法。

混悬液等非澄清水溶液供试品:取规定量,等量接种至各管培养基中。

固体供试品:取规定量,直接等量接种至各管培养基中;或加入适宜的溶剂溶解,或按标签说明复溶后,取规定量等量接种至各管培养基中。

非水溶性供试品:取规定量,混合,加入适量的聚山梨酯80或其他适宜的乳化剂及稀释剂使其乳化,等量接种至各管培养基中;或直接等量接种至含聚山梨酯80或其他适宜乳化剂的各管培养基中。

敷料供试品:取规定数量,以无菌操作拆开每个包装,于不同部位剪取约 100 mg 或 1 cm×3 cm 的供试品,等量接种于各管足以浸没供试品的适量培养基中。

肠线、缝合线等供试品:肠线、缝合线及其他一次性使用的医用材料按规定量取最小包装,无菌拆开包装,等量接种于各管足以浸没供试品的适量培养基中。

灭菌医用器具供试品:除另有规定外,取规定量,必要时应将其拆散或切成小碎段,等量接种于各管足以浸没供试品的适量培养基中。

放射性药品:取供试品 1 支/瓶,等量接种于装量为 7.5 mL 的硫乙醇酸盐流体培养基和胰酪大豆胨液体培养基中。每管接种量为 0.2 mL。

(2) 培养及观察:与薄膜过滤法相同。

三、结果判断

试验结果有效的前提是阳性对照管生长良好,阴性对照管无菌生长。若供试品管均澄清,或虽显浑浊但经确证无菌生长,判供试品符合规定;若供试品管中任何一管显浑浊并确证有菌生长,判供试品不符合规定,除非能充分证明试验结果无效,即生长的微生物非供试品所含。

只有符合下列至少一个条件时方可判试验结果无效:① 无菌检查试验所用的设备及环境的微生物监控结果不符合无菌检查法的要求;② 回顾无菌试验过程,发现有可能引起微生物污染的因素;③ 在阴性对照中观察到微生物生长;④ 供试品管中生长的微生物经鉴定后,确证是因无菌试验中所使用的物品和(或)无菌操作技术不当引起的。

药品微生物检查最新进展

试验若经确认无效,应重试。重试时,重新取同量供试品,依法检查,若无菌生长,判供试品符合规定;若有菌生长,判供试品不符合规定。

岗位对接 》》》》

注射剂的无菌检查

情境:小李在一家药厂质量检验部门工作,他的任务是进行注射剂(规格:500 mL)的无菌检查。他选择了薄膜过滤法作为供试品的检查方法。在检查前,他准备了硫乙醇酸盐流体培养基和胰酪大豆胨液体培养基,采用标准菌液对培养基进行了灵敏度和无菌性测定,并对每一标准试验菌逐一进行方法学验证。小李选择的方法是否正确?操作前的准备是否完善呢?

分析:《中国药典》(2020 年版)规定,注射剂必须进行无菌检查。无菌检查法包括薄膜过滤法和直接接种法。只要供试品性状允许,应采用薄膜过滤法。检查前,首先应验证培养基的灵敏度和无菌性,排除因培养基造成的假阳性或假阴性结果。对试验方法进行验证,主要目的是判断药品本身对试验结果是否有影响。所有操作过程必须严格遵守《中国药典》(2020 年版)规定的操作步骤,以保证试验结果准确可靠。

课堂讨论 ▶▶▶

如果阳性对照无菌生长,可能是什么原因? 应该怎样处理?

课后练一练 ▶▶▶▶

一、选择题

在线测试

二、简答题

1. 简述薄膜过滤法进行药品无菌检查的过程。

2. 无菌检查法对培养基有何特殊要求?

三、实例分析

某大型制药企业生产规格为 100 mL 的 0.9% 氯化钠注射液,用直接接种法做无菌检查,每批生产 5 万支,请问:

1. 每支样品接入每管培养基的最少样品量(mL)是多少?

2. 最少检验数量是多少?

3. 需要用到哪几种培养基?

（徐美佳）

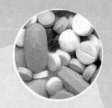

第四章

微生物限度检查法

>>>> 学习目标

- 掌握微生物限度检查法的概念、检查项目、检查方法、限度及结果判断。
- 熟悉微生物计数检查及控制菌检查的流程。
- 了解微生物限度检查对人员环境与操作的要求、微生物限度检查的意义、检查方法的验证及培养基的适用性检查等内容。

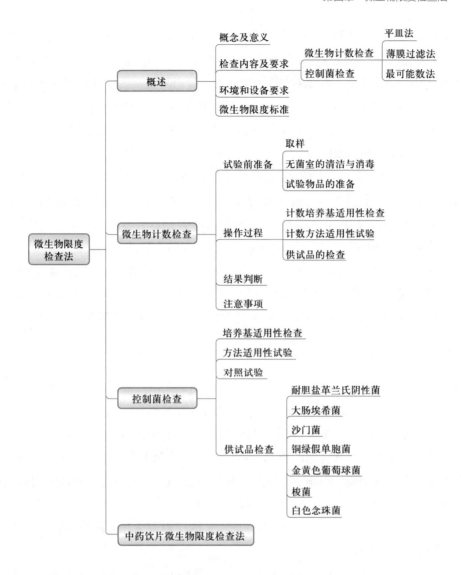

第一节　概　　述

一、微生物限度检查法的概念及意义

　　微生物限度检查法是检查《中国药典》规定的非无菌制剂及其药用原料、辅料和中药提取物、中药饮片受微生物污染程度的一种方法。所谓限度检查,是指单位质量或体积药品内的微生物种类和数量需在规定允许的种类和数量之下。

　　微生物限度检查的项目包括微生物计数检查(需氧菌总数、霉菌和酵母菌总数)及控制菌检查,中药饮片还包括耐热菌总数检查。上述检查结果均符合该品种微生物限度检查项目的规定,才能判定该供试品合格,如果其中有任何一项不符合规定,均应判定该供试品不合格。

　　微生物限度检查是体现药品卫生质量的重要指标之一,药品中污染的微生物越多,则反映药品的卫生质量越差,可推断其受致病菌污染的可能性就越大。因此,微生物限度检查已被作为药品生产企业管理和安全性评价(包括人员素质、设备、工艺、生产、原辅料、贮藏等)的重要手段和依据之一。随着医药工业的快速发展,国内外对药品卫生质量的要求越来越严格,对微生物检测技术的要求也越来越高,为了保证试验方法的可靠性和准确性,《中国药典》(2020年版)已对药品的微生物限度检查法,制定了统一的操作规程和严格的限定标准。

微生物限度检查的意义如下。

1. 保证药品质量   药品是特殊商品,药品质量关系人的生命。非无菌药品中污染的某些微生物可能导致药物活性降低,甚至使药品丧失疗效,从而对患者健康造成潜在的危害。因此我国规定,原则上所有出厂的非无菌制剂(中药膏药除外)及其药用原料、辅料和中药提取物、中药饮片均应符合微生物限度规定,以保证药品质量,保障人民的用药安全。

2. 评价药品生产过程的卫生状况   药品微生物限度检查结果是评价药品生产企业所用原料、辅料、内包装材料、水质、设备、器具、工艺流程、生产环境及操作者卫生状况的重要手段和依据。依据检验结果,可以加强药品生产全过程的卫生监控及质量管理,提高药品生产质量。

二、微生物限度检查内容及要求

根据药品使用要求,把药品划分为两大类:第一类是无菌产品,包括注射剂及其他要求无菌的制剂和原料药;第二类是非无菌产品,包括常用口服制剂与一般外用制剂及相关的原料、药用辅料和中药提取物、中药饮片,对这部分一般不要求绝对无菌,但必须控制微生物的数量在一定范围内,并保证不含有特定的控制(致病)菌。由于致病菌的范围很广,各国药典都规定了几种常见的致病菌作为指示菌。《中国药典》(2020年版)四部收载的微生物限度检查内容包括两部分。

1. 微生物计数检查   用于能在有氧条件下生长的嗜温细菌和真菌的计数,包括需氧菌总数计数、霉菌和酵母菌总数计数。

2. 控制菌检查   包括耐胆盐革兰氏阴性菌、大肠埃希菌、沙门菌、铜绿假单胞菌、金黄色葡萄球菌、梭菌及白色念珠菌的检查。

根据微生物对药品质量及用药安全的影响程度,《中国药典》(2020年版)规定微生物限度检查的结果要求为:需氧菌总数、霉菌和酵母菌总数不超过规定的限度即可;相关控制菌不得检出。

三、微生物限度检查对环境和设备的要求

《中国药典》(2020年版)规定微生物限度检查应在环境洁净度为不低于D级背景下的生物安全柜或B级洁净区域内进行,检验全过程必须严格遵守无菌操作,防止再污染。单向流空气区域、工作台面及环境均应定期按现行医药工业洁净室(区)悬浮粒子、浮游菌和沉降菌测试方法的国家标准进行洁净室验证。

四、微生物限度标准

非无菌药品的微生物限度标准是基于药品的给药途径和对患者健康潜在的危害及药品的特殊性而制定的。药品生产、贮存、销售过程中的检验,药用原料、辅料及中药提取物的检验,新药标准制定,进口药品标准复核,考察药品质量及仲裁等,除另有规定外,其微生物限度均以本标准为依据。

（1）制剂通则、品种项下要求无菌的及标示无菌的制剂和原辅料应符合无菌检查法规定。

（2）用于手术、严重烧伤、严重创伤的局部给药制剂应符合无菌检查法规定。

（3）非无菌化学药品制剂、生物制品制剂、不含药材原粉的中药制剂的微生物限度标准见表 4-1。

表 4-1　非无菌化学药品制剂、生物制品制剂、不含药材原粉的中药制剂的微生物限度标准

药物制剂	需氧菌总数 / $(cfu \cdot g^{-1})$ 或 $(cfu \cdot mL^{-1})$ 或 $(cfu \cdot 10\ cm^{-2})$	霉菌和酵母菌总数 / $(cfu \cdot g^{-1})$ 或 $(cfu \cdot mL^{-1})$ 或 $(cfu \cdot 10\ cm^{-2})$	控制菌
口服给药制剂[①] 　固体制剂 　液体及半固体制剂	10^3 10^2	10^2 10^1	不得检出大肠埃希菌(1 g 或 1 mL);含脏器提取物的制剂还不得检出沙门菌(10 g 或 10 mL)
口腔黏膜给药制剂 齿龈给药制剂 鼻用制剂	10^2	10^1	不得检出大肠埃希菌、金黄色葡萄球菌、铜绿假单胞菌(1 g、1 mL 或 10 cm²)
耳用制剂 皮肤给药制剂	10^2	10^1	不得检出金黄色葡萄球菌、铜绿假单胞菌(1 g、1 mL 或 10 cm²)
呼吸道吸入给药制剂	10^2	10^1	不得检出大肠埃希菌、金黄色葡萄球菌、铜绿假单胞菌、耐胆盐革兰氏阴性菌(1 g 或 1 mL)
阴道给药制剂 尿道给药制剂	10^2	10^1	不得检出金黄色葡萄球菌、铜绿假单胞菌、白色念珠菌;中药制剂还不得检出梭菌(1 g、1 mL 或 10 cm²)
直肠给药制剂 　固体及半固体制剂 　液体制剂	10^3 10^2	10^2 10^2	不得检出金黄色葡萄球菌、铜绿假单胞菌(1 g 或 1 mL)
其他局部给药制剂	10^2	10^2	不得检出金黄色葡萄球菌、铜绿假单胞菌(1 g、1 mL 或 10 cm²)

注:① 化学药品制剂和生物制品制剂若含有未经提取的动植物来源的成分或矿物质,还不得检出沙门菌(10 g 或 10 mL)。

（4）非无菌含药材原粉的中药制剂的微生物限度标准见表4-2。

表4-2   非无菌含药材原粉的中药制剂的微生物限度标准

药物制剂	需氧菌总数/ (cfu·g^{-1})或 (cfu·mL^{-1})或 (cfu·10 cm^{-2})	霉菌和酵母菌总数/(cfu·g^{-1})或 (cfu·mL^{-1})或 (cfu·10 cm^{-2})	控制菌
固体口服给药制剂 不含豆豉、神曲等发酵原粉 含豆豉、神曲等发酵原粉	10^4（丸剂为$3×10^4$） 10^5	10^2 $5×10^2$	不得检出大肠埃希菌(1 g);不得检出沙门菌(10 g);耐胆盐革兰氏阴性菌应小于10^2 cfu(1 g)
液体口服给药制剂 不含豆豉、神曲等发酵原粉 含豆豉、神曲等发酵原粉	$5×10^2$ 10^3	10^2 10^2	不得检出大肠埃希菌(1 mL);不得检出沙门菌(10 mL);耐胆盐革兰氏阴性菌应小于10^2 cfu(1 mL)
固体局部给药制剂 用于表皮或黏膜不完整 用于表皮或黏膜完整	10^3 10^4	10^2 10^2	不得检出金黄色葡萄球菌、铜绿假单胞菌(1 g或10 cm^2);阴道、尿道给药制剂还不得检出白色念珠菌、梭菌(1 g或10 cm^2)
液体局部给药制剂 用于表皮或黏膜不完整 用于表皮或黏膜完整	10^2 10^2	10^2 10^2	不得检出金黄色葡萄球菌、铜绿假单胞菌(1 mL);阴道、尿道给药制剂还不得检出白色念珠菌、梭菌(1 mL)

（5）非无菌药用原料及辅料的微生物限度标准见表4-3。

表4-3   非无菌药用原料及辅料的微生物限度标准

需氧菌总数/(cfu·g^{-1})或 (cfu·mL^{-1})或(cfu·10 cm^{-2})	霉菌和酵母菌总数/(cfu·g^{-1})或 (cfu·mL^{-1})或(cfu·10 cm^{-2})	控制菌
10^3	10^2	未作统一规定

（6）中药提取物及中药饮片的微生物限度标准见表4-4。

表4-4   中药提取物及中药饮片微生物限度标准

药物制剂	需氧菌总数/(cfu·g^{-1})或 (cfu·mL^{-1})或(cfu·10 cm^{-2})	霉菌和酵母菌总数/(cfu·g^{-1}) 或(cfu·mL^{-1})或(cfu·10 cm^{-2})	控制菌
中药提取物	10^3	10^2	未作统一规定
直接口服及泡服饮片	10^5	10^3	不得检出大肠埃希菌(1 g或1 mL);不得检出沙门菌(10 g或10 mL);耐胆盐革兰氏阴性菌应小于10^4 cfu(1 g或1 mL)

（7）有兼用途径的制剂应符合各给药途径的标准。

（8）除中药饮片外,非无菌药品的需氧菌总数、霉菌和酵母菌总数照"非无菌产品微生物限度检查:微生物计数法"[《中国药典》(2020 年版)四部通则 1105]检查;非无菌药品的控制菌照"非无菌产品微生物限度检查:控制菌检查法"[《中国药典》(2020 年版)四部通则 1106]检查。各品种项下规定的需氧菌总数、霉菌和酵母菌总数标准的解释如下。

1) 10^1 cfu:可接受的最大菌数为 20。

2) 10^2 cfu:可接受的最大菌数为 200。

3) 10^3 cfu:可接受的最大菌数为 2 000,以此类推。

中药饮片的需氧菌总数、霉菌和酵母菌总数及控制菌检查照"中药饮片微生物限度检查法"[《中国药典》(2020 年版)四部通则 1108]检查;各品种项下规定的需氧菌总数、霉菌和酵母菌总数标准解释如下。

1) 10^1 cfu:可接受的最大菌数为 50。

2) 10^2 cfu:可接受的最大菌数为 500。

3) 10^3 cfu:可接受的最大菌数为 5 000。

4) 10^4 cfu:可接受的最大菌数为 50 000,以此类推。

(9) 本限度标准所列的控制菌对于控制某些药品的微生物质量可能并不全面,因此,对于原料、辅料及某些特定的制剂,根据原辅料及其制剂的特性和用途、制剂的生产工艺等因素,可能还需检查其他具有潜在危害的微生物。

(10) 除了本限度标准所列的控制菌外,药品中若检出其他可能具有潜在危害性的微生物,应从以下方面进行评估。

1) 药品的给药途径:给药途径不同,其危害不同。

2) 药品的特性:药品是否促进微生物生长,或者药品是否有足够的抑制微生物生长的能力。

3) 药品的使用方法不同。

4) 用药人群:用药人群不同,如新生儿、婴幼儿及体弱者,风险可能不同。

5) 患者使用免疫抑制剂和甾体类固醇激素等药品的情况。

6) 存在疾病、伤残和器官损伤情况。

7) 其他情况。

(11) 当进行上述相关因素的风险评估时,评估人员应经过微生物学和微生物数据分析等方面的专业知识培训。评估原辅料微生物质量时,应考虑相应制剂的生产工艺、现有的检测技术及原辅料符合该标准的必要性。

第二节　微生物计数检查

一、试验前准备

(一) 取样

1. 检验量　检验量即一次试验所用的供试品的量(g、mL 或 cm^2)。除另有规定外,检验时

微生物计数
检查

应从 2 个以上最小包装单位中抽取供试品,一般供试品检验量为 10 g 或 10 mL,膜剂、贴剂和贴膏剂为 100 cm²(不得少于 4 片),大蜜丸还不得少于 4 丸。贵重药品、微量包装药品的检验量可以酌减。若供试品处方中每一剂量单位(如片剂、胶囊剂)活性物质含量小于或等于 1 mg,或每 1 g 或每 1 mL(指制剂)活性物质含量低于 1 mg 时,检验量应不少于 10 个剂量单位或 10 g 或 10 mL 供试品;若样品量有限或为批产量极小(如小于 1 000 mL 或 1 000 g)的活性物质供试品,除另有规定外,其检验量最少为批产量的 1%,检验量更少时需要进行风险评估;批产量少于 200 的供试品,检验量可减少至 2 个单位;批产量少于 100 的供试品,检验量可减少至 1 个单位。

2. 抽样量　由于药品受微生物污染的不均匀和生物样本的多变性,所以抽样方法、抽样数量和次数直接影响着微生物限度检查的结果。微生物限度检查的样品一般采用随机抽样法,其抽样量至少应为检验用量的 3 倍。

（二）无菌室的清洁与消毒

1. 消毒剂　常用 0.2% 苯扎溴铵、75% 乙醇(制乙醇棉球用)、3%~5% 甲酚、5% 甲醛、高锰酸钾等溶液。

2. 清洁与消毒方法　用无菌纱布浸渍消毒液清洁无菌室、物流区、缓冲间的地板,传递窗,门把手,以及超净台的整个内表面、顶面。清洁消毒程序应从上到下,由内向外,从高洁净区到低洁净区,逐步向外退出洁净区域。开启无菌空气过滤器及紫外灯杀菌 1~2 h,以杀灭存留微生物。

（三）试验物品的准备

1. 设备　无菌室、超净工作台、恒温培养箱或生化培养箱、匀浆仪、恒温水溶箱、电热干燥箱、冰箱、高压蒸汽灭菌器、菌落计数器、天平(感量 0.1 g)。

2. 器材　无菌衣、裤、帽、口罩;橡皮乳头、称量纸及不锈钢药匙、酒精灯、乙醇棉球、乳胶手套、试管架、火柴、记号笔;锥形瓶、研钵(直径 10~12 cm)、量筒、试管及塞子、刻度吸管(1 mL、10 mL)、培养皿、玻璃或搪瓷消毒缸(带盖)。玻璃器皿均于 160℃ 干热灭菌 2 h 备用。

3. 培养基　微生物计数法用的培养基主要为胰酪大豆胨琼脂培养基或胰酪大豆胨液体培养基及沙氏葡萄糖琼脂培养基。

4. 稀释液　pH 7.0 无菌氯化钠 – 蛋白胨缓冲液、pH 6.8 磷酸盐缓冲液、pH 7.2 磷酸盐缓冲液、pH 7.6 磷酸盐缓冲液、胰酪大豆胨液体培养基或 0.9% 氯化钠溶液。

培养基与稀释液制备好后均需采用验证合格的灭菌程序灭菌后备用。

将供试品及所有已灭菌的试验物品在试验前移至无菌室的传递窗内,开启传递窗的紫外灯进行容器外表面消毒灭菌。要准备足够用量,操作中严禁出入无菌室。

二、操作过程

非无菌产品微生物总数检查采用的是微生物计数法。计数方法包括平皿法、薄膜过滤法和最可能数法(most-probable-number method,MPN 法)。MPN 法用于微生物计数时精度较差,但对于某些微生物污染量很小的供试品,MPN法可能是更适合的方法。供试品检查时,应根据供试品理化特性和微生物限度标准等因素选择计数方法,检测的样品量应能保证所获得的试验结果能够判断供试品是否符合规定。所选方法的适用性须经确认,所用培养基应进行适用性检查。

（一）计数培养基适用性检查

微生物计数用的成品培养基、由脱水培养基或按培养基处方配制的培养基均应进行适用性检查。

1. 菌种及菌液制备 要求所用的菌株传代次数不得超过5代(从菌种保存中心获得的冷冻干燥菌种为第0代),并采用适宜的菌种保藏技术,以保证试验菌株的生物学特性。

（1）菌种:计数培养基适用性检查和计数方法适用性试验用菌株包括以下5种。① 铜绿假单胞菌(*Pseudomonas aeruginosa*)〔CMCC(B)10104〕;② 金黄色葡萄球菌(*Staphylococcus aureus*)〔CMCC(B)26003〕;③ 枯草芽孢杆菌(*Bacillus subtilis*)〔CMCC(B)63501〕;④ 白色念珠菌(*Candida albicans*)〔CMCC(F)98001〕;⑤ 黑曲霉(*Aspergillus niger*)〔CMCC(F)98003〕。

（2）菌液制备:接种金黄色葡萄球菌、铜绿假单胞菌、枯草芽孢杆菌的新鲜培养物至胰酪大豆胨琼脂培养基或胰酪大豆胨液体培养基中,在30~35℃条件下培养18~24 h;接种白色念珠菌新鲜培养物至沙氏葡萄糖琼脂培养基或沙氏葡萄糖液体培养基中,在20~25℃条件下培养2~3 天;接种黑曲霉的新鲜培养物至沙氏葡萄糖琼脂培养基或马铃薯葡萄糖琼脂培养基中,在20~25℃条件下培养5~7 天或直到获得丰富的孢子。

取金黄色葡萄球菌、铜绿假单胞菌、枯草芽孢杆菌、白色念珠菌的新鲜培养物,用pH 7.0无菌氯化钠－蛋白胨缓冲液或0.9%无菌氯化钠溶液制成适宜浓度的菌悬液。取黑曲霉的新鲜培养物加入3~5 mL 含0.05%(mL/mL)聚山梨酯80的pH 7.0无菌氯化钠－蛋白胨缓冲液或0.9%无菌氯化钠溶液,将孢子洗脱。然后采用适宜的方法吸出孢子悬液至无菌试管内,用含0.05%(mL/mL)聚山梨酯80的pH 7.0无菌氯化钠－蛋白胨缓冲液或0.9%无菌氯化钠溶液制成适宜浓度的黑曲霉孢子悬液。菌液制备后若在室温下放置,应在2 h内使用;若保存在2~8℃,可在2~4 h内使用。黑曲霉孢子悬液可保存在2~8℃,在验证过的贮存期内使用。

2. 阴性对照试验 为确认试验条件是否符合要求,应进行阴性对照试验,阴性对照试验应无菌生长。如阴性对照有菌生长,应进行偏差调查。

3. 培养基适用性检查 分别接种不大于100 cfu 的金黄色葡萄球菌、铜绿假单胞菌、枯草芽孢杆菌的菌液至胰酪大豆胨液体培养基管和无菌平皿中,平皿中立即倾注胰酪大豆胨琼脂培养基,混匀,凝固,置30~35℃培养不超过3天,每株试验菌平行制备2管或2个平皿;分别接种不大于100 cfu 的白色念珠菌、黑曲霉至无菌平皿中,立即倾注胰酪大豆胨琼脂培养基和沙氏葡萄糖琼脂培养基,分别置30~35℃与20~25℃培养不超过5天,每株试验菌、每种培养基均平行制备2个平皿。同时,用相应的对照培养基替代被检培养基进行上述试验。

被检固体培养基上的菌落平均数与对照培养基上的菌落平均数的比值应在0.5~2,且菌落形态大小应与对照培养基上的菌落一致;被检液体培养基管与对照培养基管比较,试验菌应生长良好。

(二) 计数方法适用性试验

供试品的微生物计数方法应进行方法适用性试验,以确认所采用方法适合于产品的微生物计数。当检验程序或产品发生变化可能影响检验结果时,计数方法应重新进行适用性试验。计数方法适用性试验采用的是微生物回收试验法。

1. 供试液的制备   根据供试品的理化特性与生物学特性,采取适宜的方法制备供试液。对所采用的稀释剂、乳化剂、分散剂、中和剂及其用量应证明其相容性,有效性及对微生物的毒性。供试液制备需用水浴加温时,温度不应超过 45℃,时间不得超过 30 min。供试液从制备至加入检验用培养基,不得超过 1 h。

常用的供试液制备方法如下。如果下列供试液制备方法经确认均不适用,应建立其他适宜的方法。

(1) 水溶性供试品:取供试品,用 pH 7.0 的无菌氯化钠 – 蛋白胨缓冲液,或 pH 7.2 磷酸盐缓冲液,或胰酪大豆胨液体培养基溶解或稀释制成 1∶10 供试液。若需要,调节供试液 pH 至 6.0~8.0。必要时,用同一稀释液将供试液进一步 10 倍系列稀释。水溶性液体制剂也可用混合的供试品原液作为供试液。

(2) 水不溶性非油脂类供试品:取供试品,用 pH 7.0 的无菌氯化钠 – 蛋白胨缓冲液,或 pH 7.2 磷酸盐缓冲液,或胰酪大豆胨液体培养基溶解或稀释制成 1∶10 供试液。分散力较差的供试品,可在稀释液中加入表面活性剂如 0.1% 的聚山梨酯 80,使供试品分散均匀。若需要,调节供试液 pH 至 6.0~8.0。用同一稀释液将供试液进一步 10 倍系列稀释。

(3) 油脂类供试品:取供试品,加入无菌十四烷酸异丙酯使溶解,或与最少量并能使供试品乳化的无菌聚山梨酯 80 或其他无抑菌性的无菌表面活性剂充分混匀。表面活性剂的温度一般不超过 40℃(特殊情况下最多不超过 45℃),小心混合,若需要可在水浴中进行,然后加入预热的释释液制成 1∶10 供试液,保温,混合,并在最短时间内形成乳状液。必要时,用稀释液或含上述表面活性剂的稀释液进一步 10 倍系列稀释。

(4) 膜剂供试品:取供试品,剪碎,加 pH 7.0 无菌氯化钠 – 蛋白胨缓冲液或 pH 7.2 磷酸盐缓冲液,或胰酪大豆胨液体培养基浸泡,振摇,制成 1∶10 供试液。若需要,调节供试液 pH 至 6.0~8.0。必要时,用同一稀释液将供试液进一步 10 倍系列稀释。

(5) 肠溶及结肠溶制剂供试品:取供试品,加入 pH 6.8 无菌磷酸盐缓冲液(用于肠溶制剂)或 pH 7.6 无菌磷酸盐缓冲液(用于结肠溶制剂),置 45℃ 水浴中,振摇,使溶解,制成 1∶10 供试液。必要时,用同一稀释液将供试液进一步 10 倍系列稀释。

(6) 气雾剂、喷雾剂供试品:取供试品,置 –20℃ 或其他适宜温度冷冻约 1 h,取出,迅速消毒供试品开启部位或阀门,正置容器,用无菌钢锥或针样设备在与阀门结构相匹配的适宜位置钻一小孔,供试品各容器的钻孔大小和深度应尽量保持一致,拔出钢锥或针样设备时应无明显抛射剂抛出,轻轻转动容器,使抛射剂缓缓全部释出。亦可采用专用设备释放抛射剂。释放抛射剂后再无菌开启容器,并将供试品转移至无菌容器中混合,必要时用冲洗液冲洗容器内壁。

供试品亦可采用其他适宜的方法取出。然后取样检查。

（7）贴剂、贴膏剂供试品：取供试品，去掉防粘层，将粘贴面朝上放置在无菌玻璃或塑料器皿上，在粘贴面上覆盖一层适宜的无菌多孔材料（如无菌纱布），避免供试品粘贴在一起。将处理好的供试品放入盛有适宜体积并含有表面活性剂（如聚山梨酯 80 或卵磷脂）稀释液的容器中，振荡至少 30 min。必要时，用同一稀释液将供试液进一步 10 倍系列稀释。

2. 接种和稀释　为确认供试品中的微生物能被充分检出，首先应选择最低稀释级的供试液按下列要求接种和稀释，制备微生物回收试验用供试液。所加菌液的体积不超过供试液体积的 1%，所用试验菌菌种及菌液制备同"计数培养基适用性检查"。

（1）试验组：取上述制好的供试液，加入试验菌液，混匀，使每 1 mL 供试液或每张滤膜所滤过的供试液中含菌量不大于 100 cfu。

（2）供试品对照组：取制好的供试液，以稀释液代替菌液同试验组操作。

（3）菌液对照组：取不含中和剂及灭活剂的相应稀释液替代供试液，按试验组操作加入试验菌液并进行微生物回收试验。若供试品抗菌活性或溶解性较差导致无法选择最低稀释的供试液进行方法适用性试验，应采用适宜的方法对供试液进行进一步的处理。如供试品对微生物生长的抑制作用无法以其他方法消除，供试液可经过中和、稀释或薄膜过滤处理后再加入试验菌液进行方法适用性试验。

3. 抑菌活性的去除或灭活　供试液接种后，按下文"供试品微生物的回收"规定的方法进行微生物计数。若试验组菌落数减去供试品对照组菌落数的值小于菌液对照组菌落数值的50%，采用下述方法消除供试品的抑菌活性：① 增加稀释液或培养基体积；② 加入适宜的中和剂或灭活剂（表 4-5）；③ 采用薄膜过滤法；④ 上述几种方法的联合使用。

表 4-5　常见干扰物的中和剂或灭活方法

干扰物	可选用的中和剂或灭活方法
戊二醛、汞制剂	亚硫酸氢钠
酚类、乙醇、醛类、吸附物	稀释法
醛类	甘氨酸
季铵化合物、对羟基苯甲酸、双胍类化合物	卵磷脂
季铵化合物、碘、对羟基苯甲酸	聚山梨酯
水银	巯基醋酸盐
水银、汞化物、醛类	硫代硫酸盐
EDTA、喹诺酮类抗生素	镁或钙离子
磺胺类	对氨基苯甲酸
β- 内酰胺类抗生素	β- 内酰胺酶

注：中和剂或灭活剂最好在稀释液或培养基灭菌前加入。若使用中和剂或灭活剂，试验中应设中和剂或灭活剂对照组，即取相应量含中和剂或灭活剂的稀释液替代供试品同试验组操作，以确认其有效性和对微生物无毒性。中和剂或灭活剂对照组菌落数与菌液对照组菌落数的比值应在 0.5~2。

若没有适宜消除供试品抑菌活性的方法,对特定试验菌回收失败,表明供试品对该试验菌具有较强抗菌活性,同时也表明供试品不易被该类微生物污染。但供试品也可能仅对特定试验菌株具有抑制作用,而对其他菌株没有抑制作用。因此,根据供试品须符合的微生物限度标准和菌数报告规则,在不影响检验结果判断的前提下,应采用能使微生物生长的更高稀释级的供试液进行计数方法适用性试验。若方法适用性试验符合要求,应以该稀释级供试液作为最低稀释级的供试液进行供试品检查。

4. 供试品微生物的回收   微生物的回收可采用平皿法、薄膜过滤法或 MPN 法,各试验菌应逐一进行回收试验。

(1) 平皿法:平皿法包括倾注法和涂布法。每株试验菌、每种培养基至少制备 2 个平皿,以算术均值作为计数结果。

1) 倾注法:取按要求制备好的供试液 1 mL,置直径 90 mm 的无菌平皿中,立即倾注 15~20 mL 温度不超过 45℃熔化的胰酪大豆胨琼脂培养基(每株试验菌至少制备 2 个平板)或沙氏葡萄糖琼脂培养基(白色念珠菌、黑曲霉各制备 2 个平板),混匀,凝固,若使用直径较大的平板,培养基用量也应相应增加。含金黄色葡萄球菌、铜绿假单胞菌、枯草芽孢杆菌的平板倒置,30~35℃培养不超过 3 天;含白色念珠菌、黑曲霉的平板倒置,20~25℃培养不超过 5 天,计数。同法测定供试品对照组及菌液对照组菌数。计算各试验组的平均菌数。

2) 涂布法:取 15~20 mL 温度不超过 45℃熔化的胰酪大豆胨琼脂培养基或沙氏葡萄糖琼脂培养基,注入直径 90 mm 的无菌平皿中,凝固,制成平板,采用适宜的方法使培养基表面干燥,若使用直径较大的平皿,培养基用量也应相应增加。每一平板表面接种不少于 0.1 mL 的供试液。按与"倾注法"相同条件培养、计数。同法测定供试品对照组及菌液对照组菌数。计算各试验组的平均菌数。

(2) 薄膜过滤法:薄膜过滤法所采用的滤膜孔径应不大于 0.45 μm,直径一般为 50 mm,若采用其他直径的滤膜,冲洗量应进行相应的调整。供试品及溶剂应不影响滤膜材质对微生物的截留。滤器及滤膜使用前应采用适宜方法灭菌。使用时,应保证滤膜在过滤前后的完整性。水溶性供试液过滤前先将少量的冲洗液过滤以润湿滤膜。油类供试品其滤膜和滤器在使用前应充分干燥。为发挥滤膜的最大过滤效率,应注意保持供试液及冲洗液覆盖整个滤膜表面。供试液经薄膜过滤后,若需要用冲洗液冲洗滤膜,每张滤膜每次冲洗量不超过 100 mL,总冲洗量一般不得超过 500 mL,最多不得超过 1 000 mL,以避免滤膜上的微生物受损伤。

取供试液适量(一般取相当于每张滤膜含 1 g、1 mL 或 10 cm² 供试品的供试液,若供试品含菌数较多,供试液可酌情减量),加至适量的稀释剂中,混匀,过滤。用适量的冲洗液冲洗滤膜。冲洗后取出滤膜,菌面朝上贴于胰酪大豆胨琼脂培养基平板(需氧菌总数)或沙氏葡萄糖琼脂培养基平板(霉菌和酵母菌总数)上培养。每种培养基至少制备 1 张滤膜。同时测定供试品对照组及菌液对照组菌数。计算各试验组的平均菌数。

(3) MPN 法:MPN 法的精密度和准确度不及薄膜过滤法和平皿法,仅在供试品需氧菌总数没有适宜计数方法的情况下使用,本法不适用于霉菌计数。

取至少 3 个连续稀释级的供试液,每一稀释级取 3 份,每份 1 mL,分别接种至 3 管 9~
10 mL 胰酪大豆胨液体培养基中,同法测定菌液对照组菌数。必要时可在培养基中加入表面
活性剂、中和剂或灭活剂。接种管置 30~35℃ 培养不超过 3 天,逐日观察各管微生物生长情况。
如果由于供试品的原因使得结果难以判断,可将该管培养物转种至胰酪大豆胨液体培养基或
胰酪大豆胨琼脂培养基中,在相同条件下培养 1~2 天,观察是否有微生物生长。根据微生物生
长的管数从表 4-6 查被测供试品 1 g、1 mL 或 10 cm² 中需氧菌总数的最可能数。

表 4-6　微生物最可能数检索表

生长管数			需氧菌总数最可能数 /g⁻¹、mL⁻¹ 或 10 cm⁻²	95% 置信限	
每管含样品的 g、mL 或 10 cm² 数				下限	上限
0.1	0.01	0.001			
0	0	0	<3	0	9.4
0	0	1	3	0.1	9.5
0	1	0	3	0.1	10
0	1	1	6.1	1.2	17
0	2	0	6.2	1.2	17
0	3	0	9.4	3.5	35
1	0	0	3.6	0.2	17
1	0	1	7.2	1.2	17
1	0	2	11	4	35
1	1	0	7.4	1.3	20
1	1	1	11	4	35
1	2	0	11	4	35
1	2	1	15	5	38
1	3	0	16	5	38
2	0	0	9.2	1.5	35
2	0	1	14	4	35
2	0	2	20	5	38
2	1	0	15	4	38
2	1	1	20	5	38
2	1	2	27	9	94
2	2	0	21	5	40
2	2	1	28	9	94
2	2	2	35	9	94
2	3	0	29	9	94

续表

生长管数			需氧菌总数	95% 置信限	
每管含样品的 g、mL 或 10 cm² 数			最可能数 /g⁻¹、mL⁻¹ 或 10 cm⁻²		
0.1	0.01	0.001		下限	上限
2	3	1	36	9	94
3	0	0	23	5	94
3	0	1	38	9	104
3	0	2	64	16	181
3	1	0	43	9	181
3	1	1	75	17	199
3	1	2	120	30	360
3	1	3	160	30	380
3	2	0	93	18	360
3	2	1	150	30	380
3	2	2	210	30	400
3	2	3	290	90	990
3	3	0	240	40	990
3	3	1	460	90	1 980
3	3	2	1 100	200	4 000
3	3	3	>1 100		

注：表内所列检验量如改用 1 g（或 mL、10 cm²）、0.1 g（或 mL、10 cm²）和 0.01 g（或 mL、10 cm²），表内数字应相应降低 10 倍；如改用 0.01 g（或 mL、10 cm²）、0.001 g（或 mL、10 cm²）和 0.000 1 g（或 mL、10 cm²），表内数字应相应增加 10 倍，其余类推。

5. 结果判断　计数方法适用性试验中，采用平皿法或薄膜过滤法时，试验组菌落数减去供试品对照组菌落数的值与菌液对照组菌落数的比值应在 0.5~2；采用 MPN 法时，试验组菌数应在菌液对照组菌数的 95% 置信限内。若各试验菌的回收试验均符合要求，照所用的供试液制备方法及计数方法进行该供试品的需氧菌总数、霉菌和酵母菌总数计数。方法适用性确认时，若采用上述方法还存在一株或多株试验菌的回收达不到要求，则选择回收最接近要求的方法和试验条件进行供试品的检查。

课堂讨论 ▶▶▶

在进行微生物限度检查时：

1. 为什么要对所用培养基进行适用性检查？如何检查？

2. 为什么要对计数方法进行适用性试验？什么情况下需要进行该项试验？所采用的方法是什么？

(三) 供试品的检查

按计数方法适用性试验确认的计数方法进行供试品中需氧菌总数、霉菌和酵母菌总数的测定。胰酪大豆胨琼脂培养基或胰酪大豆胨液体培养基用于测定需氧菌总数;沙氏葡萄糖琼脂培养基用于测定霉菌和酵母菌总数。

以稀释液代替供试液进行阴性对照试验,阴性对照试验应无菌生长,如阴性对照试验有菌生长,应进行偏差调查。

1. 平皿法　平皿法包括倾注法和涂布法。除另有规定外,取规定量供试品,按方法适用性试验确认的方法进行供试液制备和菌数测定,每稀释级、每种培养基至少制备 2 个平板。

培养和计数:除另有规定外,胰酪大豆胨琼脂培养基平板在 30~35℃培养箱中培养 3~5 天,沙氏葡萄糖琼脂培养基平板在 20~25℃培养箱中培养 5~7 天,观察菌落生长情况,点计平板上生长的所有菌落数,计数并报告。菌落蔓延生长成片的平板不宜计数。点计菌落数后,计算各稀释级供试液的平均菌落数,按菌数报告规则报告菌数。若同稀释级 2 个平板的菌落数平均值不小于 15,则 2 个平板的菌落数不能相差 1 倍或以上。

菌数报告规则:需氧菌总数测定宜选取平均菌落数小于 300 cfu 的稀释级,霉菌和酵母菌总数测定宜选取平均菌落数小于 100 cfu 的稀释级,作为菌数报告的依据。若各稀释级平均菌落数均符合报告依据,则取最高平均菌落数所在的稀释级作为报告依据,计算 1 g、1 mL 或 10 cm² 供试品中所含的微生物数,取两位有效数字报告。如各稀释级的平板均无菌落生长,或仅最低稀释级的平板有菌落生长,但平均菌落数小于 1,则以 <1 乘以最低稀释倍数的值报告菌数。

2. 薄膜过滤法　除另有规定外,按计数方法适用性试验确认的方法进行供试液制备。取相当于 1 g、1 mL 或 10 cm² 供试品的供试液,若供试品所含的菌数较多,可取适宜稀释级的供试液,照方法适用性试验确认的方法加至适量稀释液中,立即过滤,冲洗,冲洗后取出滤膜,菌面朝上贴于胰酪大豆胨琼脂培养基或沙氏葡萄糖琼脂培养基上培养。

培养和计数:培养条件和计数方法同平皿法,每张滤膜上的菌落数应不超过 100 cfu。

菌数报告规则:以相当于 1 g、1 mL 或 10 cm² 供试品的菌落数报告菌数;若滤膜上无菌落生长,则以 <1 报告菌数(每张滤膜过滤 1 g、1 mL 或 10 cm² 供试品),或以 <1 乘以最低稀释倍数的值报告菌数。

3. MPN 法　取规定量供试品,按方法适用性试验确认的方法进行供试液制备和供试品接种,所有试验管在 30~35℃培养 3~5 天,如果需要确认是否有微生物生长,按方法适用性试验确认的方法进行。记录每一稀释级微生物生长的管数,从"微生物最可能数检索表"(表 4-6)中查每 1 g 或每 1 mL 供试品中需氧菌总数的最可能数。

三、结果判断

需氧菌总数是指胰酪大豆胨琼脂培养基上生长的菌落数(包括真菌菌落数);霉菌和酵母菌总数是指沙氏葡萄糖琼脂培养基上生长的菌落数(包括细菌菌落数)。若因沙氏葡萄糖琼脂培养基上生长的细菌使霉菌和酵母菌的计数结果不符合微生物限度要求,可使用含抗生素(如氯霉素、庆大霉素)的沙氏葡萄糖琼脂培养基或其他选择性培养基(如玫瑰红钠琼脂培养基)进行霉菌和酵母菌总数测定。使用选择性培养基时,应进行培养基适用性检查。若采用 MPN 法,测定结果为需氧菌总数。

若供试品的需氧菌总数、霉菌和酵母菌总数的检查结果均符合该品种项下的规定,判供试品符合规定;若其中任何一项不符合该品种项下的规定,判供试品不符合规定。

四、注意事项

(1) 药品在检验前,应贮存在《中国药典》(2020 年版)规定的条件下,应保持包装的完好,不得开启最小独立包装,防止微生物污染,影响检验结果。检验中使用的所有培养基必须经过灭菌,且进行适用性检查。

(2) 供试品检验全过程必须符合无菌操作技术的要求,所有与供试品或培养基接触的器具均应为灭菌器具。

(3) 供试品溶液从制备至加入检验用培养基不得超过 1 h,否则可能导致微生物繁殖或死亡而影响计数结果。供试品溶液的配制过程应当按照《中国药典》(2020 年版)的规定,选择合适的稀释级别。供试品稀释时及注平皿前应充分混合均匀,以免造成试验误差。

(4) 供试品检查时如果使用了表面活性剂、中和剂或灭菌剂,应证明其有效性及对微生物的生长和存活无影响。

第三节 控制菌检查

控制菌检查

控制菌检查法用于在规定的试验条件下,检查供试品中是否存在特定的微生物。控制菌检查包括耐胆盐革兰氏阴性菌、大肠埃希菌、沙门菌、铜绿假单胞菌、金黄色葡萄球菌、梭菌、白色念珠菌的检查。

供试品检出控制菌或其他致病菌时,以一次检出结果为准,不再复试。供试液制备及试验环境要求同“微生物计数检查”。所用培养基及检查方法均需进行适用性检查,以确认检查方法适合供试品的控制菌检查。

如果供试品具有抑菌活性,应尽可能消除。消除供试品抑菌活性的方法可参考微生物计数检查中的相关方法。

一、控制菌检查用培养基适用性检查与控制菌检查方法适用性试验

(一) 控制菌检查用培养基适用性检查

控制菌检查用培养基,包括成品培养基、由脱水培养基或按培养基处方配制的培养基,均应进行培养基的适用性检查,检查项目包括培养基的促生长、抑制能力和指示特性。

1. 菌种 对试验菌种的要求同计数培养基适用性检查。

（1）金黄色葡萄球菌（*Staphylococcus aureus*）〔CMCC（B）26003〕。

（2）铜绿假单胞菌（*Pseudomonas aeruginosa*）〔CMCC（B）10104〕。

（3）大肠埃希菌（*Escherichia coli*）〔CMCC（B）44102〕。

（4）乙型副伤寒沙门菌（*Salmonella paratyphi* B）〔CMCC（B）50094〕。

（5）白色念珠菌（*Candida albicans*）〔CMCC（F）98001〕。

（6）生孢梭菌（*Clostridium sporogenes*）〔CMCC（B）64941〕。

2. 菌液制备　将金黄色葡萄球菌、铜绿假单胞菌、大肠埃希菌、乙型副伤寒沙门菌接种至胰酪大豆胨液体培养基中或胰酪大豆胨琼脂培养基上，30~35℃培养 18~24 h；将白色念珠菌接种至沙氏葡萄糖琼脂培养基上或沙氏葡萄糖液体培养基中，20~25℃培养 2~3 天；将生孢梭菌接种至梭菌增菌培养基中置厌氧条件下于 30~35℃培养 24~48 h 或接种于硫乙醇酸盐流体培养基中于 30~35℃培养 18~24 h。上述培养物用 pH 7.0 无菌氯化钠 – 蛋白胨缓冲液或 0.9% 无菌氯化钠溶液制成适宜浓度的菌悬液。

菌悬液若在室温下放置，应在 2 h 内使用；若保存在 2~8℃，可在 24 h 内使用。生孢梭菌孢子悬液可替代新鲜的菌悬液，孢子悬液可保存在 2~8℃，在验证过的贮存期内使用。

3. 阴性对照试验　为确认试验条件是否符合要求，应进行阴性对照试验，阴性对照试验应无菌生长。如阴性对照试验有菌生长，应进行偏差调查。

4. 培养基适用性检查　控制菌检查用培养基的适用性检查所用的菌株及检测项目见表 4–7。

表 4–7　控制菌检查用培养基的促生长能力、抑制能力和指示特性

控制菌	培养基	特性	试验菌株
耐胆盐革兰氏阴性菌	肠道菌增菌液体培养基	促生长能力 抑制能力	大肠埃希菌、铜绿假单胞菌 金黄色葡萄球菌
	紫红胆盐葡萄糖琼脂培养基	促生长能力 + 指示特性	大肠埃希菌、铜绿假单胞菌
大肠埃希菌	麦康凯液体培养基	促生长能力 抑制能力	大肠埃希菌 金黄色葡萄球菌
	麦康凯琼脂培养基	促生长能力 + 指示特性	大肠埃希菌
沙门菌	RV 沙门菌增菌液体培养基	促生长能力 抑制能力	乙型副伤寒沙门菌 金黄色葡萄球菌
	木糖赖氨酸脱氧胆酸盐琼脂培养基	促生长能力 + 指示特性	乙型副伤寒沙门菌
	三糖铁琼脂培养基	指示特性	乙型副伤寒沙门菌
铜绿假单胞菌	溴化十六烷基三甲胺琼脂培养基	促生长能力 抑制能力	铜绿假单胞菌 大肠埃希菌
金黄色葡萄球菌	甘露醇氯化钠琼脂培养基	促生长能力 + 指示特性 抑制能力	金黄色葡萄球菌 大肠埃希菌

续表

控制菌	培养基	特性	试验菌株
梭菌	梭菌增菌培养基 哥伦比亚琼脂培养基	促生长能力 促生长能力	生孢梭菌 生孢梭菌
白色念珠菌	沙氏葡萄糖液体培养基	促生长能力	白色念珠菌
	沙氏葡萄糖琼脂培养基	促生长能力 + 指示特性	白色念珠菌
	念珠菌显色培养基	促生长能力 + 指示特性 抑制能力	白色念珠菌 大肠埃希菌

(1) 液体培养基促生长能力检查:分别接种不大于 100 cfu 的试验菌(表 4-7)于被检培养基和对照培养基中,在相应控制菌检查规定的培养温度及最短培养时间下培养。与对照培养基管比较,被检培养基管试验菌应生长良好。

(2) 固体培养基促生长能力检查:分别接种不大于 100 cfu 的试验菌(表 4-7),采用涂布法接种于被检培养基和对照培养基平板上,在相应控制菌检查规定的培养温度及最短培养时间下培养。被检培养基与对照培养基上生长的菌落大小、形态特征应一致。

(3) 培养基抑制能力检查:接种不少于 100 cfu 的试验菌(表 4-7)于被检培养基中,在相应控制菌检查规定的培养温度及最长时间下培养,试验菌应不得生长。

(4) 培养基指示特性检查:分别接种不大于 100 cfu 的试验菌(表 4-7),采用涂布法接种于被检培养基和对照培养基平板上,在相应控制菌检查规定的培养温度及时间下培养。被检培养基上试验菌生长的菌落大小、形态特征、指示剂反应情况等应与对照培养基一致。

(二) 控制菌检查方法适用性试验

当建立产品的微生物限度检查法时,应进行控制菌检查方法的验证,以确认所采用的方法适合于该产品的控制菌检查。当产品的组分或原检验条件发生改变可能影响检验结果时,检查方法应重新验证。验证试验按供试液的制备和控制菌检查法的规定及下列要求进行。

1. 供试液的制备　按下文"供试品检查"中的规定制备供试液。

2. 试验菌及菌液制备　根据各品种项下微生物限度标准中规定检查的控制菌选择相应试验菌株,确认耐胆盐革兰氏阴性菌检查方法时,采用大肠埃希菌和铜绿假单胞菌为试验菌株。菌液的制备同"控制菌检查用培养基适用性检查"。

3. 适用性试验方法　按控制菌检查法取规定量供试液及不大于 100 cfu 的试验菌接入规定的培养基中;采用薄膜过滤法时,取规定量供试液,过滤,冲洗,在最后一次冲洗液中加入试验菌,过滤后注入规定的培养基或取出滤膜接入规定的培养基中。依相应的控制菌检查方法,在规定的温度和最短时间内培养,应能检出所加试验菌相应的反应特征。

4. 结果判断　上述试验若检出试验菌,按此供试液制备法和控制菌检查法进行供试品检查;若试验组未检出试验菌,应采用适宜方法(如培养基稀释法、薄膜过滤法、中和法等)消除供试品的抑菌活性,并重新进行适用性试验。如果经过试验确证供试品对试验菌的抗菌作用无法消除,可认为受抑制的微生物不易存在于该供试品中,选择抑菌成分消除相对彻底的方法进行供试品的检查。

二、对照试验

控制菌检查项目需做阴性对照试验和阳性对照试验。阴性对照试验呈阴性、阳性对照试验呈阳性是保证控制菌检查试验有效的前提条件，有一项不符合要求，则试验无效。

1. 阴性对照试验　阴性对照试验是用稀释剂代替供试液，其他完全按照与相应控制菌检查法相同的操作进行检查。阴性对照试验的主要目的是检验操作环境、试验物品、操作技术是否符合无菌要求，所以阴性对照试验的结果应无菌生长。如有菌生长，应进行偏差调查。

2. 阳性对照试验　阳性对照试验的方法同供试品的控制菌检查，对照菌加量不大于100 cfu。阳性对照试验的主要目的是检查供试品是否有抑菌作用及检查条件是否适宜。阳性对照试验应检出相应的控制菌。需要注意的是：阳性对照菌液的制备、计数等操作不能在检测供试品的无菌室或超净工作台上进行，必须在单独的阳性接种间操作，以免污染供试品及操作环境，也保护操作人员的安全。如有条件可选择在生物安全柜内操作。

三、供试品检查

1. 耐胆盐革兰氏阴性菌（*Bile-Tolerant Gram-Negative Bacteria*）　耐胆盐革兰氏阴性菌是指在胆汁酸中可以存活并繁殖的微生物，主要包含弧菌科、肠杆菌科（来源于人畜粪便）、假单胞菌属（存在于土壤、水、空气及人体皮肤、肠道、呼吸道）、气单胞菌属（来源于土壤及人类粪便）、革兰氏阴性小杆菌属。大肠菌群是指在37℃条件下生长时能发酵乳糖，24 h内能产酸产气的革兰氏阴性、氧化酶阴性、需氧或兼性厌氧的无芽孢杆菌，是耐胆盐革兰氏阴性杆菌中的一小部分菌，主要包括埃希菌属、肠杆菌属、枸橼酸菌属及克雷伯菌属，均来自人及温血动物的肠道。耐胆盐革兰氏阴性菌检查法在检出率和准确率上均比大肠菌群检查法高，检测的菌种范围更广，试验结果易于判断，并与国外药典接轨。

（1）供试液制备及预培养：取供试品，用胰酪大豆胨液体培养基作为稀释剂制成1∶10供试液（供试液的制备方法参照"微生物计数检查"），混匀，在20~25℃培养，培养时间应使供试品中的细菌充分恢复但不增殖（约2 h）。同时做阴性对照试验和阳性对照试验。

（2）定性试验：除另有规定外，取相当于1 g或1 mL供试品的上述预培养物接种至适宜体积（经方法适用性试验确定）肠道菌增菌液体培养基中，30~35℃培养24~48 h后，划线接种于紫红胆盐葡萄糖琼脂培养基平板上，30~35℃培养18~24 h。如平板上无菌落生长，判供试品未检出耐胆盐革兰氏阴性菌。

（3）定量试验

1）选择和分离培养：取相当于0.1 g、0.01 g和0.001 g（或0.1 mL、0.01 mL和0.001 mL）供试品的预培养物或其稀释液，分别接种至适宜体积（经方法适用性试验确定）肠道菌增菌液体培养基中，30~35℃培养24~48 h。上述每一培养物分别划线接种于紫红胆盐葡萄糖琼脂培养基平板上，30~35℃培养18~24 h。

2) 结果判断:若紫红胆盐葡萄糖琼脂培养基平板上有菌落生长,则对应培养管为阳性,否则为阴性。根据各培养管检查结果,从表4-8中查1 g或1 mL供试品中含有耐胆盐革兰氏阴性菌的可能菌数。

表4-8　耐胆盐革兰氏阴性菌的可能菌数(N)

各供试品的检查结果			每1 g(或1 mL)供试品中可能的菌数 /cfu
0.1 g 或 0.1 mL	0.01 g 或 0.01 mL	0.001 g 或 0.001 mL	
+	+	+	$N > 10^3$
+	+	−	$10^2 < N < 10^3$
+	−	−	$10 < N < 10^2$
−	−	−	$N < 10$

注:1. +代表紫红胆盐葡萄糖琼脂平板上有菌落生长;−代表紫红胆盐葡萄糖琼脂平板上无菌落生长。

2. 若供试品量减少10倍(如0.01 g或0.01 mL,0.001 g或0.001 mL,0.000 1 g或0.000 1 mL),则每1 g(或1 mL)供试品中可能的菌数(N)应相应增加10倍。

2. 大肠埃希菌(*Escherichia coli*)　大肠埃希菌是肠杆菌科埃希菌属细菌,部分菌株可感染人和动物,引起腹泻、化脓或败血症。本菌随粪便排出体外,可直接或间接污染药物及药品生产的各个环节。因此,大肠埃希菌被列为粪便污染指示菌,是非无菌口服药品的常规必检项目。口腔黏膜给药制剂、齿龈给药制剂、眼部给药制剂、鼻用制剂及呼吸道吸入给药制剂也不得检出大肠埃希菌。

(1) 供试液制备及增菌培养:取供试品,参照"微生物计数检查"制成1∶10供试液,取相当于1 g或1 mL供试品的供试液,接种至适宜体积(经方法适用性试验确定)的胰酪大豆胨液体培养基中,混匀,30~35℃培养18~24 h。

(2) 选择和分离培养:取上述预培养物1 mL接种至100 mL麦康凯液体培养基中,42~44℃培养24~48 h。取麦康凯液体培养物划线接种于麦康凯琼脂培养基平板上,30~35℃培养18~72 h。

(3) 结果判断:如麦康凯琼脂培养基平板上有菌落生长,应进行分离、纯化及适宜的鉴定试验,确证是否为大肠埃希菌;若麦康凯琼脂培养基平板上没有菌落生长,或有菌落生长但鉴定结果为阴性,判供试品未检出大肠埃希菌。

3. 沙门菌(*Salmonella*)　沙门菌为肠杆菌科沙门菌属细菌,广泛分布于自然界,是人畜共患的肠道病原菌,常引起伤寒、肠炎、肠热症和食物中毒,危害人类健康。沙门菌可通过人、畜、禽的粪便或带菌者直接或间接地污染药品原料,辅料及生产的各个环节,特别是以动物、脏器为来源的药物,污染概率更高。因此,含动物组织(包括提取物)来源的口服给药制剂、动物类原药材粉(蜂蜜、王浆、动物角、阿胶除外)等不得检出沙门菌。

(1) 供试液制备及增菌培养:取10 g或10 mL供试品直接或处理后接种至适宜体积(经方法适用性试验确定)的胰酪大豆胨液体培养基中,混匀,30~35℃培养18~24 h。

（2）选择和分离培养：取上述预培养物0.1 mL接种至10 mL RV沙门菌增菌液体培养基中，30~35℃培养18~24 h。取少量RV沙门菌增菌液体培养物划线接种于木糖赖氨酸脱氧胆酸盐琼脂培养基平板上，30~35℃培养18~48 h。

沙门菌在木糖赖氨酸脱氧胆酸盐琼脂培养基平板上生长良好，菌落为淡红色或无色、透明或半透明，中心有或无黑色。用接种针挑选疑似菌落于三糖铁琼脂培养基高层斜面上进行斜面和高层穿刺接种，培养18~24 h，或采用其他适宜方法进一步鉴定。

（3）结果判断：若木糖赖氨酸脱氧胆酸盐琼脂培养基平板上有疑似菌落生长，且三糖铁琼脂培养基的斜面为红色、底层为黄色或斜面为黄色、底层为黄色或黑色，应进一步进行适宜的鉴定试验，确证是否为沙门菌；若平板上没有菌落生长，或有菌落生长但鉴定结果为阴性，或三糖铁琼脂培养基的斜面未见红色、底层未见黄色、或斜面黄色、底层未见黄色或黑色，判供试品未检出沙门菌。

4. 铜绿假单胞菌（*Pseudomonas aeruginosa*） 铜绿假单胞菌为假单胞菌属，原称绿脓杆菌。本菌对人类有致病力，并对许多药物具有天然的耐药性。烧伤、烫伤、眼科疾患和其他创伤常因铜绿假单胞菌引起继发感染，是常见的化脓性感染菌。本菌在自然界分布广泛，土壤、空气、水以及人和动物皮肤、肠道、呼吸道均存在，可通过生产各个环节污染药品。因此，除口服给药外的其他剂型的药品均规定不得检出铜绿假单胞菌。

（1）供试液制备及增菌培养：取供试品，参照"微生物计数检查"制成1:10供试液，取相当于1 g或1 mL供试品的供试液，接种至适宜体积（经方法适用性试验确定）的胰酪大豆胨液体培养基中，混匀，30~35℃培养18~24 h。

（2）选择和分离培养：取上述预培养物划线接种至溴化十六烷基三甲铵琼脂培养基平板上，30~35℃培养18~72 h。取上述平板上生长的菌落进行氧化酶试验，或采用其他适宜方法进一步鉴定。

（3）氧化酶试验：将洁净滤纸片置于平皿内，用无菌玻璃棒蘸取上述平板上生长的菌落涂于滤纸片上，滴加新配制的1%二盐酸*N*,*N*-二甲基对苯二胺试液，在30 s内若培养物呈粉红色并逐渐变为紫红色为氧化酶试验阳性，否则为阴性。氧化酶试验注意事项：试验菌落（菌苔）必须新鲜，陈旧培养物反应不可靠；试验避免与铁、镍等金属接触，不可用普通接种针（环）（铂金材料除外）挑取菌落（菌苔），否则易出现假阳性，宜用玻璃棒或木棒；试剂宜新鲜配制，放置过久则二盐酸*N*,*N*-二甲基对苯二胺氧化变色，不可用；反应需在有氧条件下进行，勿滴加试剂过多，以免浸泡培养物使之与空气隔绝，造成假阴性反应；麦康凯琼脂、SS琼脂培养基等含糖培养基上的菌落不适于做氧化酶试验，因为糖分解产酸，抑制氧化酶活性。

（4）结果判断：若溴化十六烷基三甲铵琼脂培养基平板上有菌落生长，且氧化酶试验阳性，应进行适宜的鉴定试验，确证是否为铜绿假单胞菌；若平板上没有菌落生长，或虽有菌落生长但鉴定结果为阴性，或氧化酶试验为阴性，判供试品未检出铜绿假单胞菌。

5. 金黄色葡萄球菌（*Staphylococcus aureus*） 金黄色葡萄球菌为葡萄球菌属中的一种，空气、土壤、水和日常用具及人的皮肤、鼻咽腔、痰液、鼻涕、毛囊等中常可发现，故在生产各环节中极易引入。金黄色葡萄球菌是葡萄球菌中致病力最强的一种,可经皮肤、黏膜侵入人体引起化脓性病变等局部及全身化脓性炎症,严重时可导致败血症。除口服给药外的其他剂型的药品均规定不得检出金黄色葡萄球菌。

(1) 供试液制备及增菌培养:取供试品,参照"微生物计数检查"制成 1:10 供试液,取相当于 1 g 或 1 mL 供试品的供试液,接种至适宜体积(经方法适用性试验确定)的胰酪大豆胨液体培养基中,混匀,30~35℃培养 18~24 h。

(2) 选择和分离培养:取上述预培养物划线接种于甘露醇氧化钠琼脂培养基平板上,30~35℃培养 18~72 h。

(3) 结果判断:若甘露醇氧化钠琼脂培养基平板上有黄色菌落或外周有黄色环的白色菌落生长,应进行分离、纯化及适宜的鉴定试验,确证是否是金黄色葡萄球菌;若平板上没有与上述形态特征相符或疑似的菌落生长,或虽有相符或疑似的菌落生长但鉴定结果为阴性,判供试品未检出金黄色葡萄球菌。

6. 梭菌(*Clostridium*)   梭菌为梭状芽孢杆菌属细菌,广泛分布于土壤及人、畜的粪便中。梭菌的芽孢对热抵抗力很强,湿热 100℃ 1 h、干热 150℃ 1 h 均能存活,在尘埃和土壤中可存活十余年。以根茎类植物为原料的药品常可受到本菌污染,并可经伤口感染,如在外用药中存在,特别是用于深部组织的药品污染梭菌,可导致破伤风病,死亡率很高。因此,阴道、尿道给药的中药制剂均不得检出梭菌。

(1) 供试液制备及热处理:取供试品,参照"微生物计数检查"制成 1:10 供试液,取相当于 1 g 或 1 mL 供试品的供试液 2 份,其中 1 份置 80℃保温 10 min 迅速冷却。

(2) 增菌、选择和分离培养:将上述 2 份供试液分别接种至适宜体积(经方法适用性试验确定)的梭菌增菌培养基中,置厌氧条件下 30~35℃培养 48 h。取上述每一培养物少量,分别涂抹接种于哥伦比亚琼脂培养基平板上,置厌氧条件下 30~35℃培养 48~72 h。

(3) 过氧化氢酶试验:取上述平板上生长的菌落,置洁净玻璃片上,滴加 3% 过氧化氢试液,若菌落表面有气泡产生,为过氧化氢酶试验阳性,否则为阴性。

(4) 结果判断:若哥伦比亚琼脂培养基平板上有厌氧杆菌生长(有或无芽孢),且过氧化氢酶试验阴性,应进一步进行适宜的鉴定试验,确证是否为梭菌;如哥伦比亚琼脂培养基平板上没厌氧杆菌生长,或虽有相符或疑似的菌落生长但鉴定结果为阴性,或过氧化氢酶试验为阳性,判供试品未检出梭菌。

7. 白色念珠菌(*Candida albicans*)   白色念珠菌是单细胞真菌,通常存在于正常人的口腔、上呼吸道、肠道及阴道,一般在正常机体中数量少,不引起疾病。当机体免疫功能或一般防御力下降或正常菌群相互制约作用失调时,本菌则大量繁殖并改变生长形式(芽生菌丝相),侵入细胞引起疾病。阴道、尿道给药制剂均不得检出白色念珠菌。

(1) 供试液制备及增菌培养:取供试品,参照"微生物计数检查"制成 1:10 供试液,取相当于 1 g 或 1 mL 供试品的供试液,接种至适宜体积(经方法适用性试验确定)的沙氏葡萄糖液体培养基中,混匀,30~35℃培养 3~5 天。

（2）选择和分离培养：取上述预培养物划线接种于沙氏葡萄糖琼脂培养基平板上，30~35℃培养24~48 h。

白色念珠菌在沙氏葡萄糖琼脂培养基上生长的菌落呈乳白色，偶见淡黄色，表面光滑，有浓重的酵母气味，培养时间稍久则菌落增大、颜色变深、质地变硬或有皱褶。挑取疑似菌落接种至念珠菌显色培养基平板上，培养24~48 h（必要时延长至72 h），或采用其他适宜方法进一步鉴定。

（3）结果判断：若沙氏葡萄糖琼脂培养基平板上有疑似菌落生长，且疑似菌在念珠菌显色培养基平板上生长的菌落呈阳性反应，应进一步进行适宜的鉴定试验，确证是否为白色念珠菌；若沙氏葡萄糖琼脂培养基平板上没有菌落生长，或有菌落生长但鉴定结果为阴性，或疑似菌在念珠菌显色培养基平板上生长的菌落呈阴性反应，判供试品未检出白色念珠菌。

第四节　中药饮片微生物限度检查法

《中国药典》（2020年版）新增了"中药饮片微生物限度检查法"（四部通则1108），专门用于检查中药材及中药饮片的微生物污染程度。检查项目包括需氧菌总数、霉菌和酵母菌总数、耐热菌总数、耐胆盐革兰氏阴性菌、大肠埃希菌、沙门菌。本法中的耐热菌系供试液置水浴（98~100℃）30 min处理后按需氧菌总数测定方法检出的微生物总称。

中药饮片微生物限度检查的试验环境应符合微生物限度检查的要求。检验全过程必须严格遵守无菌操作，防止再污染，防止污染的措施不得影响供试品中微生物的检出。洁净空气区域、工作台面及环境应定期进行监测。

一、微生物计数检查

（一）培养基适用性检查和方法适用性试验

中药饮片的微生物计数检查同样需要首先进行培养基适用性检查和方法适用性试验，试验方法和本章第二节大致相似。其中，中药饮片的供试液制备方法如下：取供试品，置适量的pH 7.0无菌氯化钠–蛋白胨缓冲液，或pH 7.2磷酸盐缓冲液，或胰酪大豆胨液体培养基中使成1:10供试液，充分振摇荡洗（不少于15 min）或用有隔均质袋处理，取其液体作为供试液。取上述1:10供试液适量，置水浴（98~100℃）30 min处理后，迅速冷却，作为耐热菌总数测定用供试液。分散力较差的供试品，可在稀释液中加入表面活性剂如0.1%（mL/mL）聚山梨酯80，使供试品分散均匀。若需要，调节供试液pH至6.0~8.0。然后用同一稀释液将供试液进一步10倍系列稀释。供试液从制备至加入检验用培养基，不得超过1 h。

（二）供试品检查

1. 抽样量和检验量　除另有规定外，参照"药材和饮片取样法"［《中国药典》（2020年版）四部通则0211］抽取试验样品，大包装饮片每批抽取100~500 g混匀，独立小包装饮片按装量抽取 100~500 g 的包装数。最终抽取的供检验用样品量,一般不得少于检验所需用量的 3 倍,即 1/3 供实验室分析用,另 1/3 供复核用,其余 1/3 留样保存。

除另有规定外,中药饮片的微生物计数检查,一般检验量为 25 g 或 25 mL。贵重品种或密度较小品种(如金银花、穿心莲、夏枯草)等可酌减,如 10 g 或 10 mL。

2. 检查方法　中药饮片供试品的需氧菌总数、霉菌和酵母菌总数及耐热菌总数测定一般采用平皿法,详见本章第二节。用胰酪大豆胨琼脂培养基测定需氧菌总数和耐热菌总数,用沙氏葡萄糖琼脂培养基测定霉菌和酵母菌总数。需氧菌总数是指胰酪大豆胨琼脂培养基上生长的总菌落数(包括真菌菌落数);霉菌和酵母菌总数是指沙氏葡萄糖琼脂培养基上生长的总菌落数(包括细菌菌落数),若因沙氏葡萄糖琼脂培养基上生长的细菌使霉菌和酵母菌的计数结果不符合微生物限度要求,可使用含抗生素(如氯霉素、庆大霉素)的沙氏葡萄糖琼脂培养基或其他选择性培养基(如玫瑰红钠琼脂培养基)进行霉菌和酵母菌总数测定。使用选择性培养基时,应进行培养基适用性检查。

3. 结果判断　参照本章第一节"微生物限度标准"和第二节"结果判断"部分。若供试品的需氧菌总数、霉菌和酵母菌总数、耐热菌总数、控制菌检查结果均符合该品种项下的规定,判供试品符合规定;若其中任何一项不符合该品种项下的规定,判供试品不符合规定。

二、控制菌检查

中药饮片的控制菌检查包括耐胆盐革兰氏阴性菌、大肠埃希菌、沙门菌。供试品检出控制菌或其他致病菌时,以一次检出结果为准,不再复试。

(一) 培养基适用性检查和方法适用性试验

中药饮片的控制菌检查中,只需要 4 种菌液,即金黄色葡萄球菌、铜绿假单胞菌、大肠埃希菌、沙门菌,菌液制备过程和适用性检查方法详见本章第三节。供试液制备方法详见本节"微生物计数检查"部分。

(二) 供试品检查

1. 耐胆盐革兰氏阴性菌

(1) 供试液制备及预培养:取供试品,用胰酪大豆胨液体培养基作为稀释剂制成 1:10 供试液(供试液的制备方法参照本节"微生物计数检查"),混匀,在 20~25 ℃培养,培养时间应使供试品中的细菌充分恢复但不增殖(约 2 h)。同时做阴性对照试验和阳性对照试验。

(2) 选择和分离培养:取相当于 0.1 g、0.01 g 和 0.001 g(或其他适宜的连续 3 级稀释液)供试品的预培养物或其稀释液,分别接种至适宜体积(经方法适用性试验确定)肠道菌增菌液体培养基中,供试液加入量不得超过培养基体积的 10%,30~35 ℃培养 24~48 h。上述每一培养物分别划线接种于紫红胆盐葡萄糖琼脂培养基平板上,30~35 ℃培养 18~24 h。

(3) 结果判断:若紫红胆盐葡萄糖琼脂培养基平板上有菌落生长,则对应培养管为阳性,否则为阴性。根据各培养管检查结果,从表 4-8 中查 1 g 或 1 mL 供试品中含有耐胆盐革兰氏阴性菌的可能菌数。

2. 大肠埃希菌

（1）供试液制备及增菌培养：取相当于 1 g 供试品的供试液，接种至适宜体积（经方法适用性试验确定）的胰酪大豆胨液体培养基中，供试液加入量不得超过培养基体积的 10%，混匀，30~35℃培养 18~24 h。

（2）选择和分离培养：取上述预培养物 1 mL 接种至 100 mL 麦康凯液体培养基中，42~44℃培养 24~48 h。取麦康凯液体培养物划线接种于麦康凯琼脂培养基平板上，30~35℃培养 18~72 h。

（3）结果判断：如麦康凯琼脂培养基平板上有菌落生长，应进行分离、纯化及适宜的鉴定试验，确证是否为大肠埃希菌；若麦康凯琼脂培养基平板上没有菌落生长，或有菌落生长但鉴定结果为阴性，判供试品未检出大肠埃希菌。

3. 沙门菌　方法详见本章第三节"供试品检查"中沙门菌的检查。

岗位对接 〉〉〉〉

片剂的微生物限度检查

情境：小张在一家药厂质量检验部门工作，他的任务是进行片剂的微生物限度检查。他在取样和检查过程中应该怎样做才能保证检查的准确性呢？

分析：① 首先抽样量至少应为检验用量 3 倍的供试品，一个批次样品检验时至少应从 2 个以上最小包装单位中取样。取样中和开启药品包装时要遵循无菌操作，以防微生物污染。② 检查过程应严格遵守《中国药典》（2020 年版）的操作流程，牢记保障药品质量安全的职业责任。③ 除了要进行微生物计数检查，还应该进行控制菌的检查。

课后练一练 〉〉〉〉

一、选择题

在线测试

二、简答题

1. 简述微生物限度检查法中平皿法的操作流程。
2. 简述微生物计数和控制菌检查中培养基的适用性检查有何不同。
3. 简述阴性对照试验与阳性对照试验的目的及操作。

三、案例分析

如果你是一家制药企业的质量检验人员,要对一批口服胶囊剂进行微生物限度检查,请问需要检查哪些项目? 分别应采用何种方法进行检验? 准备工作怎么做? 具体如何操作? 请写出检验全过程。

(卓微伟 王丽娟)

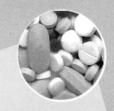

第五章
热原及细菌内毒素检查

>>>> 学习目标

- 掌握热原及细菌内毒素检查法的结果判断和意义。
- 熟悉热原及细菌内毒素检查法的操作步骤。
- 了解热原及细菌内毒素检查法的基本原理。

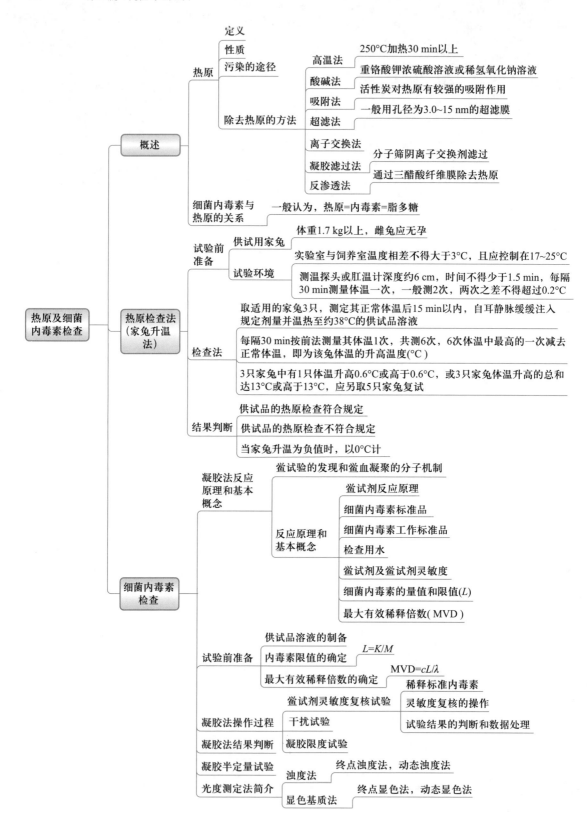

第一节　概　述

一、热原

热原从广义上讲,是指微量即能引起恒温动物体温异常升高的物质的总称。它包括细菌性热原、内源性高分子热原、内源性低分子热原及化学物质、异性蛋白等。本书中所指的"热原",主要是指细菌性热原,是某些细菌的代谢产物、细菌尸体及内毒素。目前,对于热原的本质仍存在争议,但普遍认为革兰氏阴性菌产生的内毒素是其主要来源。

含有热原的药物注入人体内后,大约半小时后就会产生发冷、寒战、体温升高、恶心、呕吐等不良反应,严重者出现昏迷虚脱,甚至有生命危险。大多数细菌都能产生热原,真菌、霉菌甚至病毒也能产生热原。因此,热原检查在注射剂质量分析中尤为重要。

(一) 热原的性质

1. 耐热性　热原在 60 ℃ 加热 1 h 不受影响,100 ℃ 加热也不分解,180~200 ℃ 干热 2 h、250 ℃ 干热 45 min 或 650 ℃ 干热 1 min 可彻底被破坏。值得注意的是,在通常注射剂灭菌的条件下,往往不足以破坏热原。

2. 滤过性　热原的体积很小,为 1~5 nm,常规滤器甚至微孔滤膜都不能截留,但可被活性炭吸附后被常规滤器除去。

3. 水溶性和不挥发性　热原中的脂多糖和蛋白质结构使其易溶于水,且不会随水蒸气挥发。

4. 其他　热原能被强酸、强碱如盐酸、氢氧化钠,强氧化剂如高锰酸钾、重铬酸钾浓硫酸溶液及过氧化氢等破坏,超声波和某些表面活性剂(如去氧胆酸钠)也能使热原失活。

(二) 热原污染的途径

1. 注射用水　注射用水是热原污染的主要来源。蒸馏水器结构不合理、操作不当以及注射用水贮藏时间过长均会带入热原。

2. 原辅料　尤其是经生物技术制备的药物和辅料,如右旋糖酐、水解蛋白或抗生素,葡萄糖、乳糖等易滋生微生物,引入热原。

3. 生产过程　车间环境差、操作时间过长、产品灭菌不及时或不合格等,使细菌污染机会增加,从而可能产生热原。

4. 容器、用具、管道及装置等　如未严格按照 GMP 要求认真清洗灭菌,易导致热原污染。

5. 注射器具　输液器具(输液瓶、乳胶管、针头和针筒)是不可忽视的污染源。

(三) 除去热原的方法

1. 高温法　注射用针筒或其他玻璃器皿在洗涤干燥后,经 250 ℃ 加热 30 min 可破坏热原。

2. 酸碱法　玻璃容器、用具还可经重铬酸钾浓硫酸溶液或稀氢氧化钠溶液处理,也可破坏热原。

3. 吸附法　活性炭对热原有较强的吸附作用,同时还有助滤脱色的作用,是常用的吸附剂。常用量为 0.1%~0.5%。此外,还可将活性炭与白陶土合用除去热原。

4. 超滤法　一般用孔径为 3~15 nm 的超滤膜除去热原。

5. 离子交换法　国内有用 #301 弱碱性阴离子交换树脂 10% 与 #122 弱酸性阳离子交换树脂 8% 成功除去丙种胎盘球蛋白注射液中热原的先例。

6. 凝胶滤过法　用分子筛阴离子交换剂(二乙氨基乙基葡聚糖凝胶 A–25)滤过可除去水中热原。

7. 反渗透法　通过三醋酸纤维膜除去热原,是近几年发展起来的方法。

二、细菌内毒素与热原的关系

内毒素(endotoxin)是微生物的代谢产物,是由磷脂、脂多糖和蛋白质组成的有机高分子复合物,其中脂多糖(lipopolysaccharide,LPS)是内毒素的主要成分,具有极强的致热活性。虽然不是所有已知的热原都具有内毒素结构(脂多糖),但所有已知的内毒素都具有热原活性,因此一般认为,热原 = 内毒素 = 脂多糖。

第二节　热原检查法

热原检查

目前,各国药典收载的热原检查法多为家兔升温法,属于体内检查法。该法检查热原的原理是基于家兔对于热原的反应与人基本相同。《中国药典》(2020 年版)中家兔升温法系将一定剂量的供试品经静脉注入家兔体内,在规定时间内,观察家兔体温升高的情况,以判定供试品中所含热原的限度是否符合规定。家兔的选择、饲养条件及规范操作均会影响试验结果的准确性。

一、试验前准备

1. 供试用家兔　供试用的家兔应健康合格,体重在 1.7 kg 以上(用于生物制品检查用的家兔体重为 1.7~3.0 kg),雌兔应无孕。预测体温前 7 日即应用同一饲料饲养,在此期间,体重应不减轻,精神、食欲、排泄等不得有异常现象。未曾用于热原检查的家兔,或供试品判定为符合规定但组内升温达 0.6℃的家兔,或 3 周内未曾使用的家兔,均应在检查供试品前 7 日内预测体温,进行挑选。挑选试验的条件与检查供试品时相同,仅不注射药液,每隔 30 min 测量体温 1 次,共测 8 次,8 次体温均在 38.0~39.6℃,且最高与最低体温相差不超过 0.4℃的家兔,方可供热原检查用。用于热原检查后的家兔,如供试品判定为符合规定,至少应休息 48 h 方可再供热原检查用,其中升温达 0.6℃的家兔应休息 2 周以上。对用于血液制品、抗毒素和其他同一抗原性供试品检测的家兔可在 5 天内重复使用 1 次。如供试品判定为不符合规定,则组内全部家兔不再使用。

2. 试验环境　热原检查前 1~2 日,供试用家兔应尽可能处于同一温度的环境中,实验室和饲养室的温度相差不得大于3℃,且应控制在17~25℃,在试验全部过程中,实验室温度变化不得大于3℃,应防止动物骚动并避免噪声干扰。家兔在试验前至少1 h开始停止给食并置于宽松适宜的装置中,直至试验完毕。测量家兔体温应使用精密度为±0.1℃的测温装置。测温探头或肛温计插入肛门的深度和时间各兔应相同,深度一般约6 cm,时间不得少于1.5 min,每隔30 min测量体温1次,一般测量2次,两次体温之差不得超过0.2℃,以此两次体温的平均值作为该兔的正常体温。当日使用的家兔,正常体温应在38.0~39.6℃,且同组各兔间正常体温之差不得超过1.0℃。与供试品接触的试验用器皿应无菌、无热原。去除热原通常采用干热灭菌法(250℃、30 min以上),也可用其他适宜的方法。

二、检查法

取适用的家兔3只,测定其正常体温后15 min以内,自耳静脉缓缓注入规定剂量并温热至约38℃的供试品溶液,然后每隔30 min按前法测量其体温1次,共测6次,以6次体温中最高的一次减去正常体温,即为该兔体温的升高温度(℃)。如3只家兔中有1只体温升高0.6℃或高于0.6℃,或3只家兔体温升高的总和达1.3℃或高于1.3℃,应另取5只家兔复试,检查方法同上。

三、结果判断

初试的3只家兔体温升高均低于0.6℃,并且3只家兔体温升高总和低于1.3℃;或在复试的5只家兔中,体温升高0.6℃或高于0.6℃的家兔不超过1只,并且初试、复试合并8只家兔的体温升高总和为3.5℃或低于3.5℃,均判定供试品的热原检查符合规定。

在初试的3只家兔中,体温升高0.6℃或高于0.6℃的家兔超过1只;或在复试的5只家兔中,体温升高0.6℃或高于0.6℃的家兔超过1只;或在初试、复试合并8只家兔的体温升高总和超过3.5℃,均判定供试品热原检查不符合规定。

当家兔升温为负值时,均以0℃计。

课堂讨论　▶▶▶

　　家兔体温测定时应注意哪些事项?

🐾 知识拓展

20世纪初,Seibert采用家兔动物模型证明了注射引起发热的物质来源于细菌,该物质对热稳定,可通过滤器。后来的研究人员采用其他动物模型对热原的发热反应进行研究,发现猴、犬、猫、马与家兔一样,和人类发热反应的本质相似,而大鼠、小鼠、豚鼠及小鸡对于热原的升温反应并不规律,也不可测。20世纪40年代,有学者发现,家兔的热调节机制不稳定,易受影响,常会出现假阳性,阴性反应的意义更重要。与家兔相反,犬具有稳定的热调节机制,当出现伴随腹泻或呕吐的阳性热原反应时,基本可确定为真实的热原反应。因此,犬的热原阳性反应比阴性反应更有意义。因此,结合家兔对热原的敏感性和犬对热原的不敏感性,家兔更适合于证明热原的不存在,而犬更适合于检测热原的存在。

第三节　细菌内毒素检查

细菌内毒素
检查

《中国药典》(2020 年版)采用鲎试剂法检查制剂中的细菌内毒素。鲎试剂法系指利用鲎试剂来检测或量化由革兰氏阴性菌产生的细菌内毒素,以判断供试品中细菌内毒素的限量是否符合规定的一种方法。细菌内毒素检查包括两种方法,即凝胶法和光度测定法,后者包括浊度法和显色基质法。供试品检查时,可使用其中任何一种方法进行试验。当测定结果有争议时,除另有规定外,以凝胶限度试验结果为准。本节详细介绍凝胶法。

一、凝胶法反应原理和基本概念

(一) 鲎试验的发现和鲎血凝聚的分子机制

1956 年,动物学家 Frederik Bang 博士在 Massachusetts 的海洋生物实验室里发现革兰氏阴性菌的粗制品能使鲎血细胞凝聚而死亡。之后他与 Jack Levin 合作,对引起鲎血凝集的机制进行了深入研究,以提纯的内毒素与鲎血细胞溶解物证明了鲎血凝聚机制是一种酶促反应。后经多位学者在分子水平对鲎血细胞溶解物(LAL)复杂成分进行研究,逐渐阐明参与鲎血细胞凝聚的成分是 C 因子、B 因子、G 因子、凝固酶原和凝固蛋白原,并详细研究了凝聚的发生机制。

1981 年,日本学者 Iwanaga 发现了通过 G 因子激活的鲎试剂激活旁路。真菌、酵母和藻类细胞壁中的多糖$(1,3)$-β-D- 葡聚糖可激活鲎试剂中的 G 因子,进而引发一系列凝聚的级联反应(图 5-1)。

🍃 知识拓展

人们对于内毒素的认识开始于 18 世纪末、19 世纪初,德国人 Richard Pfeiffer 发现热灭活的霍乱弧菌(vibrio cholerae)溶解物中含有一种能引起动物休克和死亡的毒性成分。为了区别于霍乱弧菌分泌的不耐热外毒素,将该热稳定的物质称为内毒素。Eugenio Centanni 则发现内毒素只存在于革兰氏阴性细菌的溶解物中,并具有热原性。

20 世纪 60 年代,随着分离和鉴定技术的逐步发展,德国学者发现,制备和纯化获得的不含蛋白质的高纯度脂多糖具有粗制内毒素的所有特性。后来,进一步将内毒素分离成水溶的多糖和三氯甲烷溶解的类脂(类脂 A)两部分,类脂 A 仍保持着完整内毒素分子的毒性、热原性和其他生物学特性。

过去一直认为细菌内毒素来源于革兰氏阴性菌,但最近发现了来源于革兰氏阴性菌但不具有内毒素毒性的脂多糖结构,并且在革兰氏阴性菌之外的其他菌中发现了内毒素或内毒素样分子结构。内毒素作为活性结构的观念也在发生着变化,目前认为所有内毒素均为脂多糖,但由于部分脂多糖不具有相关毒性特征,因此,并非所有的脂多糖都是内毒素。

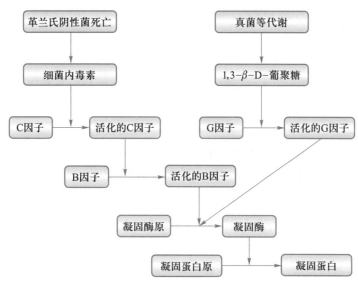

图 5-1 鲎血细胞凝聚反应机制示意图

(二)反应原理和基本概念

1. 鲎试剂反应原理 鲎血液及淋巴液中有一种有核的变形细胞,胞质内有大量的致密颗粒,内含凝固酶及凝固蛋白原。当内毒素与鲎变形细胞冻融后的溶解物(鲎试剂)接触时,可激活凝固酶原,继而使可溶性的凝固蛋白原变成凝固蛋白而使鲎变形细胞冻融物呈凝胶状态。

2. 细菌内毒素标准品 细菌内毒素的量用内毒素单位(EU)表示,1 EU 与 1 个内毒素国际单位(IU)相当。细菌内毒素国家标准品系自大肠埃希菌提取精制而成,用于标定、复核、仲裁鲎试剂灵敏度,标定细菌内毒素工作标准品的效价,干扰试验及检查法中编号 B 和 C 溶液的制备,凝胶法中鲎试剂灵敏度复核试验,光度测定法中标准曲线可靠性试验。

3. 细菌内毒素工作标准品 系以细菌内毒素国家标准品为基准标定其效价,每 1 ng 标准品效价应不小于 2 EU,不大于 50 EU,用于干扰试验及检查法中编号 B 和 C 溶液的制备、凝胶法中鲎试剂灵敏度复核试验、光度测定法中标准曲线可靠性试验。

4. 检查用水 细菌内毒素检查用水应符合灭菌注射用水标准,其内毒素含量小于 0.015 EU/mL(用于凝胶法)或 0.005 EU/mL(用于光度测定法),且对内毒素试验无干扰作用。

5. 鲎试剂及鲎试剂灵敏度 鲎试剂是从鲎的血液中提取出的冻干试剂,可以与细菌内毒素发生凝集反应。除了内毒素,鲎试剂还与某些 β- 葡聚糖反应,产生假阳性结果。如遇含有

β– 葡聚糖的样品,可使用去 G 因子鲎试剂或 G 因子反应抑制剂来排除鲎试剂与 β– 葡聚糖的反应。

在细菌内毒素检查规定的条件下,使鲎试剂产生凝集的内毒素的最低浓度即为鲎试剂的标示灵敏度,用 EU/mL 表示。

6. 细菌内毒素的量值和限值(L)　哺乳动物对内毒素具有一定的耐受力,当体内内毒素的量超过一定限度才会引起热原反应。在无法做到绝对不含内毒素的条件下,为了保证用药安全,《中国药典》(2020 年版)规定了相关药品的内毒素限值,用 L 表示,检查结果要求必须低于限值。

7. 最大有效稀释倍数(MVD)　最大有效稀释倍数是指在试验中供试品溶液被允许达到稀释的最大倍数(1 → MVD),在不超过此稀释倍数的浓度下进行内毒素限值的检测。

二、试验前准备

为防止试验操作过程中引入微生物和内毒素污染,试验所用的器皿需经处理,以去除可能存在的外源性内毒素。耐热器皿常用干热灭菌法(250℃、30 min 以上)去除,也可采用其他确证不干扰细菌内毒素检查的适宜方法。若使用塑料器具,如微孔板和与微量加样器配套的吸头等,应选用标明无内毒素并且对试验无干扰的器具。

(一) 供试品溶液的制备

某些供试品需进行复溶、稀释或在水性溶液中浸提制成供试品溶液。必要时,可调节被测溶液(或其稀释液)的 pH,一般供试品溶液和鲎试剂混合后溶液的 pH 在 6.0~8.0 为宜,可使用适宜的酸、碱溶液或缓冲液调节 pH。酸或碱溶液须用细菌内毒素检查用水在已去除内毒素的容器中配制。所用溶剂、酸碱溶液及缓冲液应不含内毒素和干扰因子。

(二) 内毒素限值的确定

药品、生物制品的细菌内毒素限值(L)一般按式(5–1)确定。

$$L=K/M \tag{式(5–1)}$$

式中,L 为供试品的细菌内毒素限值,一般以 EU/mL、EU/mg 或 EU/U(活性单位)表示;K 为人每千克体重每小时最大可接受的内毒素剂量,以 EU/(kg·h) 表示,注射剂 K=5 EU/(kg·h),放射性药品注射剂 K=2.5 EU/(kg·h),鞘内用注射剂 K=0.2 EU/(kg·h);M 为人用每千克体重每小时的最大供试品剂量,以 mL/(kg·h)、mg/(kg·h) 或 U/(kg·h) 表示,人均体重按 60 kg 计算,人体表面积按 1.62 m^2 计算。注射时间若不足 1 h,按 1 h 计算。供试品每平方米体表面积剂量乘以 0.027 即可转换为每千克体重剂量(M)。按人用剂量计算限值时,如遇特殊情况,可根据生产和临床用药实际情况做必要调整,但需说明理由。

(三) MVD 的确定

MVD 用式(5–2)来确定。

$$MVD = cL / \lambda \tag{式(5–2)}$$

式中,L 为供试品的细菌内毒素限值;c 为供试品溶液的浓度,当 L 以 EU/mg 或 EU/U 表示时,

c 的单位需为 mg/mL 或 U/mL，当 L 以 EU/mL 表示时，则 c 等于 1.0 mL/mL。如需计算在 MVD 时的供试品浓度，即最小有效稀释浓度，可使用公式 $c=\lambda/L$；λ 为在凝胶法中鲎试剂的标示灵敏度（EU/mL），或是在光度测定法中所使用的标准曲线上最低的内毒素浓度。

三、凝胶法操作过程

凝胶法系通过鲎试剂与内毒素产生凝集反应的原理进行限度检测或半定量检测内毒素的方法。

（一）鲎试剂灵敏度复核试验

在细菌内毒素检查规定的条件下，使鲎试剂产生凝集的内毒素的最低浓度即为鲎试剂的标示灵敏度，用 EU/mL 表示。当使用新批号的鲎试剂或试验条件发生了任何可能影响检验结果的改变时，应进行鲎试剂灵敏度复核试验。

1. 稀释标准内毒素 根据鲎试剂灵敏度的标示值（λ），将细菌内毒素国家标准品或细菌内毒素工作标准品用细菌内毒素检查用水溶解，在旋涡混合器上混匀 15 min，然后制成 2λ、λ、0.5λ 和 0.25λ 4 个浓度的内毒素标准溶液，每稀释一步均应在旋涡混合器上混匀 30 s 或参照标准品说明书中要求的混匀时间进行操作。

2. 灵敏度复核的操作 取不同浓度的内毒素标准溶液，分别与等体积（如 0.1 mL）的鲎试剂溶液混合，每一个内毒素浓度平行做 4 管；另外取 2 管加入等体积的细菌内毒素检查用水作为阴性对照。将试管中溶液轻轻混匀后，封闭管口，垂直放入 37℃ ±1℃的恒温器中，保温 60 min ± 2 min。将试管从恒温器中轻轻取出，缓缓倒转 180°，若管内形成凝胶，并且凝胶不变形、不从管壁滑脱为阳性；未形成凝胶或形成的凝胶不坚实、变形并从管壁滑脱者为阴性。保温和拿取试管过程应避免受到振动，造成假阴性结果。

3. 试验结果的判断和数据处理 当最大浓度 2λ 管均为阳性，最低浓度 0.25λ 管均为阴性，阴性对照管为阴性时，试验方为有效。按式（5-3）计算反应终点浓度的几何平均值，即为鲎试剂灵敏度的测定值（λ_c）。

$$\lambda_c=\text{antilg}\left(\Sigma X/n\right) \qquad 式（5-3）$$

式中，X 为反应终点浓度的对数值（lg）。反应终点浓度是指系列递减的内毒素浓度中最后一个呈阳性结果的浓度；n 为每个浓度的平行管数。当 λ_c 在 $0.5\sim2\lambda$（包括 0.5λ 和 2λ）时，方可用于细菌内毒素检查，并以标示灵敏度 λ 为该批鲎试剂的灵敏度。

（二）干扰试验

在内毒素检查中如有干扰情况出现，需进行干扰试验的验证。一些药品对鲎试剂的凝集反应可能有抑制或者增强作用，分别使试验结果出现假阴性或假阳性，故在检查前首先需验证样品是否对试验有干扰作用；新药内毒素检查前，或无内毒素检查项的品种建立内毒素检查法，鲎试剂、供试品处方、生产工艺改变或试验环境中发生任何可能影响试验结果的变化，都需进行干扰试验或重新进行干扰试验。

按表 5-1 制备溶液 A、B、C 和 D，使用的供试品溶液应为未检验出内毒素且不超过 MVD

的溶液,按鲎试剂灵敏度复核试验项下操作。

表 5-1 凝胶法干扰试验溶液的制备

编号	内毒素浓度 / 被加入内毒素的溶液	稀释用液	稀释倍数 / 倍	所含内毒素的浓度	平行管数 / 支
A	无 / 供试品溶液	—	—	—	2
B	2λ/ 供试品溶液	供试品溶液	1 2 4 8	2λ λ 0.5λ 0.25λ	4 4 4 4
C	2λ/ 检查用水	检查用水	1 2 4 8	2λ λ 0.5λ 0.25λ	2 2 2 2
D	无 / 检查用水	—	—	—	2

注:A 为供试品溶液;B 为干扰试剂系列;C 为鲎试剂标示灵敏度的对照系列;D 为阴性对照。

只有当溶液 A 和阴性对照溶液 D 的所有平行管都为阴性,并且系列溶液 C 的结果符合鲎试剂灵敏度复核试验要求时,试验方为有效。当系列溶液 B 的结果符合鲎试剂灵敏度复核试验要求时,认为供试品在该浓度下无干扰作用。其他情况则认为供试品在该浓度下存在干扰作用。若供试品溶液在小于 MVD 的稀释倍数下对试验有干扰,应将供试品溶液进行不超过 MVD 的进一步稀释,再重复干扰试验。

可通过对供试品进行更大倍数的稀释或通过其他适宜的方法(如过滤、中和、透析或加热处理等)排除干扰。为确保所选择的处理方法能有效地排除干扰且不会使内毒素失去活性,要使用预先添加了标准内毒素再经过处理的供试品溶液进行干扰试验。

(三)凝胶限度试验

按表 5-2 制备溶液 A、B、C 和 D。使用稀释倍数不超过 MVD 并且已经排除干扰的供试品溶液来制备溶液 A 和 B。按鲎试剂灵敏度复核试验项下操作。

表 5-2 凝胶限度试验溶液的制备

编号	内毒素浓度 / 被加入内毒素的溶液	平行管数 / 支
A	无 / 供试品溶液	2
B	2λ/ 供试品溶液	2
C	2λ/ 检查用水	2
D	无 / 检查用水	2

注:A 为供试品溶液;B 为供试品阳性对照;C 为阳性对照;D 为阴性对照。

四、凝胶法结果判断

保温 60 min ± 2 min 后观察结果。若阴性对照溶液 D 的平行管均为阴性,供试品阳性对照溶液 B 的平行管均为阳性,阳性对照溶液 C 的平行管均为阳性,则试验有效。

若溶液 A 的 2 支平行管均为阴性,判定供试品符合规定。若溶液 A 的 2 支平行管均为阳性,判定供试品不符合规定。若溶液 A 的 2 支平行管中的一管为阳性,另一管为阴性,需进行复试。复试时溶液 A 需做 4 支平行管,若所有平行管均为阴性,判定供试品符合规定,否则判定供试品不符合规定。若供试品的稀释倍数小于 MVD 而溶液 A 出现不符合规定,需将供试品稀释至 MVD 重新试验,再对结果进行判断。

五、凝胶半定量试验

本方法系通过确定反应终点浓度来量化供试品中内毒素的含量。按表 5-3 制备溶液 A、B、C 和 D。按鲎试剂灵敏度复核试验项下操作。

表 5-3　凝胶半定量试验溶液的制备

编号	内毒素浓度 / 被加入内毒素的溶液	稀释用液	稀释倍数 / 倍	所含内毒素的浓度	平行管数 / 支
A	无 / 供试品溶液	检查用水	1	—	2
			2	—	2
			4	—	2
			8	—	2
B	2λ / 供试品溶液	供试品溶液	1	2λ	2
C	2λ / 检查用水	检查用水	1	2λ	2
			2	λ	2
			4	0.5λ	2
			8	0.25λ	2
D	无 / 检查用水	—	—	—	2

注:A 为不超过 MVD 并且通过干扰试验的供试品溶液,从通过干扰试验的稀释倍数开始用检查用水稀释至 1 倍、2 倍、4 倍和 8 倍,最后的稀释倍数不得超过 MVD;B 为 2λ 浓度标准内毒素的溶液 A(供试品阳性对照);C 为鲎试剂标示灵敏度的对照系列;D 为阴性对照。

结果判断:若阴性对照溶液 D 的平行管均为阴性,供试品阳性对照溶液 B 的平行管均为阳性,系列溶液 C 的反应终点浓度的几何平均值在 $0.5\sim2\lambda$,则试验有效。

系列溶液 A 中每一系列的终点稀释倍数乘以 λ,为每个系列的反应终点浓度。如果检验的是经稀释的供试品,则将终点浓度乘以供试品进行半定量试验的初始稀释倍数,即得到每一系列内毒素浓度 c。若每一系列内毒素浓度均小于规定的限值,判定供试品符合规定。每一系列内毒素浓度的几何平均值即为供试品溶液的内毒素浓度[按公式 $c_E = \text{antilg}(\Sigma c/2)$]。

若试验中供试品溶液的所有平行管均为阴性,应记为内毒素浓度小于 λ(如果检验的是稀释过的供试品,则记为小于 λ 乘以供试品进行半定量试验的初始稀释倍数)。

若有任何系列内毒素浓度不小于规定的限值,则判定供试品不符合规定。当供试品溶液的所有平行管均为阳性时,可记为内毒素的浓度大于或等于最大的稀释倍数乘以 λ。

六、光度测定法简介

光度测定法分为浊度法和显色基质法。

浊度法是利用检测鲎试剂与内毒素反应过程中的浊度变化来测定内毒素含量的方法。根据检测原理,可分为终点浊度法和动态浊度法。终点浊度法是依据反应混合物中的内毒素浓度和其在孵育终止时的浊度(吸光度或透光率)之间存在的量化关系来测定内毒素含量的方法。动态浊度法是检测反应混合物的浊度到达某一预先设定的吸光度或透光率所需要的反应时间,或是检测浊度增加速度的方法。

显色基质法是利用检测鲎试剂与内毒素反应过程中产生的凝固酶使特定底物释放出呈色团的多少而测定内毒素含量的方法。根据检测原理,分为终点显色法和动态显色法。终点显色法是依据反应混合物中内毒素浓度和其在孵育终止时释放出的呈色团的量之间存在的量化关系来测定内毒素含量的方法。动态显色法是检测反应混合物的吸光度或透光率达到某一预先设定的检测值所需要的反应时间,或检测值增加速度的方法。

光度测定试验需在特定的仪器中进行,温度一般为 37℃ ±1℃。供试品和鲎试剂的加样量、供试品和鲎试剂的比例及保温时间等,参照所用仪器和试剂的有关说明进行。为保证浊度和显色试验的有效性,应预先进行标准曲线的可靠性试验及供试品的干扰试验。

(一) 标准曲线的可靠性试验

当使用新批号的鲎试剂或试验条件有任何可能会影响检验结果的改变时,需进行标准曲线的可靠性试验。

用标准内毒素制成溶液,制成至少 3 个浓度的稀释液(相邻浓度间稀释倍数不得大于 10),最低浓度不得低于所用鲎试剂的标示检测限。每一稀释步骤的混匀时间同凝胶法,每一浓度至少做 3 支平行管。同时要求做 2 支阴性对照,当阴性对照的吸光度或透光率小于标准曲线最低点的检测值或反应时间大于标准曲线最低点的反应时间时,将全部数据进行线性回归分析。根据线性回归分析,标准曲线的相关系数(r)的绝对值大于或等于 0.980,试验方为有效。否则须重新试验。

(二) 干扰试验

选择标准曲线中点或一个靠近中点的内毒素浓度(设为 λ_m),作为供试品干扰试验中添加的内毒素浓度。按表 5-4 制备溶液 A、B、C 和 D。

表5-4　光度测定法干扰试验溶液的制备

编号	内毒素浓度	被加入内毒素的溶液	平行管数/支
A	无	供试品溶液	至少2
B	标准曲线的中点(或附近点)的浓度(设为 λ_m)	供试品溶液	2
C	至少3个浓度 (最低一点设定为 λ)	检查用水	每一浓度至少2
D	无	检查用水	至少2

注:A 为稀释倍数不超过 MVD 的供试品溶液;B 为加入了标准曲线中点或靠近中点的一个已知浓度内毒素的,且与溶液 A 有相同稀释倍数的供试品溶液;C 为如"标准曲线的可靠性试验"项下描述的,用于制备标准曲线的标准内毒素溶液; D 为阴性对照。

按所得线性回归方程分别计算出供试品溶液和含标准内毒素的供试品溶液的内毒素含量 C_t 和 C_s,再按式(5-4)计算该试验条件下的回收率(R)。

$$R=(C_s-C_t)/\lambda_m \times 100\% \qquad\qquad 式(5-4)$$

当内毒素的回收率在 50%~200%,则认为在此试验条件下供试品溶液不存在干扰作用。当内毒素的回收率不在指定的范围内时,须按凝胶法干扰试验中的方法去除干扰因素,并重复干扰试验来验证处理的有效性。当鲎试剂和供试品的来源、处方、生产工艺改变或试验环境中发生任何有可能影响试验结果的变化时,须重新进行干扰试验。

(三) 检查方法

按光度测定法干扰试验中的操作步骤进行检测。

使用系列溶液 C 生成的标准曲线来计算溶液 A 的每一支平行管的内毒素浓度。

试验符合以下 3 个条件方为有效。

(1) 系列溶液 C 的结果要符合"标准曲线的可靠性试验"中的要求。

(2) 用溶液 B 中的内毒素浓度减去溶液 A 中的内毒素浓度后,计算出的内毒素的回收率要在 50%~200%。

(3) 阴性对照的检测值小于标准曲线最低点的检测值或反应时间大于标准曲线最低点的反应时间。

(四) 结果判断

若供试品溶液所有平行管的平均内毒素浓度乘以稀释倍数后,小于规定的内毒素限值,判定供试品符合规定。若大于或等于规定的内毒素限值,判定供试品不符合规定。

注:本检查法中,"管"的意思包括其他任何反应容器,如微孔板中的孔。

岗位对接 》》》》

注射剂的细菌内毒素检查

情境:小张在一家药厂质量检验部门工作,他的任务是对注射剂(规格:500 mL)进行细菌内毒素检查。他采用了凝胶法检查。在试验操作之前应做哪些准备工作？

　　分析：《中国药典》（2020年版）规定，注射剂必须进行细菌内毒素检查。凝胶法首先需确定供试品细菌内毒素限值（L）和最大有效稀释倍数（MVD）。

　　1. 确定检品的 L：$L=K/M$。

　　2. 计算检品的 MVD：$MVD=cL/\lambda$。

课后练一练 〉〉〉〉

一、选择题

在线测试

二、简答题

1. 简述家兔升温法的结果判断方法。
2. 简述凝胶法中内毒素限值的含义和确定方式。

（姚欣悦）

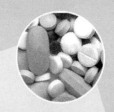

第六章

异常毒性检查

>>>> 学习目标

- 掌握异常毒性检查法的概念。
- 熟悉异常毒性检查的原理。
- 了解异常毒性检查的方法。

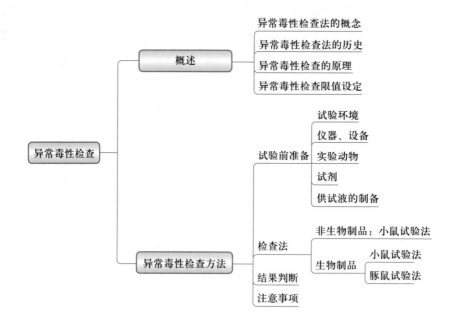

第一节　概　　述

一、异常毒性检查法的概念

异常毒性检查法（test for undue toxicity）系给予动物一定剂量的供试品溶液,在规定时间内观察动物出现的异常反应或死亡情况,以检查供试品中是否污染外源性毒性物质及是否存在意外的不安全因素。异常毒性有别于药物本身所具有的毒性特征,是指由生产过程中引入或其他原因所致的毒性。

目前,我国的药品检验是按照《中国药典》（2020年版）标准来执行的。该药典中规定的安全性检查有无菌、微生物限度、热原、细菌内毒素、异常毒性、降压物质、过敏等检查项目,其中,异常毒性检查法是检查药品在生产制造、制剂过程中引入外来异物或药物降解产生的不正常毒性反应的试验方法。

从异常毒性检查法的目的来说,检查的是药物的生产工艺水平,而不是检查药物本身的毒性。从异常毒性剂量限值的设置来看,一般在药物本身的安全剂量范围内。

二、异常毒性检查法的历史

《中国药典》（1977年版）收载安全试验法,1985年版开始将安全试验法更名为异常毒性检查法。《美国药典》1960年Ⅺ版开始收载异常毒性检查法。随着制药工业的发展与进步,注射剂污染外源性毒性物质及存在意外不安全因素的可能性逐渐减少,加之一些国家和地区的动物保护呼声不断提高,目前除《中国药典》外,仍收载异常毒性检查法的主要药典仅有《欧洲药典》和《英国药典》。《日本药局方》方法通则中没有收载,仅在品种标准中有类似规定。随着药品纯度的提高,凡是有准确的化学和物理方法或细胞学方法能取代动物试验进行药品质量检测的,原则上均应尽量采用,以减少动物试验。故近几版《中国药典》设置异常毒性检查项的品种数量,并未随注射剂品种收载数量的增加而大幅增加。

由于《中国药典》收载的注射剂品种中尚有使用原料来自动、植物或微生物发酵液提取物的,组分结构不明确或有可能污染毒性杂质并缺乏有效理化分析方法的品种(如中药注射剂、生化药物、生物制品注射剂等),所以为了保证用药安全,仍需保留异常毒性检查法和这类注射剂的异常毒性检查项。《中国药典》(2020 年版)一部中药收载 6 个异常毒性检查品种;二部化学药收载 60 个异常毒性检查品种(59 个为静脉注射,1 个为皮下注射),涉及 19 个原料药;三部生物制品收载 99 个异常毒性检查品种。

随着我国制药企业和医疗器械生产企业生产工艺水平的进一步提高,异常毒性检查法会逐渐退出药典和国家标准的舞台,完成它的历史使命。

三、异常毒性检查的原理

异常毒性检查的给药剂量均小于经实验研究制定的该药物本身毒性的最低致死量。供试品以规定剂量和给药途径注入动物体内,不应造成动物死亡,也不应影响动物的健康状态或其体重的正常增长(指生物制品);观察期内如果出现动物死亡,显示不健康状态、体重未能正常增长(指生物制品)则表明供试品中存在超量的外源性毒性物质及意外的不安全因素,提示临床应用时可能发生急性不良反应。

四、异常毒性检查限值设定

设定限值前,要研究参考文献数据,并经单次静脉注射给药来确定该注射剂的急性毒性数据(LD_{50} 或 LD_1 及其置信限)。有条件时,由多个实验室或多种来源动物实验求得 LD_{50},或 LD_1 数据。注射速度为 0.1 mL/s,观察时间为 72 h。如使用其他动物、改变给药途径和次数或延长观察时间和指标,应进行相应动物、给药方法、观察指标、观察时间的急性毒性试验。

设定限值,异常毒性检查的限值应低于该注射剂本身毒性的最低致死剂量,考虑到实验室间差异、动物反应差异和制剂的差异,建议限值至少应小于 LD_1 置信下限的 1/3(建议采用 1/3~1/6)。如难以计算最低致死量,可采用小于 LD_{50} 置信下限的 1/4(建议采用 1/4~1/8)。如半数致死量与临床体重剂量之比小于 20,可采用 LD_{50} 置信下限的 1/4 或 LD_1 置信下限的 1/3。

如对动物、给药途径和给药次数、观察指标和时间等方法和限值有特殊要求,应在品种项下另作规定。

第二节　异常毒性检查方法

异常毒性检查

《中国药典》(2020 年版)四部规定,非生物制品异常毒性试验采用小鼠试验法,生物制品异常毒性试验可采用小鼠试验法或豚鼠试验法。以动物死亡、显示不健康状态或体重未能正常增长(指生物制品)为指标,判定供试品中是否存在超量的外源性毒性物质及意外的不安全因素。

静脉用注射剂、特殊途径的注射剂(如椎管内、腹腔、眼内等注射剂)和肌内注射剂,当其使用的原料来自动、植物或微生物发酵液提取物或组分结构不明确或有可能污染毒性杂质并缺乏有效理化分析方法时,通常应设异常毒性检查项。

但本法也存在局限性,如需要有合格的动物试验设施,购买、饲养健康合格小鼠或豚鼠,试验成本较高,试验需要经历动物检疫期与试验观察期,所用时间较长;小鼠或豚鼠与人之间存在一定种属差异。

一、试验前准备

(一) 试验环境

《中国药典》(2020 年版)没有明确规定药品异常毒性检查所在环境的洁净度等级,但检查环境应保持清洁、整齐,定期进行消毒。

(二) 仪器、设备

1. 仪器 注射器(1 mL 以下,精度 0.01 mL)、注射针头、秒表、棉球、大称量瓶、吸管、移液管、小烧杯、试管等。

2. 设备 高压蒸汽灭菌器、天平(精度 0.01 mg、0.5 mg、0.1 g)、小鼠、豚鼠固定器和支架。

(三) 实验动物

实验动物应健康合格,在试验前及试验的观察期内,均应按正常饲养条件饲养。做过本试验的动物不得重复使用。

(四) 试剂

75% 乙醇、灭菌注射用水、氯化钠注射液或其他规定的溶剂。

(五) 供试液的制备

按品种项下规定的浓度制成供试品溶液。临用前,供试品溶液应平衡至室温。

二、检查法

1. 非生物制品 非生物制品采用小鼠试验法。除另有规定外,取小鼠 5 只,注射前每只小鼠称重,应为 18~22 g。每只小鼠静脉注射供试品溶液 0.5 mL,一般应在 4~5 s 内匀速注射完毕,规定缓慢注射的品种可延长至 30 s。注射后,观察小鼠死亡情况。

2. 生物制品 除另有规定外,异常毒性试验应包括小鼠试验法和豚鼠试验法。试验中应设同批动物空白对照,观察期内,动物全部健存,且无异常反应,到期时每只动物体重增加,则判定试验成立。按照规定的给药途径缓慢注入动物体内。

(1) 小鼠试验法:除另有规定外,取小鼠 5 只,注射前每只小鼠称重,应为 18~22 g。每只小鼠腹腔注射供试品溶液 0.5 mL,观察 7 天。

（2）豚鼠试验法：除另有规定外，取豚鼠 2 只，注射前每只豚鼠称重，应在 250~350 g。每只豚鼠腹腔注射供试品溶液 5.0 mL，观察 7 天。

三、结果判断

（一）非生物制品

对于《中国药典》(2020 年版)收载的非生物制品，除另有规定外，全部小鼠在给药后 48 h 内不得有死亡；如有死亡，应另取体重 19~21 g 的小鼠 10 只复试，判定标准同前；《中国药典》(2020 年版)二部仅有 2 个品种例外：一是玻璃酸酶，结果判断为 48 h 内不得发生皮下组织坏死或死亡现象，如有一只小鼠发生组织坏死或死亡，应按上述方法复试，全部小鼠在 48 h 内不得有组织坏死或死亡现象；二是右旋糖酐铁注射液，采用 10 只小鼠，体重为 18~22 g，5 天内死亡不得超过 3 只，否则需另取小鼠 20 只，重复试验，合并 2 次试验结果，小鼠死亡总数不得超过 10 只。

（二）生物制品

对于《中国药典》(2020 年版)收载的生物制品，四部通则 1141 规定，除另有规定外，观察期内，小鼠（豚鼠）应全部健存，且无异常反应，到期时每只小鼠（豚鼠）体重应增加，符合上述要求的判定供试品符合规定。如不符合上述要求，应另取体重 19~21 g 的小鼠 10 只（豚鼠 4 只）复试一次，判定标准同前。

给药后，在规定时间内引起死亡以外任何反应的情况，均不属于异常毒性检查范围，不作为判断结果的依据。

课堂讨论 ▶▶▶

硫酸鱼精蛋白注射液进行异常毒性检查时，应选择哪种方法？如果实验动物出现死亡，应如何判定结果？

四、注意事项

（一）试验环境

开展异常毒性检查的实验室应具有实验动物使用许可证。准备及进行静脉注射、腹腔注射时，实验室应有足够的照明度。

（二）动物要求

用于异常毒性检查的动物应购自具有实验动物生产许可证的供应商，并且每批实验动物均具有质量合格证。应对异常毒性检查用动物及笼具进行标记或标识，称重并记录每只动物体重。

动物所使用的垫料，经灭菌处理后方可使用；动物应饲喂具有实验动物生产许可证供应商提供的合格饲料;动物所饮用的水,应符合相应等级实验动物的饮用水标准。

（三）器具

直接接触供试品的器具(称量、溶解、稀释、注射用器具等)应无菌、无热原,或采用适宜有效的方法除菌、除热原。称量器具,溶解、稀释用容量瓶及刻度吸管等,应按规定进行计量检定或校准,满足试验要求。

静脉注射时,选择的针头规格应与动物静脉粗细相适应,注射器规格和精度应与给药体积相适应。

（四）供试品溶液

注射前将供试品溶液的温度平衡至室温;已开启或配制完成的供试品溶液应避免污染,并在 30 min 内注射给药;需要使用而品种项下未写明溶解或稀释用溶剂名称和浓度时,溶剂可选择无热原灭菌注射用水或无菌、无热原的 0.9% 氯化钠溶液。

（五）实验动物数量

1. 初试动物数量　非生物制品试验中,初试小鼠只数通常为 5 只;《中国药典》(2020 年版)仅有 1 个品种例外,二部中右旋糖酐铁注射液初试小鼠只数为 10 只。

2. 复试动物数量　非生物制品试验中,复试小鼠只数通常为 10 只;《中国药典》(2020 年版)仅有 2 个品种例外,二部中玻璃酸酶复试小鼠只数为 5 只,右旋糖酐铁注射液复试小鼠只数为 20 只。

（六）给药

1. 给药途径　非生物制品试验中,小鼠通常为静脉注射给药;《中国药典》(2020 年版)仅有 2 个品种例外,一部中止喘灵注射液为腹腔注射给药,二部中玻璃酸酶为皮下注射给药。

2. 给药体积　非生物制品试验中,小鼠通常按 0.5 mL 供试品溶液注射给药;《中国药典》(2020 年版)仅有 1 个品种例外,二部中玻璃酸酶为 0.25 mL 供试品溶液皮下注射给药。

3. 注射给药

(1) 应对安瓿颈部、针头穿刺的瓶塞等部位进行消毒。静脉注射的部位最好从远心端开始选择。注射前应使用乙醇棉球对动物静脉注射、腹腔注射或皮下注射部位进行消毒,待乙醇挥发后,再开始注射。

(2) 静脉注射时,针头应斜面向上,进入静脉后再向前插入适宜距离,以免注射时药液渗漏。腹腔注射可由小鼠(或豚鼠)腹部左侧皮下刺入,使针头在皮下平行穿刺 3~5 mm 再刺入小鼠(或豚鼠)腹腔,针头插入腹腔后,应回抽,表明无回血时再注射供试品溶液。皮下注射可采用小鼠(或豚鼠)腹部或背部皮下注射法:腹部注射于腹部左侧皮下刺入,并使针头在皮下平行通过腹部中线后,注入供试品溶液;背部注射于背部皮下刺入,使针头向内进入,注入供试品溶液。

(3) 应按品种项下规定的时间或速度,将规定剂量的供试品溶液全部注入动物静脉、腹腔或皮下,如未能全部注入,应使用符合要求的备用小鼠重新注射规定剂量的供试品溶液。

(4) 注射结束时,应缓慢拔针,避免注入的供试品溶液外溢;需要时,用消毒棉球轻压、止血。

（七）观察记录

（1）观察和记录注射给药后动物的反应，直至整个试验结束。

（2）非生物制品试验中，小鼠观察时间通常为 48 h；《中国药典》(2020 年版)仅有 2 个品种例外，二部中盐酸平阳霉素观察时间为 7 天，硫酸链霉素观察时间为 24 h。

岗位对接 》》》》

玻璃酸酶的异常毒性检查

情境：小李在一家药厂质量检验部门工作，他的任务是对玻璃酸酶进行异常毒性检查。他选择了豚鼠试验法，并对豚鼠静脉注射给药 0.5 mL。

小李选择的方法是否正确？存在哪些问题？

分析：《中国药典》(2020 年版)规定，玻璃酸酶异常毒性检查应选择小鼠试验法。同时规定非生物制品试验中，小鼠通常为静脉注射给药，但玻璃酸酶的试验要选择皮下注射给药，且给药量为 0.25 mL。小李应当认真学习，所有操作过程必须严格遵守《中国药典》(2020 年版)的操作步骤，以保证试验结果的准确可靠。

课后练一练 》》》》

一、选择题

在线测试

二、简答题

1. 简述小鼠试验法检查生物制品异常毒性的原理和过程。

2. 药品异常毒性检查对试验用动物有何要求？

3. 如何判断生物制品异常毒性检查的试验结果？

三、案例分析

2015 年 4 月 24 日，原国家食品药品监督管理总局发出关于江苏某药业集团股份有限公司某中药注射液质量问题的通告。为保障公众用药安全，要求问题药品全部召回，并销毁；彻查药品质量问题原因，针对查明的原因进行整改，在未查明原因、未整改到位之前不得恢复生产，恢复生产需报总局备案；对企业存在的违法违规行为依法立案查处。试分析之。

（张　勇）

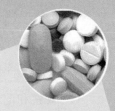

第七章

其他生物检查法

>>>> 学习目标

- 掌握降压物质、升压物质、组胺、过敏反应及溶血与凝聚的概念和基本原理。
- 熟悉各检查法对实验动物的要求、操作过程及结果判断。
- 了解各检查法的注意事项。

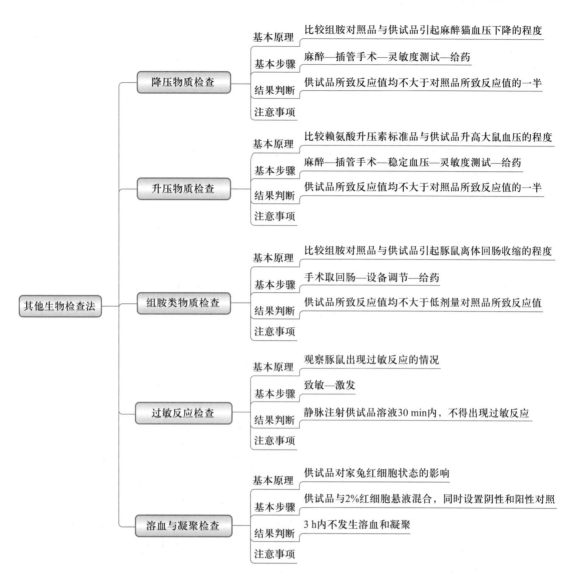

《中国药典》(2020 年版)收录的生物检查法包含有升压和降压物质检查法、过敏反应检查法、溶血与凝聚检查法等,这些检查方法属于药品安全性检查,常采用实验动物学方法,常用动物有猫、兔、小鼠和豚鼠等。

第一节　降压物质检查

降压物质系指某些药品中含有能导致降血压的杂质,包括组胺、类组胺或其他导致血压降低的物质。

以动物脏器或组织等为原料的生化药品或由微生物发酵提取的抗生素产品易形成组胺,以组胺为代表的胺类可使血管扩张、毛细血管渗透性增强、血压下降及血管以外其他平滑肌收缩,注入体内后能导致人、犬、猫或猴的血压下降。临床上注射污染有此

降压物质
检查

类降压物质的药液后,可产生面部潮红、心搏加速和血压下降等不良反应。因此,除了从生产工艺上采取有效措施(如用白陶土吸附)以减少可能的污染外,在药品检查中还要进行降压物质检查并控制其限度。

一、基本原理

本法系比较组胺对照品(S)与供试品(T)引起麻醉猫血压下降的程度,以判定供试品中所含降压物质的限度是否符合规定。

二、基本步骤

(一) 试验前准备

1. 设备

(1) 天平:精度为 0.01 mg 或 0.1 mg 的天平(对照品或供试品称量用);精度为 1 mg 的天平(试剂称量用);精度为 100 g 的天平(动物称重用)。

(2) 血压记录装置:记录仪、汞柱血压计、压力传感器或多导生理记录仪。

2. 器材　(恒温)手术台、注射器、吸管、移液管、容量瓶、带塞小瓶、安瓿、测量尺、三通开关、脱脂棉、线、绳、纱布;手术器械(剪毛剪、手术剪、眼科剪、眼科直镊、眼科弯镊、止血钳、手术刀、手术镊、气管插管、动脉夹、动脉插管、静脉插管等)。

3. 实验动物　健康合格、体重 2 kg 以上的猫,雌、雄均可,雌者应无孕。

4. 试剂　麻醉剂(如 10% 苯巴比妥钠溶液、5% 戊巴比妥钠溶液等)、生理盐水、肝素钠溶液及其他试剂。

5. 溶液配制

(1) 对照品溶液的制备:精密称取磷酸组胺对照品适量,按组胺计算,加水溶解使成每 1 mL 中含 1.0 mg 的溶液,分装于适宜的容器内,4~8℃贮存,经验证保持活性符合要求的条件下,可在 3 个月内使用。

(2) 对照品稀释液的制备:临用前,精密量取组胺对照品溶液适量,用氯化钠注射液制成每 1 mL 中含组胺 0.5 μg 的溶液或其他适宜浓度的溶液。

(3) 供试品溶液的制备:按品种项下规定的限值,且供试品溶液与对照品稀释液的注入体积应相等的要求,制备适当浓度的供试品溶液。

(二) 操作过程

1. 动物的麻醉和手术　取健康合格、体重 2 kg 以上的猫,用适宜的麻醉剂(如巴比妥类)麻醉后固定于保温手术台上,分离气管,必要时插入插管以使呼吸畅通,或进行人工呼吸。在一侧颈动脉内插入连接测压计的动脉插管,管内充满适宜的抗凝剂溶液,以记录血压,也可用其他适当仪器记录血压。在一侧股静脉内插入静脉插管,供注射药液用。试验中应注意保持动物体温。

2. 动物灵敏度测定　全部手术完毕后,将测压计调节到与动物血压相当的高度[一般为

100~150 mmHg(13.3~20.0 kPa)]，开启动脉夹，待血压稳定后，方可进行药液注射。各次注射速度应基本相同，每次注射后立即注入一定量的氯化钠注射液，每次注射应在前一次反应恢复稳定以后进行，且相邻两次注射的间隔时间应尽量保持一致。

自静脉依次注入上述对照品稀释液，剂量按动物体重每 1 kg 注射组胺 0.05 μg、0.1 μg 及 0.15 μg，重复 2~3 次，如 0.1 μg 剂量所致的血压下降值均不小于 20 mmHg(2.67 kPa)，同时相应各剂量所致反应的平均值有差别，可认为该动物的灵敏度符合要求。

3. 给药　取对照品稀释液按动物体重每 1 kg 注射组胺 0.1 μg 的剂量(d_S)，供试品溶液按品种项下规定的剂量(d_T)，照下列次序注射一组 4 个剂量：d_S、d_T、d_T、d_S，测量血压下降值。

三、结果判断

测量上述 4 个剂量试验序列后，以第一与第三、第二与第四剂量所致的反应分别比较；如 d_T 所致的反应值均不大于 d_S 所致反应值的一半，则判定供试品的降压物质检查符合规定。否则应按上述次序继续注射一组 4 个剂量，并按相同方法分别比较两组内各对 d_S、d_T 剂量所致的反应值；如 d_T 所致的反应值均不大于 d_S 所致的反应值，则判定供试品的降压物质检查符合规定；如 d_T 所致的反应值均大于 d_S 所致的反应值，则判定供试品的降压物质检查不符合规定；否则应另取动物复试。如复试的结果仍有 d_T 所致的反应值大于 d_S 所致的反应值，则判定供试品的降压物质检查不符合规定。

四、注意事项

(1) 试验中需要注意调整供试品溶液的浓度，使注射体积与对照组相同。

(2) 如需在同一只动物上测定多个样品，需再经过灵敏度检查，如仍符合规定，方可进行试验，以此类推。

(3) 试验过程中要注意给动物保温，可用恒温手术台或者手术灯照明，以便动物血压稳定。

(4) 动物的麻醉根据实验室的经验可用单戊巴比妥钠溶液 40~55 mg/(mL·kg) 腹腔注射麻醉，也可用其他适宜的麻醉剂进行麻醉。

(5) 行动物气管切开时，注意清除气管中的血液凝块(一般用脱脂棉)，以防动物呼吸困难，影响血压稳定。

第二节　升压物质检查

升压物质系指从动物神经垂体中提取或用化学方法合成的缩宫素中所含的能引起血管收缩、血压升高的物质。大剂量升压物质对所有的血管平滑肌都有直接的收缩作用，特别是对毛细血管和小动脉作用更加明显，可导致皮肤和胃肠道的血液循环显著减少、冠状血管收缩、肺动脉压升高等不良反应。此外，提取或合成的缩宫素中含有升压物质，还可影响缩宫素发挥引产、催产作用。因此,从生产工艺上应采取有效措施减少升压物质的含量及污染,在药品检查中应进行升压物质检查并控制其限度。

由于含升压物质的药品很少,所以该法的适用范围较窄。《中国药典》(2020 年版)收载了缩宫素注射液、促皮质素原料和注射用促皮质素等品种的升压物质检查。

一、基本原理

本法系比较赖氨酸升压素标准品(S)与供试品(T)升高大鼠血压的程度,以判定供试品中所含升压物质的限度是否符合规定。

二、基本步骤

(一) 试验前准备

1. 设备

(1) 天平:精度为 0.01 mg 或 0.1 mg 的天平(对照品或供试品称量用);精度为 1 mg 的天平(试剂称量用);精度为 1 g 的天平(动物称重用)。

(2) 血压记录装置:记录仪或记纹鼓、球形汞柱血压计、压力传感器、扫描杠杆。

2. 器材   注射器(1 mL,精度 0.01 mL)、小研磨器、容量瓶、吸管、移液管、带塞三角瓶、带塞小瓶、硬质大试管(或三角瓶)附空心玻璃球(盖管口用)、小漏斗、安瓿、电炉、水浴锅、脱脂棉、绳、线、pH 试纸、滤纸、各种管径乳胶管;手术用器械(大鼠固定板、手术剪、直镊、眼科直镊、眼科弯镊、手术刀、止血镊、动静脉夹及插管、气管插管等)。

3. 试剂   氯化钠、冰醋酸、乌拉坦、肝素钠、甲磺酸酚妥拉明。

4. 溶液配制

(1) 标准品溶液的制备:临用前,取赖氨酸升压素标准品,用氯化钠注射液制成每 1 mL 中含 0.1 赖氨酸升压素单位的溶液。

(2) 供试品溶液的制备:按品种项下规定的限值,且供试品溶液与对照品溶液的注入体积应相等的要求,制备适当浓度的供试品溶液。

(3) 其他:生理盐水、0.25% 醋酸溶液、25% 乌拉坦溶液、肝素钠溶液、甲磺酸酚妥拉明溶液等。

5. 实验动物   健康合格、体重 300 g 以上的成年雄性大鼠。

(二) 操作过程

1. 动物的麻醉和手术   取上述大鼠,用适宜的麻醉剂(如腹腔注射乌拉坦 1 g/kg)麻醉后固定于保温手术台上,分离气管,必要时插入气管插管,以使呼吸通畅。在一侧颈静脉或股静脉内插入静脉插管,供注射药液用,按体重每 100 g 注入肝素溶液 50~100 U,然后剥离另一侧颈动脉,插入与测压计相连的动脉插管,在插管与测压计通路中充满含适量肝素钠的氯化钠注射液。

2. 稳定血压   全部手术完毕后,将测压计的读数调节到与动物血压相当的高度,开启动脉夹,记录血压。缓缓注入适宜的交感神经阻断药(如甲磺酸酚妥拉明,按大鼠每 100 g 体重注入 0.1 mg,隔 5~10 min 用相同剂量再注射一次),待血压稳定后,即可进行药液注射。各次注射速度应基本相同,并于注射后立即注入氯化钠注射液约 0.5 mL,相邻两次注射的间隔时间应基本相同(一般为 5~10 min),每次注射应在前一次反应恢复稳定以后进行。

3. 动物灵敏度测定 选定高低两剂量的赖氨酸升压素标准品溶液(mL),高低剂量之比约为 1:0.6,低剂量应能使大鼠血压升高 10~25 mmHg(1.33~3.33 kPa),将高低剂量轮流重复注入 2~3 次,如高剂量所致反应的平均值大于低剂量所致反应的平均值,可认为该动物的灵敏度符合要求。

4. 给药 在上述高低剂量范围内选定标准品溶液的剂量(d_S),供试品溶液按各品种项下规定的剂量(d_T),照下列次序注射一组 4 个剂量:d_S、d_T、d_T、d_S,测量每个剂量升高血压的高度(mm)。

三、结果判断

在 d_S、d_T、d_T、d_S 4 个试验序列中,以第一与第三、第二与第四剂量所致的反应分别比较;如 d_T 所致的反应值均不大于 d_S 所致的反应值的一半,即判定供试品的升压物质检查符合规定。否则应按上述次序继续注射一组 4 个剂量,并按相同方法分别比较两组内各对 d_S、d_T 所致的反应值;如 d_T 所致的反应值均不大于 d_S 所致的反应值,则判定供试品的升压物质检查符合规定,如 d_T 所致的反应值均大于 d_S 所致的反应值,则判定供试品的升压物质检查不符合规定;否则应另取动物复试。如复试的结果仍有 d_T 所致的反应值大于 d_S 所致的反应值,则判定供试品的升压物质检查不符合规定。

四、注意事项

(1) 选用雄性大鼠,体重在 300~450 g,其灵敏度较高,血压相对稳定,试验更容易成功。

(2) 供试品和标准品注射容量和注射速度应一致,否则会影响标准品血压升高的幅度。

(3) 试验前,必须按《中国药典》(2020 年版)规定进行动物灵敏度的测定,符合要求才可以用于升压物质检查。

第三节 组胺类物质检查

组胺是一种活性胺化合物,由组氨酸在脱羧酶的作用下产生。许多组织,特别是皮肤、肺和肠黏膜的肥大细胞中都含有大量的组胺。在体内,组胺是一种重要的化学递质,当组织受到损伤或发生炎症、过敏反应时,可释放组胺,与组胺受体作用产生病理生理效应。组胺可以影响许多细胞的反应,包括过敏反应、炎症反应,胃酸分泌等,也可以影响脑部神经传导。

一、基本原理

本法系比较组胺对照品(S)与供试品(T)引起豚鼠离体回肠收缩的程度,以判定供试品中所含组胺类物质的限度是否符合规定。

二、基本步骤

(一) 试验前准备

1. 设备　天平：精度为 0.01 mg 或 0.1 mg 的电子天平（对照品或供试品称量用）；精度为 1 mg 的电子天平（试剂称量用）；精度为 100 g 的电子天平（动物称重用）。

2. 器材　手术台、注射器、移液管、量瓶、脱脂棉、线、绳；手术器械（剪毛剪、手术剪、止血镊、手术刀）。

3. 溶液配制

(1) 对照品溶液的制备：精密称取磷酸组胺对照品适量，按组胺计算，加水溶解成每 1 mL 中含 1.0 mg 的溶液，分装于适宜的容器内，4~8℃贮存，经验证在确保收缩活性符合要求的条件下，可在 3 个月内使用。

(2) 对照品稀释液的制备：试验当日，精密量取组胺对照品溶液适量，用氯化钠注射液按高、低剂量组（d_{S_2}、d_{S_1}）配成两种浓度的稀释液，高剂量 d_{S_2} 应不致使回肠收缩达到极限，低剂量 d_{S_1} 所致反应值约为高剂量的一半，调节剂量使反应可以重复出现。一般组胺对照品浴槽中的终浓度为 10^{-9}~10^{-7} g/mL，注入体积一般以 0.2~0.5 mL 为宜，高、低剂量的比值（r）为 1∶0.5 左右。调节剂量使低剂量能引起回肠收缩，高剂量不致使回肠收缩达极限，且高、低剂量所致回肠的收缩应有明显差别。

(3) 供试品溶液的配制：按品种项下规定的限值，且供试品溶液与对照品稀释液的注入体积应相等的要求，制备适当浓度的供试品溶液。

(4) 回肠肌营养液的制备

A 液：试验当日，取氯化钠 160.0 g、氯化钾 4.0 g、氯化钙（按无水物计算）2.0 g、氯化镁（按无水物计算）1.0 g 与磷酸氢二钠（含 12 个结晶水）0.10 g，加纯化水 700 mL 使溶解，再加入注射用水适量，使成 1 000 mL。

B 液：取硫酸阿托品 0.5 mg、碳酸氢钠 1.0 g、葡萄糖（含 1 个结晶水）0.5 g，加适量注射用水溶解，加 A 液 50.0 mL，混合后加注射用水使成 1 000 mL，调节 pH 在 7.2~7.4。B 液应临用前制备。

4. 实验动物　健康合格的成年豚鼠，雌、雄均可，雌者无孕，体重 250~350 g。

(二) 操作过程

1. 动物手术　取上述豚鼠禁食 24 h，迅速处死，立即剖腹取出回肠一段（选用远端肠段，该段最敏感）仔细分离肠系膜，注意避免因牵拉使回肠受损，剪取适当长度，用注射器抽取回肠肌营养液 B 液，小心冲洗去除肠段的内容物。

2. 试验设备调节　将肠段下端固定于离体器官恒温水浴装置的浴槽底部，上端用线与记录装置相连；浴槽中事先放入一定量的回肠肌营养液 B 液，连续通入 95%O_2 和 5%CO_2 的混合气体，维持恒温（34~36℃），用适当方法记录该回肠收缩幅度。如果使用杠杆，其长度应能使肠段的收缩放大约 20 倍。选择 1 g 左右的预负荷，可根据其灵敏度加以调节。回肠放入浴槽后，静置 15~30 min,方可开始注入药液。每次注入药液前,要用回肠肌营养液 B 液冲洗浴槽 2~3 次。相邻两次给药的间隔时间应一致(约 2 min),每次给药前应在前一次反应恢复稳定后进行。

3. 给药　在上述高、低剂量范围内选定对照品稀释液的剂量(d_{S_1}、d_{S_2})和供试品溶液按品种项下规定的剂量(d_T),照下列次序准确注入浴槽 6 个剂量:d_{S_2}、d_{S_1}、d_T、d_T、d_{S_1}、d_{S_2},如 d_{S_2} 所致反应值大于 d_{S_1} 所致反应值并且可重复,判定试验有效。

三、结果判断

如供试品溶液引起回肠收缩,分别将第二个剂量 d_{S_1} 与第四个剂量 d_T,第五个剂量 d_{S_1} 与第三个剂量 d_T 所致反应值进行比较,若 d_T 所致反应值均不大于 d_{S_1} 所致反应值,即判定供试品组胺类物质检查符合规定;若 d_T 所致反应值均大于 d_{S_1} 所致反应值,即判定供试品组胺类物质检查不符合规定;否则应另取动物按初试方法进行复试,复试结果若 d_T 所致反应值均不大于 d_{S_1} 所致反应值,即判定供试品组胺类物质检查符合规定;只要一个 d_T 所致反应值大于 d_{S_1} 所致反应值,即判定供试品组胺类物质检查不符合规定。如供试品不引起回肠收缩,应按下列次序准确注入 d_{S_2}、d_{S_1+T}、d_{S_2+T}、d_{S_1},重复一次,若供试品组胺溶液高、低剂量(d_{S_2+T}、d_{S_1+T})产生的收缩与对应组胺对照液高、低剂量(d_{S_2}、d_{S_1})产生的收缩基本一致,可判定供试品组胺类物质检查符合规定;若供试品组胺溶液产生的收缩与对应组胺对照液高、低剂量产生的收缩不相符,即减少或无收缩,或不能重复出现,则此试验结果无效,应另取动物重试。组胺类物质检查不能得到有效结果时,可进行供试品的降压物质检查。

四、注意事项

(1) 豚鼠对组胺类药物很敏感,可引起支气管痉挛性哮喘,常用于药物药效的测试模型。常用实验动物接受致敏物质的反应程度不同,其顺序为:豚鼠 > 兔 > 犬 > 猫 > 蛙。

(2) 浴槽中可事先加入 10~30 mL 回肠肌营养液 B 液,浴槽液体的容量应相等。

第四节　过敏反应检查

过敏反应检查是一种检查异性蛋白的试验方法。在制药过程中可能混入少量或极少量具有免疫原性的异性蛋白,患者使用后,可能会引起过敏反应。轻者引起皮肤潮红、发痒、荨麻疹,严重者可因支气管痉挛、窒息或过敏性休克而死亡。因此,在控制药品质量、保证用药安全方面,过敏反应的检查具有重要意义。

一、基本原理

本法系将一定量的供试品溶液注入豚鼠体内,间隔一定时间后静脉注射供试品溶液进行激发,观察动物出现过敏反应的情况,以判定供试品是否引起动物全身过敏反应。

二、基本步骤

(一) 试验前准备

1. 设备   天平:精度为 0.01 mg 或 0.1 mg 的天平(供试品或试剂称量用);精度为 0.1 g、0.5 g 或 1 g 的天平(动物称重用)。

2. 器材   注射器(1 mL,无菌)、刻度吸管、容量瓶、小烧杯等。

3. 试剂   75% 乙醇,注射用水,氯化钠注射液或其他规定的溶剂。

4. 溶液配制   供试液配制:除另有规定外,按品种项下规定的浓度配制成供试品溶液,配制供试品溶液的过程应无菌操作。

5. 实验动物   豚鼠,应健康合格,体重 250~350 g,雌、雄均可,雌鼠应无孕。在试验前和试验过程中,均应按正常饲养条件饲养。

(二) 操作过程

1. 致敏   除另有规定外,取上述豚鼠 6 只,隔日每只每次经腹腔或适宜的途径注射供试品溶液 0.5 mL,共 3 次,进行致敏。每日观察每只动物的行为和体征,首次致敏和激发前称量并记录每只动物的体重。

2. 激发   然后将其均分为 2 组,每组 3 只,分别在首次注射后第 14 日和第 21 日,由静脉注射供试品溶液 1 mL 进行激发。观察激发后 30 min 内动物有无过敏反应症状。

三、结果判断

静脉注射供试品溶液 30 min 内,不得出现过敏反应。如在同一只动物上出现竖毛、发抖、干呕、连续打喷嚏 3 声、连续咳嗽 3 声、紫癜和呼吸困难等现象中的 2 种或 2 种以上,或出现大小便失禁、步态不稳或倒地、抽搐、休克、死亡现象之一者,判定供试品不符合规定。

四、注意事项

(1) 做过本试验的豚鼠不得重复使用。

(2) 致敏的途径尽可能拟用临床给药途径。

第五节   溶血与凝聚检查

溶血与凝聚
检查

溶血系指红细胞破裂、溶解,血红蛋白逸出的一种现象,可由多种理化因素和毒素引起。在体外,如低渗溶液、机械性强力振荡、突然低温冷冻(-25~-20℃)或突然化冻、过酸或过碱,以及乙醇、乙醚、皂碱、胆碱盐等均可引起溶血。在体内,溶血可因溶血性细菌或某些蛇毒侵入、抗原－抗体反应(如输入配血不合的血液)、各种机械性损伤、红细胞内在(膜、酶)缺陷、某些药物等引起。

凝聚反应是一种血清学反应,是颗粒性抗原(完整的病原微生物或红细胞等)与相应抗体结合,在有电解质存在的条件下,经过一定时间,出现肉眼可见的凝集小块。

一、基本原理

本法系将一定量供试品与 2% 的家兔红细胞混悬液混合,温育一定时间后,观察其对红细胞状态是否产生影响的一种方法。

二、基本步骤

(一) 试验前准备

1. 设备

(1) 天平:精度为 0.01 mg 或 0.1 mg 的天平(供试品称量用);精度为 0.1 mg 或 1 mg 的天平(试剂称量用)。

(2) 离心机、生物显微镜、恒温水浴或适宜的恒温器。

2. 器材　兔固定板、注射器、烧杯、三角杯、大称量瓶、吸管、移液管、试管、离心管、玻璃棒、锥形瓶、时钟、脱脂棉或细软卫生纸、玻璃珠。

3. 试剂　0.9% 氯化钠溶液。

4. 溶液配制

(1) 2% 红细胞混悬液的制备:取健康家兔血液,放入含玻璃珠的锥形瓶中振摇 10 min,或用玻璃棒搅动血液,以除去纤维蛋白原,使成脱纤血液。加入 0.9% 氯化钠溶液约 10 倍量,摇匀,以 1 000~1 500 r/min 离心 15 min,除去上清液,沉淀的红细胞再用 0.9% 氯化钠溶液按上述方法洗涤 2~3 次,至上清液不显红色为止。将所得红细胞用 0.9% 氯化钠溶液制成 2% 的混悬液,供试验用。

(2) 供试品溶液的制备:除另有规定外,按品种项下规定的浓度制成供试品溶液。

5. 实验动物　健康成年实验用兔,雌、雄不限。

(二) 操作过程

取洁净玻璃试管 5 支,编号,1、2 号管为供试品管,3 号管为阴性对照管,4 号管为阳性对照管,5 号管为供试品对照管。按表 7-1 所示依次加入 2% 红细胞悬液、0.9% 氯化钠溶液、纯化水和供试品溶液,混匀后,立即置 37℃ ±0.5℃的恒温箱中进行温育。3 h 后观察溶血和凝聚反应。

表 7-1　溶血和凝聚检查过程　　　　　　　　　　　　　单位:mL

溶液	试管编号			
	1、2	3	4	5
2% 红细胞悬液	2.5	2.5	2.5	—
0.9% 氯化钠溶液	2.2	2.5	—	4.7
纯化水	—	—	2.5	—
供试品溶液	0.3	—	—	0.3

如试管中的溶液呈澄明红色,管底无细胞残留或有少量红细胞残留,表明有溶血发生;如红细胞全部下沉,上清液无色澄明,或上清液虽有色澄明,但 1、2 号管和 5 号管肉眼观察无明显差异,则表明无溶血发生。

若溶液中有棕红色或红棕色絮状沉淀,轻轻倒转 3 次仍不分散,表明可能有红细胞凝聚发生,应进一步置显微镜下观察,如可见红细胞聚集为凝聚。

三、结果判断

当阴性对照管无溶血和凝聚发生,阳性对照管有溶血发生时,若 2 支供试品管中的溶液在 3 h 内均不发生溶血和凝聚,判定供试品符合规定;若有 1 支供试品管的溶液在 3 h 内发生溶血和(或)凝聚,应设 4 支供试品管进行复试,其供试品管的溶液在 3 h 内均不得发生溶血和(或)凝聚,否则判定供试品不符合规定。

四、注意事项

在 2% 红细胞混悬液的制备过程中,要求以 1 000~1 500 r/min 离心 15 min,除去上清液,洗涤 2~3 次,至上清液不显红色为止。将所得红细胞用 0.9% 氯化钠溶液配成 2% 的混悬液,供试验用。

课堂讨论 ▶▶▶

　　各检查法中所用到的实验动物有何不同?

知识拓展

生活中有时会看到这样一些现象:有的人吃了鱼、虾、蟹等食物后,会发生腹痛、腹泻、呕吐,或是皮肤奇痒难熬;有的人吸入花粉或尘土后,会发生鼻炎或哮喘;有的人注射青霉素后会发生休克。这些都是过敏反应的表现。严重的过敏反应还会导致死亡。

过敏反应是指已产生免疫的机体在再次接受相同抗原刺激时所发生的组织损伤或功能紊乱的反应。反应的特点是发作迅速、反应强烈、消退较快;一般不会破坏组织细胞,也不会引起组织严重损伤,有明显的遗传倾向和个体差异。

引起过敏反应的物质,在医学上被称为过敏原。当人体抵抗抗原侵入的功能过强时,在过敏原的刺激下,就会发生过敏反应。找出过敏原,并且尽量避免再次接触过敏原,是预防过敏反应发生的主要措施。已经发生过敏反应的人,应当及时去医院治疗。

岗位对接 〉〉〉〉〉〉〉

中药注射剂的过敏反应

情境:随着我国中医药科学的发展,中药注射剂的临床应用日益广泛,随之临床过敏反应也日趋增多。如生脉注射液、香丹注射液、银杏叶提取物(舒血宁)注射液等的不良反应中有用药后过敏反应,表现为过敏性皮疹、瘙痒,甚至严重的过敏性休克。

分析:中药注射剂由多种中草药提炼而成,每种中草药又有多种药物成分,包括蛋白质、多肽、多糖等大分子物质,不仅存在免疫原性,还可能存在免疫反应性,用药后刺激机体发生变态反应而产生抗体,因此要重视中药注射剂的安全性检查,特别是过敏性物质的检查。

课后练一练 〉〉〉〉

一、选择题

在线测试

二、简答题

简述升压、降压物质的药理作用及检查方法。

(苏丽婷)

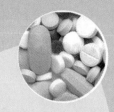

第八章
生物检定统计法

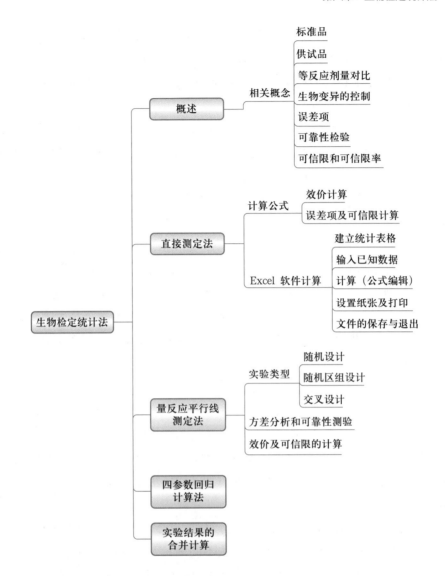

药品生物检定是通过测定供试品(T)和标准品(S)在生物体上的特定反应而确定药品的效价或毒性。由于实验对象是生物体,而且供试品大多为多组分或结构复杂,检定过程存在很多变化因素,结果带有不确定性,所以借助生物统计法加以解释与检验,使其更具有科学性。

第一节 概　　述

生物检定统计法主要是应用统计分析的原理,从定量或定性数据出发,设计实验,处理结果,严密、科学地研究药物量效关系的一门学科。生物检定统计法主要叙述应用生物检定时必须注意的基本原则、一般要求、实验设计和统计方法。有关品种用生物检定的具体实验条件和要求,必须按照该品种生物检定法项下的规定。

生物检定统计法有关概念:

1. 生物检定标准品 《中国药典》(2020 年版)规定用生物检定的品种都有相应的生物检定标准品(S)。S 都有标示效价,以效价单位表示,其含义和相应的国际标准品的效价单位一致。

2. 供试品 供试品(T)或(U)是供检定其效价的样品,它的活性组分应与标准品基本相同。A_T 或 A_U 是 T 或 U 的标示量或估计效价。

3. 等反应剂量对比 生物检定是将 T 和 S 在相同的实验条件下对生物体或其离体器官组织等的作用进行比较,通过对比,计算出它们的等反应剂量比值(R),以测得 T 的效价 P_T。

R 是 S 和 T 等反应剂量(d_S、d_T)的比值,即 $R=d_S/d_T$。

M 是 S 和 T 的对数等反应剂量(X_S、X_T)之差,即 $M=\lg d_S-\lg d_T=X_S-X_T$,$R=$ antilg M。

P_T 是通过检定测得 T 的效价含量,称 T 的测得效价,是将效价比值(R)用 T 的标示量或估计效价(A_T)校正之后而得,即 $P_T=A_T R$ 或 $P_T=A_T$ antilg M。

检定时,S 按标示效价计算剂量,T 按标示量或估计效价(A_T)计算剂量,注意调节 T 的剂量或调整其标示量或估计效价,使 S 和 T 的相应剂量组所致的反应程度相近。

4. 生物变异的控制 生物检定具有一定的实验误差,其主要来源是生物变异性。因此,生物检定必须注意控制生物变异,或用适宜的实验设计来减小生物变异对实验结果的影响,以减小实验误差。控制生物变异必须注意以下几点。

(1) 生物来源、饲养或培养条件必须均一。

(2) 对影响实验误差的条件和因子,在实验设计时应尽可能作为因级限制,将选取的因级随机分配至各组。例如,体重、性别、窝别、双碟和给药次序等都是因子,不同体重是体重因子的级,雌性/雄性是性别因子的级,不同窝的动物是窝别因子的级,不同双碟是碟间因子的级,给药先后是次序因子的级等。按程度划分的级(如动物体重),在选级时,应选动物较多的邻近几级,不要间隔跳跃选级。

(3) 按实验设计类型的要求将限制的因级分组时,也必须严格遵守随机的原则。

5. 误差项 指从实验结果的总变异中分去不同剂量及不同因级对变异的影响后剩余的变异成分,用方差(s^2)表示。对于因实验设计类型的限制无法分离的变异成分,或估计某种因级对变异的影响小,可不予分离者,都并入 s^2。但剂间变异必须分离。误差项的大小影响标准误 S_M 和可信限(FL)。

不同的检定方法和实验设计类型,分别按有关公式计算 s^2。

6. 可靠性测验 要求在实验所用的剂量范围内,剂量或对数剂量的反应(或反应的函数)符合特定模型要求,且标准品与供试品的线性满足计算原理的要求,即满足系统适用性和样品适用性要求,方可按有关公式计算供试品的效价和可信限。例如,平行(直)线模型要求其在所用剂量范围内,对数剂量与反应(或反应的函数)呈直线关系,供试品和标准品的直线满足平行性要求;四参数模型要求其在所用剂量范围内,对数剂量与反应(或反应的函数)呈 S 曲线形关系,供试品和标准品的 S 形曲线平行;质反应资料要求其在所用剂量范围内,对数剂量与反应(或反应的函数)呈广义线性关系,供试品和标准品呈线性平行。

7. 可信限和可信限率 可信限(FL)标志检定结果的精密度。M 的可信限是 M 的标准误

S_M 和 t 值的乘积(tS_M),用 95% 的概率水平。$M+tS_M$ 是可信限的高限;$M-tS_M$ 是可信限的低限。用其反对数计算得 R 和 P_T 的可信限低限及高限,是在 95% 的概率水平下从样品的检定结果估计其真实结果的所在范围。

R 或 P_T 的可信限率(FL%)是用 R 或 P_T 的可信限计算而得,计算公式见式(8-1)。效价的可信限率为可信限的高限与低限之差除以 2 倍平均数(或效价)后的百分率。

$$FL\% = \frac{可信限高限 - 可信限低限}{2 \times 平均数(或效价)} \times 100\% \qquad 式(8-1)$$

计算可信限的 t 值是根据 s^2 的自由度(f)查 t 值表而得。t 值与 f 的关系见表 8-1。

表 8-1　自由度 f 及对应的双侧 t 值表($P=0.95$)

f	t	f	t
3	3.18	14	2.15
4	2.78	16	2.12
5	2.57	18	2.10
6	2.45	20	2.09
7	2.37	25	2.06
8	2.31	30	2.04
9	2.26	40	2.02
10	2.23	60	2.00
11	2.20	120	1.98
12	2.18	∞	1.96

各品种的检定方法项下都有其 FL% 的规定,如果检定结果不符合规定,可缩小动物体重范围或年龄范围,或调整对供试品的估计效价或调节剂量,重复实验以减小可信限率。

对同批供试品重复实验所得 n 次实验结果(包括 FL% 超过规定的结果),可按实验结果的合并计算法算得 P_T 的均值及其 FL% 作为检定结果。

第二节　直接测定法

一、直接测定法及应用

直接测定法观察的指标为质反应,某些药物注入动物体内后,反应指标(如死亡、惊厥、心搏停止、痉挛、血液或血浆的凝结等)明确可靠,即只有出现与不出现两种情况,所以只能用一组动物中出现正或负反应的百分率来表示,如死亡率、惊厥率等。

直接测定法是指直接测得药物对各个动物最小效量或最小致死量的检定方法。该法的优点是可使用较少量的动物直接测得 T 和 S 的等反应剂量,比较简单,但受药物性质及给药方法的限制,在生物检定中应用不多,如洋地黄制剂的效价测定(鸽法)。

x_S、x_T 分别为 S 和 T 组各只动物的对数最小致死量,它们的均值$\overline{x_S}$、$\overline{x_T}$ 分别为 S 和 T 的等反应剂量,n_S、n_T 分别为 S 和 T 组的动物数。

1. 效价计算　按式(8–2)~式(8–4)计算 M、R 和 P_T。

$$M = \overline{x_S} - \overline{x_T} \qquad\qquad 式(8\text{–}2)$$

$$R = \text{antilg}\,(\overline{x_S} - \overline{x_T}) = \text{antilg}\,M \qquad\qquad 式(8\text{–}3)$$

$$P_T = A_T R \qquad\qquad 式(8\text{–}4)$$

2. 误差项及可信限计算　按式(8–5)~式(8–10)计算 s^2、S_M、R 或 P_T 的 FL 和 FL%。

$$s^2 = \frac{\sum x_S^2 - \dfrac{(\sum x_S)^2}{n_S} + \sum x_T^2 - \dfrac{(\sum x_T)^2}{n_T}}{n_S + n_T - 2} \qquad\qquad 式(8\text{–}5)$$

$f = n_S + n_T - 2$,用自由度查表 8–1,得 t 值。

$$S_M = \sqrt{\frac{s^2\,(n_S + n_T)}{n_S n_T}} \qquad\qquad 式(8\text{–}6)$$

$$R\ 的\ \text{FL} = \text{antilg}\,(M \pm tS_M) \qquad\qquad 式(8\text{–}7)$$

$\text{antilg}\,(M + tS_M)$ 是 R 的高限;$\text{antilg}\,(M - tS_M)$ 是 R 的低限。

$$P_T\ 的\ \text{FL} = A_T\,\text{antilg}\,(M \pm tS_M) \qquad\qquad 式(8\text{–}8)$$

$A_T\,\text{antilg}\,(M + tS_M)$ 是 P_T 的高限;$A_T\,\text{antilg}\,(M - tS_M)$ 是 P_T 的低限。

$$R\ 或\ P_T\ 的\ \text{FL}\% = \frac{R(或\ P_T)高限 - R(或\ P_T)底限}{2R(或\ 2P_T)} \times 100\% \qquad\qquad 式(8\text{–}9)$$

当两批以上供试品(T、U…)和标准品同时比较时,按式(8–10)计算 S、T、U 的合并方差 s^2。

$$s^2 = \frac{\sum x_S^2 - \dfrac{(\sum x_S)^2}{n_S} + \sum x_T^2 - \dfrac{(\sum x_T)^2}{n_T} + \sum x_U^2 - \dfrac{(\sum x_U)^2}{n_U} + \cdots}{n_S - 1 + n_T - 1 + n_U - 1 + \cdots} \qquad\qquad 式(8\text{–}10)$$

效价 P_T、P_U… 则是 T、U 分别与 S 比较,按式(8–2)~式(8–4)计算。

【例】洋地黄效价测定——鸽最小致死量(MLD)法

采用直接测定法,S 为洋地黄标准品,按标示效价配成 1.0 U/mL 的酊剂,临实验前稀释 25 倍。T 为洋地黄叶粉,估计效价 A_T=10 U/mL,配成 1.0 U/mL 的酊剂,临实验前配成稀释液 (1 → 25)。测定结果见表 8–2。

表 8–2　洋地黄叶粉效价测定结果

S		T	
$\text{MLD}_S(d_S)/(\text{U}\cdot\text{kg}^{-1})$	$x_S\ \lg\,(d_S \times 10)$	$\text{MLD}_T(d_T)/(\text{U}\cdot\text{kg}^{-1})$	$x_T\ \lg\,(d_T \times 10)$
1.15	1.061	1.11	1.045
1.01	1.004	1.23	1.090

续表

S		T	
$\text{MLD}_S(d_S)/(\text{U}\cdot\text{kg}^{-1})$	$x_S \lg(d_S \times 10)$	$\text{MLD}_T(d_T)/(\text{U}\cdot\text{kg}^{-1})$	$x_T \lg(d_T \times 10)$
1.10	1.041	1.06	1.025
1.14	1.057	1.31	1.117
1.06	1.025	0.94	0.973
0.95	0.978	1.36	1.134
$\sum x_S$	6.166	$\sum x_T$	6.384
x_S	1.028	x_T	1.064

按式(8-2)~式(8-4)计算：

$$M=1.028-1.064 = -0.036$$

$$R=\text{antilg}(-0.036) = 0.920\,4$$

$$P_T =10 \times 0.920\,4 = 9.2\,(\text{U/g})$$

按式(8-5)~式(8-10)计算 s^2、S_M、R 或 P_T 的 FL 和 FL%：

$$s^2=\frac{\left(1.061^2 + 1.004^2 + \cdots +0.978^2 - \dfrac{6.166^2}{6} + 1.045^2 + 1.090^2 + \cdots + 1.134^2 - \dfrac{6.384^2}{6}\right)}{6 + 6 - 2}$$

$$= 0.002\,373$$

$$f = 6 + 6 - 2 = 10 \quad 查\ t\ 值表, t=2.23$$

$$S_M = \sqrt{0.002\,373^2 \times \frac{6+6}{6 \times 6}} = 0.028\,12$$

$$P_T\ 的\ \text{FL}=10\cdot\text{antilg}(-0.036 \pm 2.23 \times 0.028\,12)=7.97\sim10.6\,(\text{U/g})$$

$$R\ 或\ P_T\ 的\ \text{FL\%}=\frac{10.6 - 7.97}{2 \times 9.20} \times 100\%=14.3\%$$

二、直接测定法与计算机运算

生物检定统计数据计算烦琐,随着计算机技术的发展,利用统计软件包对数据进行统计分析应用越来越广泛。常用的统计软件包有 SPSS 和 Microsoft Office 中的 Excel 组件。下面以洋地黄效价测定结果为例,采用 Excel 实现运算。

已知:标示量 A_T=10 U/g,标准品组的动物数 n_S=6,供试品组的动物数 n_T=6。测定结果见表 8-2。

1. 建立统计表格 双击"Microsoft Excel"图标,进入 Excel 窗口。单击单元格 A1,输入"直接测定法",按 Enter 键。然后依次在各单元格输入表 8-2 中所示数据,调整单元格宽度至合适,如图 8-1 所示。

	A	B	C	D	E	F	G	H	I
1				直接测定法					
2									
3	A_T=								
4	n_s=		n_T=						
5				测定结果					
6	d_s	x_s	d_T	x_T					
7									
8									
9									
10									
11									
12									
13									
14	自动求和Σx_s		自动求和Σx_T						
15	均值		均值						
16									
17	M	R	P_T	方差s^2	f	t（0.05）	S_M		
18									
19									
20		1	1						
21									
22	P_T的FL								
23	P_T的FL%								

图 8-1　建立直接测定法的统计表格

2. 输入已知数据　按照表 8-2，在上述建立的统计表格（图 8-1）B3、B4、D4、A7~A12、C7~C12 单元格内输入相应已知数值（图 8-2）。

	A	B	C	D	E	F	G	H
1				直接测定法				
2								
3	A_T=	10						
4	n_s=	6	n_T=	6				
5				测定结果				
6	d_s	x_s	d_T	x_T				
7	1.15		1.11					
8	1.01		1.23					
9	1.10		1.06					
10	1.14		1.31					
11	1.06		0.94					
12	0.95		1.36					
13								
14	自动求和Σx_s		自动求和Σx_T					
15	均值		均值					
16								
17	M	R	P_T	方差s^2	f	t（0.05）	S_M	
18								
19								
20								
21								
22	P_T的FL							
23	P_T的FL%							

图 8-2　输入已知数据

3. 计算

（1）测定结果表的计算

1）x_S、x_T 的计算：将光标键移动到单元格 B7，输入 x_S 的计算公式“=LOG（A7*10）”，其中的函数部分通过下述菜单操作完成：“插入”→“*fx* 函数”→“函数分类”→“函数名”，按 Enter 键后，将鼠标移动到单元格 B7 的右下角处，当鼠标变成黑色“+”时，按下鼠标左键不放，向下拖动到单元格 B12,放开鼠标左键后即可将 B7 中的公式复制到单元格 B8~B12 中。将光标键移动到单元格 D7,输入 x_T 的计算公式"=LOG(C7*10)",按 Enter 键后,用同前的方法将 D7 中的公式复制到单元格 D8~D12 中。然后将光标键分别移动到以上各单元格,观察该单元格的结果及列表上方编辑栏中显示出的公式情况。

2) $\sum x_S$、$\sum x_T$ 及 x_S、x_T 均值的计算:将光标键分别移动到单元格 B14、D14、B15 和 D15,依次输入:$\sum x_S$ 的计算公式"=SUM(B7:B12)",$\sum x_T$ 的计算公式"=SUM(D7:D12)",x_S 的均值计算公式"=AVERAGE(B7:B12)",x_T 的均值计算公式"=AVERAGE(D7:D12)"(图 8-3)。

图 8-3　x_S、x_T、$\sum x_S$、$\sum x_T$ 及 x_S、x_T 均值的计算

(2) M、R、P_T、s^2、f、$t_{(0.05)}$、S_M 的计算:在 A18 单元格中输入 M 的计算公式"=B15-D15";在 B18 单元格中输入 R 的计算公式"=10^A18";在 C18 单元格中输入 P_T 的计算公式"=B3*B18",在 D18 单元格中输入 s^2 的计算公式"=(SUMSQ(B7:B12)-B14^2/B4+SUMSQ(D7:D12)-D14^2/D4)/(B4+D4-2)";在 E18 单元格中输入 f 的计算公式"=B4+D4-2";在 F18 单元格中输入 t 分布的逆函数公式"=TINV(0.05,E18)",函数中的 0.05 为 95% 的概率水平,如果将 0.05 改为 0.01,则为 99% 的概率水平;在 G18 单元格中输入 S_M 的计算公式"=SQRT(D18*(B4+D4)/(B4*D4))"(图 8-4)。

(3) FL 及 FL% 的计算:在单元格 B22 中输入 P_T 的 FL 下限计算公式"=B3*10^(A18-F18*G18)";在单元格 C22 中输入 P_T 的 FL 上限计算公式"=B3*10^(A18+F18*G18)";在单元格 B23 中输入 P_T 的 FL% 计算公式"=(C22-B22)/(2*C18)"(图 8-5)。

4. 设置纸张及打印　单击"文件"菜单中的"页面设置"命令,然后单击其中的"页面"选项卡。在"纸张大小"下拉编辑框中单击所需纸张大小选项。单击"文件"菜单中"打印"命令,

然后单击其中的"确定"按钮。

	A	B	C	D	E	F	G	H
1				直接测定法				
2								
3	$A_T=$	10						
4	$n_s=$	6	$n_T=$	6				
5				测定结果				
6	d_s	x_s	d_T	x_T				
7	1.15	1.061	1.11	1.045				
8	1.01	1.004	1.23	1.090				
9	1.10	1.041	1.06	1.025				
10	1.14	1.057	1.31	1.117				
11	1.06	1.025	0.94	0.973				
12	0.95	0.978	1.36	1.134				
13								
14	自动求和∑x_s	6.166	自动求和∑x_T	6.384		=TINV(0.05,E18)		
15	均值	1.028	均值	1.064				
16								
17	M	R	P_T	方差s^2	f	t(0.05)	S_M	
18	-0.036	0.9197	9.20	0.002363	10	2.228139	0.028064	
19	=B15-D15	=10^A18	=B3*B18		=B4+D4-2	=SQRT(D18*(B4+D4)/(B4*D4))		
20								
21								
22	P_T的FL	=(SUMSQ(B7:B12)-B14^2/B4+SUMSQ(D7:D12)-D14^2/D4)/(B4+D4-2)						
23	P_T的FL%							

图 8-4　M、R、P_T、s^2、f、$t_{(0.05)}$、S_M 的计算

	A	B	C	D	E	F	G
1				直接测定法			
2							
3	$A_T=$	10					
4	$n_s=$	6	$n_T=$	6			
5				测定结果			
6	d_s	x_s	d_T	x_T			
7	1.15	1.061	1.11	1.045			
8	1.01	1.004	1.23	1.090			
9	1.10	1.041	1.06	1.025			
10	1.14	1.057	1.31	1.117			
11	1.06	1.025	0.94	0.973			
12	0.95	0.978	1.36	FL 1.134			
13							
14	自动求和∑x_s	6.166	自动求和∑x_T	6.384			
15	均值	1.028	均值	1.064			
16							
17	M	R	P_T	方差s^2	f	t(0.05)	S_M
18	-0.036	0.9197	9.20	0.002363	10	2.228139	0.028064
19		=B3*10^(A18-F18*G18)		=B3*10^(A18+F18*G18)			
20							
21							
22	P_T的FL	7.96	10.6				
23	P_T的FL%	0.14447945	=(C22-B22)/(2*C18)				
24							
25							

图 8-5　FL 及 FL% 的计算

5. 文件的保存与退出　单击"文件"菜单中的"保存"命令。在"保存位置"框中选择希望保存工作簿的驱动器和文件夹。在"文件名"框中键入"直接测定法的计算机运算",然后单

击"保存"按钮。单击"文件"菜单中的"退出"命令。

第三节　量反应平行线测定法

药物对生物体所引起的反应随着药物剂量的增加产生的量变可以测量者,称为量反应。量反应检定用平行线测定法,要求在一定剂量范围内,S 和 T 的对数剂量 x 和反应值或反应值的特定函数 y 呈直线关系,当 S 和 T 的活性组分基本相同时,两直线平行。

《中国药典》(2020 年版)量反应检定主要用(2.2)法、(3.3)法、(4.4)法或(2.2.2)法、(3.3.3)法、(4.4.4)法,即 S、T(或 U)各用 2 个、3 个或 4 个剂量组,统称 $(k \cdot k)$ 法或 $(k \cdot k \cdot k)$ 法,如果 S 和 T 的剂量组数不相等,则称 $(k \cdot k')$ 法;前面的 k 代表 S 的剂量组数,后面的 k 或 k' 代表 T 的剂量组数。一般都按 $(k \cdot k)$ 法实验设计。

《中国药典》(2020 年版)平行线测定法的计算都用简算法,因此各种 $(k \cdot k)$ 法要求如下:① S 和 T 相邻高、低剂量组数的比值(r)要相等,一般 r 用 1:(0.5~0.8),$\lg r = I$;② 各剂量组的反应个数(m)应相等。

一、平行线设计的实验类型

根据不同的检定方法可加以限制的因级数采用不同的实验设计类型。《中国药典》(2020 年版)主要用以下 3 种实验设计类型。

1. 随机设计　剂量组内不加因级限制,有关因子的各级随机分配到各剂量组。本设计类型的实验结果只能分离不同剂量(剂间)所致变异,如绒毛膜促性腺激素的生物检定。

2. 随机区组设计　将实验动物或实验对象分成区组,一个区组可以是一窝动物、一只双碟或一次实验,在剂量组内的各行间加以区组间(如窝间、碟间、实验次序间)的因级限制。随机区组设计要求每一区组的容量(如每一窝动物的受试动物只数、每一只双碟能容纳的小杯数等)必须和剂量组数相同,这样可以使每一窝动物或每一只双碟都能接受到各个不同的剂量。因此,随机区组设计除了从总变异中分离剂间变异之外,还可以分离区组间变异,减小实验误差。例如抗生素杯碟法效价测定。

3. 交叉设计　同一动物可以分两次进行实验者适合用交叉设计。交叉设计是将动物分组,每组可以是一只动物,也可以是几只动物,但各组的动物只数应相等。标准品(S)和供试品(T)对比时,一组动物在第一次实验时接受 S 的一个剂量,第二次实验时则接受 T 的一个剂量,如此调换交叉进行,可以在同一动物身上进行不同试品、不同剂量的比较,以去除动物间差异对实验误差的影响,提高实验精确度,节约实验动物。

(2.2)法 S 和 T 各两组剂量,用双交叉设计,将动物分成 4 组;给各组中的每一只动物都标上识别号。每一只动物都按给药次序按表 8-3 进行两次实验。

表8-3　双交叉设计两次实验的给药次序表

实验	第一组	第二组	第三组	第四组
第一次实验	d_{S_1}	d_{S_2}	d_{T_1}	d_{T_2}
第二次实验	d_{T_2}	d_{T_1}	d_{S_2}	d_{S_1}

二、平行线测定法的方差分析和可靠性测验

1. 随机设计和随机区组设计的方差分析与可靠性测验

（1）剂量分组方阵表：将反应值或其规定的函数（y）按 S 和 T 的剂量分组列成方阵表，见表8-4。

表8-4　平行线模型中的剂量分组方阵表

项目		S 和 T 的剂量组					总和 $\sum y_m$
		(1)	(2)	(3)	…	(k)	
行间 （组内）	1	$y_{1(1)}$	$y_{1(2)}$	$y_{1(3)}$	…	$y_{1(k)}$	$\sum y_1$
	2	$y_{2(1)}$	$y_{2(2)}$	$y_{2(3)}$	…	$y_{2(k)}$	$\sum y_2$
	3	$y_{3(1)}$	$y_{3(2)}$	$y_{3(3)}$	…	$y_{3(k)}$	$\sum y_3$
	…	…	…	…	…	…	…
	m	$y_{m(1)}$	$y_{m(2)}$	$y_{m(3)}$	…	$y_{m(k)}$	$\sum y_m$
总和　$\sum y_{(k)}$		$\sum y_{(1)}$	$\sum y_{(2)}$	$\sum y_{(3)}$	…	$\sum y_{(k)}$	$\sum y$

方阵中，k 为 S 和 T 的剂量组数和；m 为各剂量组内 y 的个数，如为随机区组设计，m 为行间或组内所加的因级限制；n 为反应的总个数，$n=mk$。

（2）异常值剔除和缺项补足

1）异常值剔除：在同一剂量组内的各个反应中，如出现个别特大或特小的反应值，应进行异常值检验，以确定其是否应被剔除。检验异常值的方法很多，建议使用狄克森（Dixon）检验法和格拉布斯（Grubbs）检验法。下面仅介绍 Dixon 检验法。

该法仅适于同组中反应值较少时，对其中可疑的异常反应值进行检验。该法假定在 99% 的置信区间下，一个有效的反应值被拒绝的概率仅有 1%（异常值出现在单侧）。

假定同一组中有 m 个观测反应值，按照由小到大的顺序进行排列，y_1、y_2、y_3、…、y_m，按照表 8-5 中的公式对组内可疑的异常反应值计算 J 值。

表8-5　Dixon 检验法异常值的 J_1、J_2 和 J_3 计算公式

样本量（m）	当可疑异常值是最小值（y_1）	当可疑异常值是最大值（y_m）
3~7	$J_1 = \dfrac{(y_2 - y_1)}{(y_m - y_1)}$	$J_1 = \dfrac{(y_m - y_{m-1})}{(y_m - y_1)}$
8~10	$J_2 = \dfrac{(y_2 - y_1)}{(y_{m-1} - y_1)}$	$J_2 = \dfrac{(y_m - y_{m-1})}{(y_m - y_2)}$
11~13	$J_3 = \dfrac{(y_3 - y_1)}{(y_{m-1} - y_1)}$	$J_3 = \dfrac{(y_m - y_{m-2})}{(y_m - y_2)}$

如果 J_1、J_2 或 J_3 中的计算值超出表 8-6 中给出的标准值,则判断为异常值,可考虑剔除。当同一组中的观察反应值数目大于 13 个时,请选用 Grubbs 检验法。对一个正态反应的样本,在 99% 置信水平下,差距不小于表 8-6 中 J_1、J_2 或 J_3 的值时,其异常值出现在任一侧的概率 $P=0.01$。

表 8-6 $P<0.01$ 时 Dixon 检验法异常值判断标准

m	J_1	m	J_2	m	J_3
3	0.988	8	0.683	11	0.679
4	0.889	9	0.635	12	0.642
5	0.780	10	0.597	13	0.615
6	0.698				
7	0.637				

2) 缺项补足:因反应值被剔除或因故反应值缺失造成缺项,致 m 不等时,根据实验设计类型做缺项补足,使各剂量组的反应个数 m 相等。

3) 随机设计:对缺失数据的剂量组,以该组的反应均值补入,缺 1 个反应补 1 个均值,缺 2 个反应补 2 个均值。

4) 随机区组设计:按式(8-11)计算,补足缺项。

$$缺项 \ y = \frac{KC + mR - G}{(K-1)(m-1)} \qquad 式(8-11)$$

式中,C 为缺项所在剂量组内的反应值总和,R 为缺项所在行的反应值总和,G 为全部反应值总和,K 为 S 和 T 的剂量组之和。

如果缺 1 项以上,可以分别以 y_1、y_2、y_3…代表各缺项,然后在计算其中之一时,把其他缺项 y 直接用符号 y_1、y_2…当作未缺项代入式(8-11),这样可得与缺项数相同的方程组,解方程组即得。

随机区组设计,当剂量组内安排的区组数较多时,也可将缺项所在的整个区组除去。随机设计的实验结果中,如在个别剂量组多出 1~2 个反应值,可按严格的随机原则去除,使各剂量组的反应个数 m 相等。

不论哪种实验设计,每补足 1 个缺项,就需把 s^2 的自由度减去 1,缺项不得超过反应总个数的 5%。

(3) 方差分析:方阵表(表 8-4)的实验结果按式(8-12)~ 式(8-19)计算各项变异的差方和、自由度(f)及误差项的方差(s^2)。

1) 随机设计:按式(8-12)、式(8-13)计算差方和$_{(总)}$、差方和$_{(剂间)}$,按式(8-15)计算差方和$_{(误差)}$,按式(8-16)或式(8-19)计算 s^2。

2) 随机区组设计:按式(8-12)~ 式(8-15)计算差方和$_{(总)}$、差方和$_{(剂间)}$、差方和$_{(区组间)}$、差方和$_{(误差)}$。按式(8-16)或式(8-17)计算 s^2。

$$差方和_{(总)} = \sum y^2 - \frac{(\sum y)^2}{mK} \qquad\qquad 式(8-12)$$

$$f_{(总)} = mK - 1$$

$$差方和_{(剂间)} = \frac{\sum [\sum y_{(k)}]^2}{m} - \frac{(\sum y)^2}{mK} \qquad\qquad 式(8-13)$$

$$f_{(剂间)} = K - 1$$

$$差方和_{(区组间)} = \frac{\sum [\sum y_m]^2}{K} - \frac{(\sum y)^2}{mK} \qquad\qquad 式(8-14)$$

$$f_{(区组间)} = m - 1$$

$$差方和_{(误差)} = 差方和_{(总)} - 差方和_{(剂间)} - 差方和_{(区组间)} \qquad\qquad 式(8-15)$$

$$f_{(误差)} = f_{(总)} - f_{(剂间)} - f_{(区组间)} = (K-1)(m-1)$$

$$各变异项方差 = \frac{各变异项差方和}{各变异项自由度} \qquad\qquad 式(8-16)$$

$$误差项方差(s^2) = \frac{差方和_{(误差)}}{f_{(误差)}} \quad 或$$

$$s^2 = \frac{Km \sum y^2 - K \cdot \sum [\sum y_{(k)}]^2 - m \cdot \sum [\sum y_m]^2 + (\sum y)^2}{Km(K-1)(m-1)} \qquad\qquad 式(8-17)$$

$$f = (K-1)(m-1)$$

$$f_{(误差)} = f_{(总)} - f_{(剂间)} = K(m-1) \qquad\qquad 式(8-18)$$

$$s^2 = \frac{m \cdot \sum y^2 - \sum [\sum y_{(k)}]^2}{Km(m-1)} \qquad\qquad 式(8-19)$$

$$f = K(m-1)$$

(4) 可靠性测验:通过对剂间变异的分析,测验 S 和 T 的对数剂量与反应的关系是否显著偏离平行直线。(2.2)法和(2.2.2)法的剂间变异分析为试品间、回归、偏离平行 3 项,其他$(k \cdot k)$法还需再分析二次曲线、反向二次曲线等。

1) 可靠性测验的剂间变异分析:$(k \cdot k)$法、$(k \cdot k')$法按表 8-7 计算各变异项的 $m \cdot \sum C_i^2$ 及 $\sum [C_i \cdot \sum y_{(k)}]$,按式(8-20)计算各项变异的差方和。

$$各项变异的差方和 = \frac{[\sum (C_i \cdot \sum y_{(k)})]^2}{m \cdot \sum C_i^2} \qquad\qquad 式(8-20)$$

$$f = 1$$

表 8-7　$(k \cdot k)$法、$(k \cdot k')$法可靠性测验正交多项系数表

| 方法 | 差异来源 | $\sum y_{(k)}$的正交多项系数(C_i) | | | | | | | | $m \cdot \sum C_i^2$ | $\sum [C_i \cdot \sum y_{(k)}]$ |
		S_1	S_2	S_3	S_4	T_1	T_2	T_3	T_4		
2.2	试品间	−1	−1			1	1			$4m$	$T_2+T_1-S_2-S_1$
	回归	−1	1			−1	1			$4m$	$T_2-T_1+S_2-S_1$
	偏离平行	1	−1			−1	1			$4m$	$T_2-T_1-S_2+S_1$

续表

方法	差异来源	$\sum y_{(k)}$的正交多项系数(C_i)								$m\cdot\sum C_i^2$	$\sum[C_i\cdot\sum y_{(k)}]$
		S_1	S_2	S_3	S_4	T_1	T_2	T_3	T_4		
3.3	试品间	−1	−1	−1		1	1	1		$6m$	$T_3+T_2+T_1-S_3-S_2-S_1$
	回归	−1	0	1		−1	0	1		$4m$	$T_3-T_1+S_3-S_1$
	偏离平行	1	0	−1		−1	0	1		$4m$	$T_3-T_1-S_3+S_1$
	二次曲线	1	−2	−1		1	−2	1		$12m$	$T_3-2T_2+T_1+S_3-2S_2+S_1$
	反向二次曲线	−1	2	−1		1	−2	1		$12m$	$T_3-2T_2+T_1+S_3-2S_2-S_1$
4.4	试品间	−1	−1	−1	−1	1	1	1	1	$8m$	$T_4+T_3+T_2+T_1-S_4-S_3-S_2-S_1$
	回归	−3	−1	1	3	−3	−1	1	3	$40m$	$3T_4+T_3-T_2-3T_1+3S_4+S_3+S_2-3S_1$
	偏离平行	3	1	−1	−3	−3	−1	1	3	$40m$	$3T_4+T_3-T_2-3T_1-3S_4-S_3-S_2-3S_1$
	二次曲线	1	−1	−1	1	1	−1	−1	1	$8m$	$T_4-T_3-T_2+T_1+S_4-S_3-S_2+S_1$
	反向二次曲线	−1	1	1	1	1	−1	−1	1	$8m$	$T_4-T_3-T_2+T_1-S_4+S_3+S_2-S_1$
3.2	试品间	−2	−2	−2		3	3			$30m$	$3(T_2+T_1)-2(S_3+S_2+S_1)$
	回归	−2	0	−2		−1	1			$10m$	$T_2-T_1+2(S_3-S_1)$
	偏离平行	1	0	−1		−2	2			$10m$	$2(T_2-T_1)-S_3+S_1$
	二次曲线	1	2	1		0	0			$6m$	$S_3-2S_2+S_1$
4.3	试品间	−3	−3	−3	−3	4	4	4		$84m$	$4(T_3+T_2+T_1)-3(S_4+S_3+S_2+S_1)$
	回归	−3	−1	1	3	−2	0	2		$28m$	$2(T_3-T_1)+3(S_4-S_1)-S_2+S_3$
	偏离平行	3	1	−1	−3	−5	0	5		$70m$	$5(T_3-T_1)-3(S_4-S_1)-S_3+S_2$
	二次曲线	3	−3	−3	3	2	−4	2		$60m$	$2(T_3+T_1)-4T_2+3(S_4-S_3-S_2+S_1)$
	反向二次曲线	−1	1	1	−1	1	−2	1		$10m$	$T_3-2T_2+T_1-S_4+S_3+S_2-S_1$

$(k\cdot k\cdot k)$法按式(8-21)、式(8-22)计算试品间差方和。

(2.2.2)法

$$差方和_{(试品间)}=\frac{(S_1+S_2)^2+(T_1+T_2)^2+(U_1+U_2)^2}{3m}-\frac{(\sum y)^2}{mK} \qquad 式(8-21)$$

$$f_{(试品间)}=2$$

(3.3.3)法

$$差方和_{(试品间)}=\frac{(S_1+S_2+S_3)^2+(T_1+T_2+T_3)^2+(U_1+U_2+U_3)^2}{3m}-\frac{(\sum y)^2}{mK} \qquad 式(8-22)$$

$$f_{(试品间)}=2$$

按表8-8计算回归、二次曲线、反向二次曲线各项变异的 $m\cdot\sum C_i^2$ 及 $\sum[C_i\cdot\sum y_{(k)}]$，按式

(8-20)计算差方和(回归)、差方和(二次曲线)，按式(8-23)计算差方和(偏离平行)及差方和(反向二次曲线)。

$$差方和_{(偏离平行)}、差方和_{(反向二次曲线)} = \frac{2\sum\left[\sum(C_i \cdot \sum y_{(k)})\right]^2}{\sum(m \cdot \sum C_i^2)} \qquad 式(8-23)$$

$$f = 2$$

按式(8-16)计算各项变异的方差。

表8-8　(k·k·k)法可靠性测验正交多项系数表

方法	变异来源	$\sum y_{(k)}$的正交多项系数(C_i)									$m \cdot \sum C_i^2$	$\sum[C_i \cdot \sum y_{(k)}]$
		S_1	S_2	S_3	T_1	T_2	T_3	U_1	U_2	U_3		
2.2.2	回归	−1	1		−1	1		−1	1		6m	$S_2-S_1+T_2-T_1+U_2-U_1$
	偏离平行	1	−1		−1	1		−1	1		4m	$T_2-T_1-S_2+S_1$
		1	−1					−1	1		4m	$U_2-U_1-S_2+S_1$
					−1	1		−1	1		4m	$U_2-U_1-T_2+T_1$
3.3.3	回归	−1	0	1	−1	0	1	−1	0	1	6m	$U_3-U_1+T_3-T_1+S_3-S_1$
	偏离平行	1	0	−1	−1	0	1				4m	$T_3-T_1-S_3+S_1$
		1	0	−1				−1	0	1	4m	$U_3-U_1-S_3+S_1$
					1	0	−1	−1	0	1	4m	$U_3-U_1-T_3+T_1$
	二次曲线	1	−2	1	1	−2	1	1	−2	1	18m	$U_3-2U_2+U_1+T_3-2T_2+$ $T_1+S_3-2S_2+S_1$
	反向二次曲线	−1	2	−1	1	−2	1				12m	$T_3-2T_2+T_1-S_3+2S_2-S_1$
		−1	2	−1				−1	2	−1	12m	$U_3-2U_2+U_1-S_3+2S_2-S_1$
					−1	2	−1	−1	2	−1	12m	$U_3-2U_2+U_1-T_3+2T_2-T_1$

用(2.3)法及(3.4)法时，分别将(3.2)法及(4.3)法中S和T的正交多项系数互换即得。

表8-8中S_1、S_2、…、T_1、T_2、…在量反应分别为标准品和供试品每一剂量组内的反应值或其规定函数的总和[相当于表8-8的$\sum y_{(k)}$各项]；所有脚序1、2、3…都是顺次由小剂量到大剂量；C_i是与之相应的正交多项系数；$m \cdot \sum C_i^2$是该项变异各正交多项系数的平方之和与m的乘积；$\sum[C_i \cdot \sum y_{(k)}]$为$S_1$、$S_2$、…、$T_1$、$T_2$…分别与该项正交多项系数乘积之和。

将方差分析结果列表进行可靠性测验，例如，随机区组设计(3.3)法可靠性测验结果见表8-9。

表8-9中概率P是以该变异项的自由度为分子，误差项(s^2)的自由度为分母，查F值表(表8-10)，将查表所得F值与表8-9中F项下的计算值比较而得。当F计算值大于$P=0.05$或$P=0.01$的查表值时，则$P<0.05$或$P<0.01$，即为在此概率水平下该项变异有显著意义。

随机设计没有区组间变异项。

表8-9 随机区组设计(3.3)法可靠性测验结果

变异来源	f	差方和	方差	F	P
试品间	1	式(8-20)	差方和 $/f$	方差 $/s^2$	
回归	1	式(8-20)	差方和 $/f$	方差 $/s^2$	
偏离平行	1	式(8-20)	差方和 $/f$	方差 $/s^2$	
二次曲线	1	式(8-20)	差方和 $/f$	方差 $/s^2$	
反向二次曲线	1	式(8-20)	差方和 $/f$	方差 $/s^2$	
剂间	$K-1$	式(8-13)	差方和 $/f$	方差 $/s^2$	
区组间	$m-1$	式(8-14)	差方和 $/f$	方差 $/s^2$	
误差	$(K-1)(m-1)$	式(8-15)	差方和 $/f(s)^2$		
总	$mK-1$	式(8-12)			

表8-10 F 值 表

项目		f_1(分子的自由度)								
		1	2	3	4	6	12	20	40	∞
f_2(分母的自由度)	1	161	200	216	225	234	244	248	251	254
		4 052	4 999	5 403	5 625	5 859	6 106	6 208	6 286	6 366
	2	18.51	19.00	19.16	19.25	19.33	19.41	19.44	19.47	19.50
		98.49	99.00	99.17	90.25	99.33	99.42	99.45	99.48	99.50
	3	10.13	9.55	9.28	9.12	8.94	8.74	8.66	8.60	8.53
		34.12	30.82	29.46	28.71	27.91	27.05	26.69	26.41	26.12
	4	7.71	6.94	6.59	6.39	6.16	5.91	5.80	5.71	5.63
		21.20	18.00	16.69	15.98	15.21	14.37	14.02	13.74	13.46
	5	6.61	5.79	5.41	5.19	4.95	4.68	4.56	4.46	4.36
		16.26	13.27	12.06	11.39	10.67	9.89	9.55	9.29	9.02
	6	5.99	5.14	4.76	4.53	4.28	4.00	3.87	3.77	3.67
		13.74	10.92	9.78	9.15	8.47	7.72	7.39	7.14	6.88
	7	5.59	4.74	4.35	4.12	3.87	3.57	3.44	3.34	3.23
		12.25	9.55	8.45	7.85	7.19	6.47	6.15	5.90	5.65
	8	5.32	4.46	4.07	3.84	3.58	3.28	3.15	3.05	2.93
		11.26	8.65	7.59	7.01	6.37	5.67	5.36	5.11	4.86
	9	5.12	4.26	3.86	3.63	3.37	3.07	2.93	2.82	2.71
		10.56	8.02	6.99	6.42	5.80	5.11	4.80	4.56	4.31
	10	4.96	4.10	3.71	3.48	3.22	2.91	2.77	2.67	2.54
		10.04	7.56	6.55	5.99	5.39	4.71	4.41	4.17	3.91
	15	4.54	3.68	3.29	3.06	2.79	2.48	2.33	2.21	2.07
		8.68	6.36	5.42	4.89	4.32	3.67	3.36	3.12	2.87
	20	4.35	3.49	3.10	2.87	2.60	2.28	2.12	1.99	1.84
		8.10	5.85	4.94	4.43	3.87	3.23	2.94	2.69	2.42

续表

项目		f_1(分子的自由度)								
		1	2	3	4	6	12	20	40	∞
f_2(分母的自由度)	30	4.17	3.32	2.92	2.69	2.42	2.09	1.93	1.79	1.62
		7.56	5.39	4.51	4.02	3.47	2.84	2.55	2.29	2.01
	40	4.08	3.23	2.84	2.61	2.34	2.00	1.84	1.69	1.51
		7.31	5.18	4.31	3.83	3.29	2.66	2.37	2.11	1.81
	60	4.00	3.15	2.76	2.52	2.25	1.92	1.75	1.59	1.39
		7.08	4.98	4.13	3.65	3.12	2.50	2.20	1.93	1.60
	∞	3.84	2.99	2.60	2.37	2.09	1.75	1.57	1.40	1.00
		6.64	4.60	3.78	3.32	2.80	2.18	1.87	1.59	1.00

注：上行 $P=0.05$；下行 $P=0.01$。

2）可靠性测验结果判断：可靠性测验结果，回归项应非常显著（$P<0.01$），(2.2)法、(2.2.2)法偏离平行应不显著（$P>0.05$）。其他（$k\cdot k$）法、（$k\cdot k\cdot k$）法偏离平行、二次曲线、反向二次曲线各项均应不显著（$P>0.05$）。

试品间一项不作为可靠性测验的判断标准，试品间变异非常显著者，重复实验时，应参考所得结果重新估计 T 的效价或重新调整剂量实验。

2. 双交叉设计的方差分析和可靠性测验

（1）双交叉设计实验结果的方阵表：将动物按体重随机分成 4 组，各组的动物数（m）相等，4 组的动物总数为 $4m$。对 4 组中的每一只动物都加以识别标记，按双交叉设计给药次序表进行实验，各组的每一只动物都给药 2 次，共得 $2\times4m$ 个反应值。将 S、T 各两个剂量组两次实验所得反应值排列成表（表 8-11）。

表 8-11　双交叉设计实验结果

项目		第一组			第二组			第三组			第四组			项目
		第(1)次	第(2)次	两次反应和	第(1)次	第(2)次	两次反应和	第(1)次	第(2)次	两次反应和	第(1)次	第(2)次	两次反应和	
		d_{S_1}	d_{T_2}		d_{S_2}	d_{T_1}		d_{T_1}	d_{S_2}		d_{T_2}	d_{S_1}		
y		$y_{S_1(1)}$ …	$y_{T_2(2)}$ …	$y_{(1)}+y_{(2)}$ …	$y_{S_2(1)}$ …	$y_{T_1(2)}$ …	$y_{(1)}+y_{(2)}$ …	$y_{T_1(1)}$ …	$y_{S_1(2)}$ …	$y_{(1)}+y_{(2)}$ …	$y_{T_2(1)}$ …	$y_{S_1(2)}$ …	$y_{(1)}+y_{(2)}$ …	总和
Σ		$S_{1(1)}$									$S_{1(2)}$			S_1
					$S_{2(1)}$				$S_{2(2)}$					S_2
						$T_{1(2)}$		$T_{1(1)}$						T_1
			$T_{2(2)}$								$T_{2(1)}$			T_2

（2）缺项补足：表 8-11 中如有个别组的 1 个反应值因故缺失，均作该只动物缺失处理，在组内形成 2 个缺项。此时，可分别用两次实验中该组动物其余各反应值的均值补入；也可在其余 3 组内用严格随机的方法各去除 1 只动物，使各组的动物数相等。每补足 1 个缺项，误差 I 和

误差 II 的方差 s_I^2 和 s_{II}^2 的自由度都要减去 1。缺项不得超过反应总个数的 5%。同一组内缺失的动物不得超过 1 只。

(3) 方差分析:双交叉设计的总变异中,包含动物间变异和动物内变异。对表 8-11 的 $2 \times 4m$ 个反应值进行方差分析时,总变异的差方和按式(8-24)计算。

$$差方和_{(总)} = \sum y^2 - \frac{(\sum y)^2}{2 \times 4m} \qquad 式(8-24)$$

$$f_{(总)} = 2 \times 4m - 1$$

动物间变异是每一只动物两次实验所得反应值的和(表 8-11 每组动物的第 3 列)之间的变异,其差方和按式(8-25)计算。

$$差方和_{(动物间)} = \frac{\sum [y(1) + y(2)]^2}{2} - \frac{(\sum y)^2}{2 \times 4m} \qquad 式(8-25)$$

$$f_{(动物间)} = 4m - 1$$

总变异中分除动物间变异,余下为动物内变异。

(4) 动物间变异和动物内变异的分析:将表 8-11 中 S 和 T 各剂量组第(1)次实验所得反应值之和 $S_{1(1)}$、$S_{2(1)}$、$T_{1(1)}$、$T_{2(1)}$ 及第(2)次实验反应值之和 $S_{1(2)}$、$S_{2(2)}$、$T_{1(2)}$、$T_{2(2)}$ 按表 8-12 双交叉设计正交系数表计算各项变异的 $m \cdot \sum C_i^2$ 及 $\sum (C_i \cdot \sum y)$,按式(8-20)计算各项变异的差方和。

表 8-12 双交叉设计正交系数表

| 变异来源 | 正交多项系数 C_i | | | | | | | | $m \cdot \sum C_i^2$ | $\sum (C_i \cdot \sum y)$ |
| | 第(1)次实验 | | | | 第(2)次实验 | | | | | |
	$S_{1(1)}$	$S_{2(1)}$	$T_{1(1)}$	$T_{2(1)}$	$S_{1(2)}$	$S_{2(2)}$	$T_{1(2)}$	$T_{2(2)}$		
试品间[*]	−1	−1	1	1	−1	−1	1	1	$8m$	$T_{2(1)} + T_{1(1)} - S_{2(1)} - S_{1(1)} + T_{2(2)} + T_{1(2)} - S_{2(2)} - S_{1(2)}$
回归[*]	−1	1	−1	1	−1	1	−1	1	$8m$	$T_{2(1)} - T_{1(1)} + S_{2(1)} - S_{1(1)} + T_{2(2)} - T_{1(2)} + S_{2(2)} - S_{1(2)}$
偏离平行	1	−1	−1	1	1	−1	−1	1	$8m$	$T_{2(1)} - T_{1(1)} - S_{2(1)} + S_{1(1)} + T_{2(2)} - T_{1(2)} - S_{2(2)} + S_{1(2)}$
次间[*]	−1	−1	−1	−1	1	1	1	1	$8m$	$T_{2(2)} + T_{1(2)} + S_{2(2)} + S_{1(2)} - T_{2(1)} - T_{1(1)} - S_{2(1)} - S_{1(1)}$
次间 × 试品间	1	1	−1	−1	−1	−1	1	1	$8m$	$T_{2(2)} + T_{1(2)} - S_{2(2)} - S_{1(2)} - T_{2(1)} - T_{1(1)} + S_{2(1)} + S_{1(1)}$
次间 × 回归	1	−1	1	−1	−1	1	−1	1	$8m$	$T_{2(2)} - T_{1(2)} + S_{2(2)} - S_{1(2)} - T_{2(1)} + T_{1(1)} - S_{2(1)} + S_{1(1)}$
次间 × 偏离平行[*]	−1	1	1	−1	1	−1	−1	1	$8m$	$T_{2(2)} - T_{1(2)} - S_{2(2)} + S_{1(2)} - T_{2(1)} + T_{1(1)} + S_{2(1)} - S_{1(1)}$

注:有 * 号标记的 4 项为动物内变异,其余 3 项为动物间变异。

总变异的差方和减去动物间变异的差方和,再减去动物内各项变异的差方和,余项为误差 I 的差方和，按式(8-26)计算。

$$差方和_{(误差 I)}= 差方和_{(总)}- 差方和_{(动物间)}- 差方和_{(试品间)}- 差方和_{(回归)}-$$

$$差方和_{(次间)}- 差方和_{(次间 × 偏离平行)} \qquad 式(8-26)$$

$$f_{(误差 I)}=f_{(总)}-f_{(动物间)}-f_{(试品间)}-f_{(回归)}-f_{(次间)}-f_{(次间 × 偏离平行)}= 4(m-1)$$

误差 I 的方差 s_I^2 用以计算实验误差 S_M、FL 及进行动物内各项变异(表 8-12 中有 * 标记者)的 F 测验。

误差 II 的差方和为动物间变异的差方和减去表 8-12 中其余 3 项变异(表 8-12 中无 * 标记者)的差方和，按式(8-27)计算。

$$差方和_{(误差 II)}= 差方和_{(动物间)}- 差方和_{(偏离平行)}- 差方和_{(次间 × 试品间)}- 差方和_{(次间 × 回归)} \qquad 式(8-27)$$

$$f_{(误差 II)}=f_{(动物间)}-f_{(偏离平行)}-f_{(次间 × 试品间)}-f_{(次间 × 回归)}= 4(m-1)$$

误差 II 的方差 s_{II}^2 用以进行上述 3 项变异的 F 测验。

(5) 可靠性测验：将方差分析及 F 测验的结果列表(表 8-13)。

表 8-13　双交叉设计可靠性测验结果

变异来源	f	差方和	方差	F	P
偏离平行	1	式(8-20)	差方和 /f	方差 /s_{II}^2	
次间 × 试品间	1	式(8-20)	差方和 /f	方差 /s_{II}^2	
次间 × 回归	1	式(8-20)	差方和 /f	方差 /s_{II}^2	
误差 II	$4(m-1)$	式(8-27)	差方和 /$f(s_{II}^2)$		
动物间	$4m-1$	式(8-25)	差方和 /f	方差 /s_I^2	
试品间	1	式(8-20)	差方和 /f	方差 /s_I^2	
回归	1	式(8-20)	差方和 /f	方差 /s_I^2	
次间	1	式(8-20)	差方和 /f	方差 /s_I^2	
次间 × 偏离平行	1	式(8-20)	差方和 /f	方差 /s_I^2	
误差 I	$4(m-1)$	式(8-26)	差方和 /$f(s_I^2)$		
总	$2 × 4m-1$	式(8-24)			

表 8-13 中的概率 P 的计算同表 8-9，但表的上半部分是以 s_{II}^2 的自由度为分母，表的下半部分以 s_I^2 的自由度为分母，查 F 值表(表 8-10)，将查表所得的 F 值与表 8-13 中 F 项下的计算值比较而得。

(6) 可靠性测验结果判断：回归、偏离平行、试品间 3 项的判断标准同(2.2)法。次间 × 试品间、次间 × 回归、次间 × 偏离平行 3 项中，如有 F 测验非常显著者，说明该项变异在第一次和第二次实验的结果有非常显著的差别，对出现这种情况的检定结果，下结论时应慎重，最好复试。

三、效价（P_T）及可信限（FL）的计算

1. 各种（$k \cdot k$）法效价及可信限的计算　各种（$k \cdot k$）法都按表 8-14 计算 V、W、D、A、B、g 等数值，代入式（8-28）~ 式（8-31）及式（8-4）、式（8-9）计算 R、S_M、P_T 以及 R、P_T 的 FL 和 FL% 等。

$$R = D \operatorname{antilg}\left(\frac{IV}{W}\right) \qquad\qquad 式（8-28）$$

$$S_M = \frac{I}{W^2(1-g)}\sqrt{ms^2\left[(1-g)AW^2 + BV^2\right]} \qquad 式（8-29）$$

$$R \text{ 的 FL} = \operatorname{antilg}\frac{\lg R}{(1-g)} \pm tS_M \qquad\qquad 式（8-30）$$

$$P_T \text{ 的 FL} = A_T\operatorname{antilg}\frac{\lg R}{(1-g)} \pm tS_M \qquad\qquad 式（8-31）$$

2. (2.2)法双交叉设计计算方法同上述(2.2)法　双交叉设计各剂量组都进行两次实验，S 和 T 每一剂量组的反应值个数为组内动物数的两倍（$2m$）。

（1）双交叉设计用 S 和 T 各组剂量两次实验所得各反应值之和（表 8-11）中的 S_1、S_2、T_1、T_2 按表 8-14(2.2)法公式计算 V、W、D、g 等数值。

表 8-14　量反应平行线检定法的计算公式

方法	S	T	效价计算用数值			S_M 计算用数值		
			V	W	D	A	B	g
2.2	d_{S_1} d_{S_2}	d_{T_1} d_{T_2}	$1/2(T_1+T_2-S_1-S_2)$	$1/2(T_2-T_1+S_2-S_1)$	d_{S_2}/d_{T_2}	1	1	t^2s^2m/W^2
3.3	d_{S_1} d_{S_2} d_{S_3}	d_{T_1} d_{T_2} d_{T_3}	$1/3(T_1+T_2+T_3-S_1-S_2-S_3)$	$1/3(T_3-T_1+S_3-S_1)$	d_{S_3}/d_{T_3}	$\frac{2}{3}$	$\frac{1}{4}$	$t^2s^2m/4W^2$
4.4	d_{S_1} d_{S_2} d_{S_3} d_{S_4}	d_{T_1} d_{T_2} d_{T_3} d_{T_4}	$1/4(T_1+T_2+T_3+T_4-S_1-S_2-S_3-S_4)$	$1/20[(T_3-T_2+S_3-S_2)+3(T_4-T_1+S_4-S_1)]$	d_{S_4}/d_{T_4}	$\frac{1}{2}$	$\frac{1}{10}$	$t^2s^2m/4W^2$
3.2	d_{S_1} d_{S_2} d_{S_3}	d_{T_1} d_{T_2}	$1/2(T_2+T_1)-1/3(S_1+S_2+S_3)$	$1/5[(T_2-T_1)+2(S_3-S_1)]$	$d_{S_3}/(d_{T_2}\sqrt{r})$	$\frac{5}{6}$	$\frac{7}{5}$	$2t^2s^2m/5W^2$
2.3	d_{S_1} d_{S_2}	d_{T_1} d_{T_2} d_{T_3}	$1/3(T_1+T_2+T_3)-1/2(S_1+S_2)$	$1/5[2(T_3-T_1)+(S_2-S_1)]$	$d_{S_2}\sqrt{r}/d_{T_3}$	$\frac{5}{6}$	$\frac{2}{5}$	$2t^2s^2m/5W^2$
4.3	d_{S_1} d_{S_2} d_{S_3} d_{S_4}	d_{T_1} d_{T_2} d_{T_3}	$1/3(T_1+T_2+T_3)-1/4(S_1+S_2+S_3+S_4)$	$1/14[2(T_3-T_1)+(S_3-S_2)+4(S_4-S_1)]$	$d_{S_4}/(d_{T_3}\sqrt{r})$	$\frac{7}{12}$	$\frac{1}{7}$	$t^2s^2m/7W^2$

续表

方法	S	T	效价计算用数值			S_M 计算用数值		
			V	W	D	A	B	g
3.4	d_{S_1} d_{S_2} d_{S_3}	d_{T_1} d_{T_2} d_{T_3} d_{T_4}	$1/4(T_1+T_2+T_3+T_4)-$ $1/3(S_1+S_2+S_3)$	$1/14[2(S_3-S_1)+(T_3-T_2)+$ $4(T_4-T_1)]$	$d_{S_3}\sqrt{r}/d_{T_4}$	$\dfrac{7}{12}$	$\dfrac{1}{7}$	$t^2s^2m/7W^2$
2.2.2	d_{S_1} d_{S_2}	d_{T_1} d_{T_2} d_{U_1} d_{U_2}	$1/2(T_1+T_2-S_1-S_2)$ $1/2(U_1+U_2-S_1-S_2)$	$1/3(T_2-T_1+U_2-U_1+S_2-S_1)$	d_{S_2}/d_{T_2} d_{S_2}/d_{U_2}	1	$\dfrac{2}{3}$	$2t^2s^2m/3W^2$
3.3.3	d_{S_1} d_{S_2} d_{S_3}	d_{T_1} d_{T_2} d_{T_3} d_{U_1} d_{U_2} d_{U_3}	$1/3(T_1+T_2+T_3-S_1-$ $S_2-S_3)$ $1/3(U_1+U_2+U_3-S_1-$ $S_2-S_3)$	$1/6(T_3-T_1+U_3-U_1+S_3-S_1)$	d_{S_3}/d_{T_3} d_{S_3}/d_{U_3}	$\dfrac{2}{3}$	$\dfrac{1}{6}$	$t^2s^2m/6W^2$

注：表中字母 S、T、U 后面的字数 1、2、3 均表示其下标。表中 d_S、d_T 分别为 S 和 T 的剂量，脚序 1、2、3 是顺次由小剂量到大剂量。

(2) 参照式(8-29)计算 S_M，因每只动物进行两次实验，式中 m 用 $2m$ 代替，(2.2)法 $A=1$，$B=1$，S_M 的计算公式为

$$S_M = \frac{1}{W^2(1-g)}\sqrt{2ms^2\left[(1-g)W^2+V^2\right]} \qquad 式(8-32)$$

式中，s^2 为表 8-13 中误差 I 的方差；$g=\dfrac{s^2t^22m}{W^2}$。

【例】管杯法测定新霉素效价

采用量反应平行线测定随机区组设计(3.3)法。已知 S 为新霉素标准品，稀释液 d_{S_1}：8.0 U/mL，d_{S_2}：10.0 U/mL，d_{S_3}：12.5 U/mL；T 为新霉素，标示量 A_T：670 U/mg，稀释液 d_{T_1}：8.0 U/mL，d_{T_2}：10.0 U/mL，d_{T_3}：12.5 U/mL；$r=1:0.8$；$I=0.0969$；反应(y)：抑菌圈直径(mm)，测定结果见表 8-15。

表 8-15 新霉素效价测定结果

剂量 I / $(U\cdot mL^{-1})$	d_{S_1} 8.0	d_{S_2} 10.0	d_{S_3} 12.5	d_{T_1} 8.0	d_{T_2} 10.0	d_{T_3} 12.5	$\sum y_m$
	16.05	16.20	16.50	15.80	16.35	16.60	97.50
y	16.20	16.45	16.65	16.20	16.45	16.70	98.65
	16.00	16.45	16.70	16.05	16.35	16.70	98.25

续表

剂量/ (U·mL^{-1})	d_{S_1} 8.0	d_{S_2} 10.0	d_{S_3} 12.5	d_{T_1} 8.0	d_{T_2} 10.0	d_{T_3} 12.5	$\sum y_m$
	15.95	16.35	16.60	16.00	16.25	16.60	97.75
	15.70	16.25	16.60	15.85	16.25	16.60	97.25
y	15.55	16.20	16.55	15.70	16.20	16.60	96.80
	15.65	16.20	16.40	15.80	16.15	16.40	96.60
	15.90	16.10	16.45	15.80	16.10	16.50	96.85
	15.60	16.00	16.30	15.70	15.95	16.30	95.85
$\sum y_{(k)}$	142.60	146.20	148.75	142.90	146.05	149.00	875.50
	S_1	S_2	S_3	T_1	T_2	T_3	

随机区组设计(3.3)法,$K=6$;不同双碟(碟间)是剂量组内所加的因级限制,共9个双碟, $m=9$。

(1) 按式(8–12)~式(8–15)计算各项差方和

$$差方和_{(总)} = 16.05^2 + 16.20^2 + \cdots + 16.50^2 + 16.30^2 - \frac{875.5^2}{9 \times 6} = 5.470\ 9$$

$$f_{(总)} = 9 \times 6 - 1 = 53$$

$$差方和_{(剂间)} = \frac{142.60^2 + 146.20^2 + \cdots + 146.05^2 + 149.00^2}{9} - \frac{875.5^2}{9 \times 6} = 4.192\ 6$$

$$f_{(剂间)} = 6 - 1 = 5$$

$$差方和_{(碟间)} = \frac{97.50^2 + 98.65^2 + \cdots + 96.85^2 + 95.85^2}{9 \times 6} - \frac{875.5^2}{6} = 1.001\ 8$$

$$f_{(碟间)} = 9 - 1 = 8$$

$$差方和_{(误差)} = 5.470\ 9 - 4.192\ 6 - 1.001\ 8 = 0.276\ 5$$

$$f_{(误差)} = 53 - 5 - 8 = 40$$

(2) 剂间变异分析及可靠性测验:结果见表8–16、表8–17。

表8–16　新霉素(3.3)法剂间变异分析

变异来源	$\sum y_{(k)}$						$m \cdot \sum C_i^2$	$\sum [\, C_i \cdot \sum y_{(k)} \,]$	差方和 $\{ \sum [\, C_i \cdot \sum y_{(k)} \,] \}^2$
	S_1	S_2	S_3	T_1	T_2	T_3			
	142.60	146.20	148.75	142.90	146.05	149.00			
	正交多项系数 C_i								
试品间	–1	–1	–1	+1	+1	+1	9×6	0.400 0	0.002 963
回归	–1	0	+1	–1	0	+1	9×4	12.25	4.168
偏离平行	+1	0	–1	–1	0	+1	9×4	0.050 00	0.000 069 44
二次曲线	+1	–2	+1	+1	–2	+1	9×12	1.250	0.014 47
反向二次 曲线	–1	+2	–1	+1	–2	+1	9×12	0.850 0	0.006 690

表 8-17　新霉素效价测定(3.3)法可靠性测验结果

变异来源	f	差方和	方差	F	P
试品间	1	0.002 963	0.002 963	<1	>0.05
回归	1	4.168	4.168	602.9	<0.01
偏离平行	1	0.000 069 44	0.000 069 44	<1	>0.05
二次曲线	1	0.014 47	0.014 47	2.1	>0.05
反向二次曲线	1	0.006 690	0.006 690	<1	>0.05
剂间	5	4.192 6	0.838 5	121.3	<0.01
碟间	8	1.001 8	0.125 2	18.1	<0.01
误差	40	0.276 5	0.006 912(s^2)		
总	53	5.470 9			

结论:回归非常显著($P<0.01$),偏离平行、二次曲线、反向二次曲线均不显著($P>0.05$),实验结果成立。组内(碟间)差异非常显著($P<0.01$),分离碟间差异可以减小实验误差。

(3) 效价(P_T)及可信限(FL)的计算:按表 8-14(3.3)法及式(8-28)~式(8-31)、式(8-4)、式(8-9)计算。

$$r=1:0.8 \quad I=0.096\ 9 \quad s^2=0.006\ 912 \quad f=40 \quad t=2.02(P=0.95)$$

$$V=\frac{1}{3}(142.90+146.05+149.00-142.60-146.20-148.75)=0.133\ 3$$

$$W=\frac{1}{4}(149.00-142.90+148.75-142.60)=3.062\ 5$$

$$g=\frac{2.02^2\times0.006\ 912\times9}{4\times3.062\ 5^2}=0.007$$

$$R=\frac{12.5}{12.5}\cdot antilg\left(\frac{0.133\ 3}{3.062\ 5}\times0.096\ 9\right)=1.01$$

$$P_T=670\times1.01=676.70(U/mg)$$

$$S_M=\frac{0.096\ 9}{3.062\ 5^2\times(1-0.007)}\times\sqrt{9\times0.006\ 912\times\left[(1-0.007)\times\frac{2}{3}\times3.062\ 5^2+\frac{1}{4}\times0.133\ 3^2\right]}$$
$$=0.006\ 469$$

$$R\ 的\ FL\%=antilg\left(\frac{\lg1.010}{1-0.007}\pm2.02\times0.006\ 469\right)=0.980\sim1.041$$

$$P_T\ 的\ FL=670\times(0.980\sim1.041)=656.60\sim697.47(U/mg)$$

$$P_T\ 的\ FL\%=\frac{697.47-656.60}{2\times676.70}\times100\%=3.0\%$$

按式(8-17)计算 s^2。

$$s^2=\frac{6\times9\times(16.05^2+16.20^2+\cdots+16.50^2+16.30^2)}{6\times9\times(6-1)\times(9-1)}-$$

$$\frac{6 \times (142.6^2 + \cdots + 149.0^2) - 9 \times (97.5^2 + \cdots + 95.85^2) + 875.5^2}{6 \times 9 \times (6-1) \times (9-1)} = 0.006\ 912$$

$$f = (6-1) \times (9-1) = 40$$

第四节　四参数回归计算法

四参数回归计算法是《中国药典》(2020 年版)新收载的一种检定统计的评价方式。该法系采用非线性模型进行量反应检定的一种统计分析方法,要求在一定剂量范围内,标准品(S)和供试品(T)的对数剂量 x 与反应值或反应值的特定函数 y 呈"S"或反"S"形关系,可拟合成四参数(A、B、C、D 4 个参数)逻辑斯蒂(logistic)回归方程,拟合曲线对称于拐点,上下各有一渐进线。当 S 和 T 的活性组分基本相同时,两拟合曲线平行。

1. 实验设计　实验设计中要求 S 和 T 的剂量组数(n)应相等,每个剂量组反应值的个数(m)也应相等,且每个重复数应为独立重复。每组剂量间隔一般呈连续的等比稀释,也可采用非连续的独立稀释。实验过程中,应避免使用有严重位置效应的细胞孔,如会产生边缘效应的外周孔,S和 T 加样位置应尽量遵循随机、均衡排列的原则,也可选用随机区组设计,以减少实验误差。

2. 异常值处理　获取并记录实验数据后,需采用一定的策略鉴别和处理异常值,应调查产生异常值的原因。对于技术性或物理性等明确原因导致的异常值可直接剔除,如细胞孔污染、加样错误等;而对没有查明原因的异常值原则上不应剔除,即使剔除也应采用合适的统计学方法。关于异常值剔除的统计学方法及其缺项补足,见本章第三节"量反应平行线测定法"中异常值剔除相关内容。

3. 四参数逻辑斯蒂(logistic)模型拟合　一般采用适宜的计算机软件中四参数逻辑斯蒂(logistic)自由模型和约束模型,按照非线性最小二乘法的原则,进行 S 和 T 剂量反应曲线的自由拟合和约束拟合,分别获得 S 和 T 自由拟合及约束拟合曲线中 A、B、C、D 4 参数的估计值。约束模型为一平行曲线模型,其中 S 与 T 拟合方程的 A、B、D 3 个参数的估计值分别相同,仅参数 C 的估计值不同。

4. 方差分析　按式(8-33)～式(8-35)将约束模型总变异进行分解,采用适宜的计算机软件计算各项变异的差方和、自由度(f),按式(8-35)计算各变异项方差。

$$\text{差方和}_{(\text{总})} = \text{差方和}_{(\text{试品间})} + \text{差方和}_{(\text{回归})} + \text{差方和}_{(\text{残差 I})} \qquad \text{式(8-33)}$$

$$\text{差方和}_{(\text{残差 I})} = \text{差方和}_{(\text{残差 II})} + \text{差方和}_{(\text{偏离平行})} \qquad \text{式(8-34)}$$

$$\text{差方和}_{(\text{残差 II})} = \text{差方和}_{(\text{模型失拟})} + \text{差方和}_{(\text{误差})} \qquad \text{式(8-35)}$$

上式中,差方和$_{(\text{残差 I})}$为标准品和供试品约束模型的残差平方和;差方和$_{(\text{残差 II})}$为标准品和供试品自由模型的残差平方和。

5. 可靠性测验　通过对剂间变异的分析,测验 S 和 T 的对数剂量和反应的关系是否显著偏离平行曲线。剂间变异分析为试品间、回归、偏离平行和模型失拟 4 项:残差 II 的方差用以进行试品间、回归和偏离平行 3 项变异的 F 测验,误差项的方差用以进行模型失拟的 F 测验。

由适宜的计算机软件计算获得各变异项的 P 值。当 $P<0.05$ 或 $P<0.01$ 时,即认为在此检验水准下该项变异有显著意义。

可靠性测验结果判断:可靠性测验结果,回归项应非常显著($P<0.01$),偏离平行和模型失拟均应不显著($P\geqslant0.05$)。个别情况下,当残差Ⅱ或误差项的方差非常小时,偏离平行或模型失拟检验结果可能判为显著,建议此时以残差Ⅱ或误差质控图中日常平均水平替代该次实验水平进行计算。试品间一项不作为可靠性测验的判断标准。试品间变异非常显著者,重复实验时,应参考所得结果重新估计 T 的效价或重新调整剂量再进行实验。满足上述条件,即可认为实验结果的可靠性成立。

6. 效价(P_T)及置信区间(CL)计算   对于可靠性成立的实验结果,方可按等反应剂量比的原则,采用约束模型中 S 和 T 拟合曲线 EC_{50} 的比值,计算供试品的相对效价(R)。

$$R = \frac{标准品\ EC_{50}}{供试品\ EC_{50}} \times 100\%$$ 式(8-36)

再按式(8-4)计算供试品效价 P_T。

采用经验证的适宜计算机软件计算 R 的置信区间,将 R 置信区间的高限和低限分别乘以 A_T 得 P_T 置信区间的高限和低限。对于多次实验结果的合并计算见本章第五节"实验结果的合并计算"部分。在进行本法运算时,选择的计算机软件应能获得与本法实例一致的计算结果。对符合"S"形量反应模型的供试品进行效价计算时,如果没有合适的计算机软件或统计专家的帮助,无法使用四参数回归计算法时,也可选择剂量反应曲线中呈近似直线关系的一段剂量范围,将反应值进行适宜转换,按本章第三节"量反应平行线测定法"估计效价。

第五节　实验结果的合并计算

同一批供试品重复 n 次测定,所得 n 个测定结果,可用合并计算的方法求其效价 P_T 的均值及其 FL。

(1) 参加合并计算的 n 个结果,各个实验结果是独立的、完整的,是在动物来源、实验条件相同的情况下与标准品同时比较所得的检定结果(P_T)。各次检定结果经用标示量或估计效价(A_T)校正后,取其对数值($\lg P_T$)参加合并计算。

计算时,令 $\lg P_T = M$

n 次实验结果共 n 个 M 值,按式(8-37)进行 χ^2 测验。

$$\chi^2 = \sum wM^2 - \frac{(\sum wM)^2}{\sum w}$$ 式(8-37)

$$f = n-1$$

式中,w 为各次实验结果的权重,相当于各次实验 S_M 平方的倒数,按式(8-38)计算。

$$w = \frac{1}{S_M^2}$$ 式(8-38)

按式(8-37)的自由度(f)查χ^2值表(表8-18),得$\chi^2_{(f)\,0.05}$查表值;当χ^2计算值小于$\chi^2_{(f)\,0.05}$查表值时,认为n个实验结果均一,可按式(8-39)、式(8-40)和式(8-41)计算n个M的加权均值$\overline{M}$、$S_{\overline{M}}$及其 FL。

表 8-18　χ^2值表($P=0.05$)

f	χ^2	f	χ^2	f	χ^2	f	χ^2	f	χ^2
1	3.84	7	14.1	13	22.4	19	30.1	25	37.6
2	5.99	8	15.5	14	23.7	20	31.4	26	38.9
3	7.82	9	16.9	15	25.0	21	32.7	27	40.1
4	9.49	10	18.3	16	26.3	22	33.9	28	41.3
5	11.2	11	19.7	17	27.6	23	35.2	29	42.6
6	12.6	12	21.0	18	28.9	24	36.4	30	43.8

$$\overline{M} = \frac{\sum wM}{\sum w} \qquad\qquad 式(8-39)$$

$$S_{\overline{M}} = \sqrt{\frac{1}{\sum w}} \qquad\qquad 式(8-40)$$

合并计算的自由度(f)是n个实验结果的s^2自由度之和。$f = \sum f_i$,按此f查t值表(表8-1)得t值。

$$\overline{M}\text{的 FL} = \overline{M} \pm t\,S_{\overline{M}} \qquad\qquad 式(8-41)$$

$\overline{P}_T$及其可信限按式(8-42)、式(8-43)计算:

$$\overline{P}_T = \text{antilg}\ \overline{M} \qquad\qquad 式(8-42)$$

$$\overline{P}_T\text{的 FL} = \text{antilg}(\overline{M} \pm t\,S_{\overline{M}}) \qquad\qquad 式(8-43)$$

FL% 按式(8-9)计算。

(2) 当χ^2计算值大于$\chi^2_{(f)\,0.05}$查表值(表8-18)时,则n个实验结果不均一,可用以下方法进行合并计算。

1) 如为个别实验结果影响n次实验结果的均一性,可以剔除个别结果,将其余均一的结果按以上公式进行合并计算,但删除个别结果应符合"异常值剔除"的要求。

2) 如果n次实验结果的不均一性并非个别实验结果的影响,则按式(8-44)、式(8-45)计算校正权重W'。如经式(8-45)计算结果为负值,可以删除减号后面一项,计算近似的S_M^2和各次实验的W'。用W'和$\sum W'$代替式(8-39)、式(8-40)中w和$\sum w$计算$\overline{M}$、$S_{\overline{M}}$,再按式(8-41)~式(8-43)计算$\overline{M}$的 FL、$\overline{P}_T$及其 FL。

$$W' = \frac{1}{S_{M_i}^2 + S_{\overline{M}}^2} \qquad\qquad 式(8-44)$$

$$S_{\overline{M}}^2 = \frac{\sum(M_i - \overline{M})^2}{n(n-1)} \qquad\qquad 式(8-45)$$

岗位对接 ▶▶▶▶

生物检定统计学的发展

情境:小林一直在生物检定的工作岗位上工作,《中国药典》(2020 年版)在生物检定统计方法上做出了调整,增加了四参数回归计算法,小林在思考为什么新版药典会增加这样一种方法。

分析:量反应平行线法应用于线性拟合的曲线非常合适,因为线性拟合的曲线在整个浓度范围内的曲线斜率是保持一致的。但是根据实验数据很难获得完全平行的拟合曲线,尤其对于非线性拟合回归,计算非平行曲线获得相对活性是很困难的。《中国药典》结合实际工作需要,不断探索创新,完善理论方法,增加了四参数回归计算。这是一种采用非线性模型进行量反应检定的统计分析方法,可以拟合成四参数逻辑(logistic)回归方程,使计算更加科学合理。

课后练一练 ▶▶▶▶

一、选择题

在线测试

二、简答题

1. 直接测定法和量反应平行线法的区别在哪里?
2. 简述用 Excel 计算直接测定法参数的方法。

(王丽娟)

第三篇
岗位拓展知识

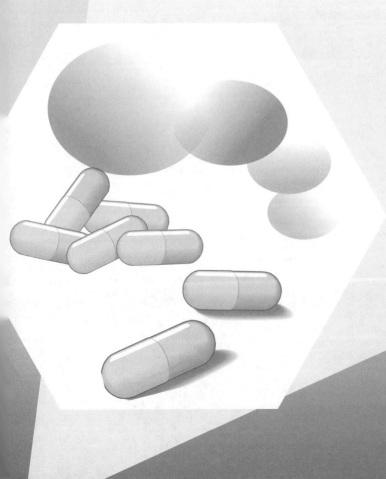

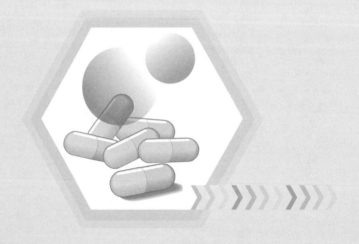

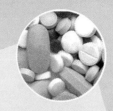

第九章

抗生素效价的微生物检定法

>>>> 学习目标

- 掌握抗生素效价的测定方法——管碟法。
- 熟悉抗生素效价单位的含义及表示方法,标准品和供试品的概念。
- 了解抗生素效价测定的其他方法。

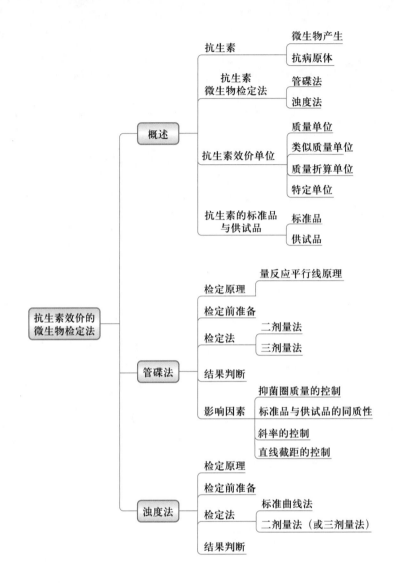

第一节　概　　述

一、抗生素

抗生素是由微生物(包括细菌、真菌、放线菌)或高等动、植物在其生命活动过程中产生的,具有抗病原体或其他活性的一类次级代谢产物。因为抗生素能抑制或干扰其他生物的细胞发育,所以被用作化学治疗剂。目前临床常用的抗生素有两种生产方法,分别为从微生物培养液中提取和用化学方法合成或半合成。抗生素种类繁多,结构复杂。根据作用特点,可以分为抗细菌、抗真菌、抗寄生虫、抗肿瘤类抗生素;根据化学结构,可以分为 $\beta-$ 内酰胺类、氨基糖苷类、大环内酯类、四环素类、多肽类、多烯类抗生素。

二、抗生素微生物检定法

抗生素效价测定的方法有两类,即生物学测定和化学测定。抗生素微生物检定法属于生物学测定,即根据量反应平行线原理,通过检测抗生素对微生物的抑制作用,计算抗生素效价(活性)。抗生素微生物检定法的优点:灵敏度高,所需样品的量少;缺点:操作烦琐,测定时间长。抗生素微生物检定包括两种方法,即管碟法和浊度法。

三、抗生素效价

抗生素的含量(活性成分)用效价来表示。采用生物学方法测定含量的抗生素,其特性量值一般按效价单位(或 μg)计;采用化学方法测定含量的抗生素,其特性量值一般按纯度(%)计。

抗生素效价是指每毫升或每毫克抗生素中活性成分的含量。抗生素效价的计量用"单位"表示,具有一定抗菌效能的最小效价单元称为"单位",用 U 或 μg 表示。抗生素效价单位有质量单位、类似质量单位、质量折算单位和特定单位。

(一) 质量单位

质量单位是以抗生素中抗菌活性部分的质量 $1\ \mu g$ 作为 $1\ U$,即 $1\ \mu g = 1\ U$,$1\ mg = 1\ 000\ U$。例如,硫酸链霉素的效价单位是以活性成分链霉素碱的质量表示的,即 $1\ U = 1\ \mu g$ 链霉素碱,这里是"活性微克"而不是"质量微克"。

(二) 类似质量单位

类似质量单位是以特定的纯抗生素盐类的质量 $1\ \mu g$ 作为 $1\ U$,即 $1\ \mu g = 1\ U$,$1\ mg = 1\ 000\ U$。类似质量单位的 $1\ \mu g$ 不仅包括作为有效成分的碱,还包括无抗菌活性的酸根。例如,四环素盐酸盐,$1\ \mu g = 1\ U$,这 $1\ \mu g$ 包括四环素和无生物活性的盐酸根。这种类似质量单位并不合理,但在国际上已经习惯沿用。

(三) 质量折算单位

质量折算单位是以特定的纯抗生素制品的某一质量为 $1\ U$ 加以计算。例如,青霉素的单位,以第二批青霉素国际标准品青霉素 G 钠盐称重 $0.598\ 8\ \mu g$ 为 $1\ U$,则 $1\ mg = 1\ 670\ U$。

(四) 特定单位

特定单位是指对于不易得到纯品,组成成分较复杂的多组分抗生素,在开始生产及临床使用时,只能以一特定量的标准品(或对照品)作为 $1\ U$。例如,杆菌肽 A 的特定单位是以第一批国际标准品杆菌肽 A 称重 $0.018\ mg$ 为 $1\ U$,则 $1\ mg = 55\ U$。

四、抗生素的标准品与供试品

标准品是指含有单一成分或混合组分,用于生物检定,抗生素或生化药品中效价、毒性或含量测定的国家药品标准物质。抗生素标准品是与供试品同质的,纯度较高的抗生素,分为国际标准品和国家标准品。抗生素国际标准品由世界卫生组织委托一些国家的检定机构或药厂标定,主要供各国在检定国家标准品时作对照用,不用于检验和科研工作,其单位为国际单位

（IU）。我国的抗生素国家标准品由中国食品药品检定研究院统一向全国各使用单位分发。凡是国际上已制备的国际标准品品种,在制备国家标准品时,均与国际标准品比较而定出效价,对于我国特有的品种则根据一定的原则自定效价单位。每当下发新批号标准品后,原有批号的标准品则自动作废。

供试品是检定其效价的抗生素样品,其活性组分与标准品基本相同。供试品需用相应品种项下规定的溶剂溶解,再按估计效价或标示量稀释至与标准品相当的浓度后才能用于效价检定。

第二节　管　碟　法

管碟法是利用抗生素在琼脂培养基内的扩散作用,比较标准品和供试品两者对接种的试验菌产生的抑菌圈大小,以测定供试品效价的一种方法。

一、检定原理

管碟法,又称杯碟法。先将小钢管(内径 6.0 mm ± 0.1 mm,外径 7.8 mm ± 0.1 mm,高 10.0 mm ± 0.1 mm)放置在摊布高度敏感试验菌的琼脂培养基上,管内放入抗生素标准品和供试品的溶液,由于对试验菌的抑制作用,抗生素在琼脂培养基上形成透明抑菌圈(图 9-1)。抑菌圈的直径大小与抗生素的浓度、扩散系数、扩散时间及培养基的厚度等因素相关,比较抗生素标准品与供试品抑菌圈的大小,可以计算出抗生素供试品的效价。根据分子扩散动力学公式可知,抗生素浓度的对数与所形成抑菌圈半径的平方呈直线关系,即量反应直线。已知效价的标准品和未知效价的供试品,在相同试验条件下,在一定剂量范围内,量反应直线互相平行,因此,抗生素供试品的效价可用已知效价的标准品来测定。

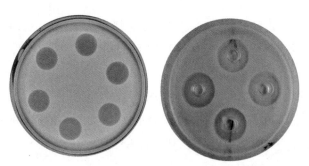

图 9-1　抗生素在琼脂培养基上形成的透明抑菌圈

根据试验设计,管碟法分为一剂量法、二剂量法和三剂量法。其中,《中国药典》(2020年版)采用二剂量法和三剂量法。二剂量法是将抗生素标准品和供试品分别稀释成高、低两种浓度(高、低浓度的剂距为 4∶1 或 2∶1),在同一试验菌的琼脂培养基平板上进行对比,根据 2 种浓度,4 种溶液所产生的抑菌圈大小,计算供试品的效价。三剂量法是用高、中、低 3 种浓度

（高、低浓度的剂距为 1∶0.8）的抗生素标准品和供试品,在同一试验菌的琼脂培养基平板上进行对比,根据标准品与供试品溶液产生的抑菌圈大小,计算供试品效价。三剂量法比二剂量法多一种抗生素浓度,在选用时,要求浓度的高低一定要在直线关系的范围内。

二、检定前准备

1. 检定环境　抗生素效价微生物检定实验室分为两部分,一部分为一般操作间,另一部分为半无菌操作间。实验室温度要控制在 20~25℃,制作双碟的操作台要用水平仪校准,同时整个实验室要防止其他抗生素污染。

2. 仪器、设备

（1）玻璃仪器:毛细滴管、移液管、容量瓶、称量瓶,要按"玻璃器皿国家计量检定规程"进行标定,要符合一级品标准。

（2）设备:超净工作台、恒温培养箱、精度为万分之一的电子天平、干燥箱、水浴锅、钢管放置器、抑菌圈测量仪或游标卡尺、水平仪。

（3）双碟:为玻璃或塑料平皿,内径 90 mm,高 16~17 mm,碟底水平、厚薄均匀、无气泡,碟底要做平度检查。

（4）陶瓦盖:内径约 103 mm,外径约 108 mm,表面平坦,吸水性强。

（5）钢管:内径 6.0 mm ± 0.1 mm,外径 7.8 mm ± 0.1 mm,高 10.0 mm ± 0.1 mm,每套钢管质量差异不超过 ± 0.05 g,管内及两端光洁平坦,管壁厚薄一致。

3. 缓冲液的制备　磷酸盐缓冲液（PBS）用于标准品溶液和供试品溶液的稀释,组成成分不同,pH 也不一样。配制方法可参照《中国药典》(2020 年版)。

4. 培养基的制备　抗生素效价测定时用于双碟的制备。《中国药典》(2020 年版)四部通则 1201 "抗生素微生物检定法"中收载了 13 种不同配方的培养基,包括:培养基 I ~ Ⅸ,营养肉汤培养基,营养琼脂培养基,改良马丁培养基,多黏菌素 B 用培养基。

5. 菌种及菌悬液的制备　抗生素效价测定时所用标准菌种由中国药品生物制品检定所提供,为冷冻干燥品(安瓿),用前需经复苏。《中国药典》(2020 年版)四部通则 1201 "抗生素微生物检定法"规定检定菌种有枯草芽孢杆菌、短小芽孢杆菌、金黄色葡萄球菌、藤黄微球菌、大肠埃希菌、啤酒酵母菌、肺炎克雷伯菌及支气管炎博德特菌。

（1）枯草芽孢杆菌〔*Bacillus subtilis* CMCC（B）63501〕悬液:取枯草芽孢杆菌的营养琼脂斜面培养物,接种于盛有营养琼脂培养基的培养瓶中,在 35~37℃培养 7 日,用革兰氏染色法涂片镜检,应有芽孢 85% 以上。用灭菌水将芽孢洗下,在 65℃加热 30 min,备用。

（2）短小芽孢杆菌〔*Bacillus pumilus* CMCC（B）63202〕悬液:取短小芽孢杆菌的营养琼脂斜面培养物,照上述方法制备。

（3）金黄色葡萄球菌〔*Staphylococcus aureus* CMCC（B）26003〕悬液:取金黄色葡萄球菌的营养琼脂斜面培养物,接种于营养琼脂斜面上,在 35~37℃培养 20~22 h。临用时,用灭菌水或 0.9% 灭菌氯化钠溶液将菌苔洗下,备用。

(4) 藤黄微球菌〔*Micrococcus luteus* CMCC（B）28001〕悬液：取藤黄微球菌的营养琼脂斜面培养物，接种于盛有营养琼脂培养基的培养瓶中，在 26~27℃培养 24 h，或采用适当方法制备的菌斜面。用培养基Ⅲ或 0.9% 灭菌氯化钠溶液将菌苔洗下，备用。

(5) 大肠埃希菌〔*Escherichia coli* CMCC（B）44103〕悬液：取大肠埃希菌的营养琼脂斜面培养物，接种于营养琼脂斜面上，在 35~37℃培养 20~22 h。临用时，用灭菌水将菌苔洗下，备用。

(6) 啤酒酵母菌〔*Saccharomyces cerevisiae* ATCC9763〕悬液：取啤酒酵母的Ⅴ号培养基琼脂斜面培养物，接种于Ⅳ号培养基琼脂斜面上，在 32~35℃培养 24 h。用灭菌水将菌苔洗下置含有灭菌玻璃珠的试管中，振荡摇匀，备用。

(7) 肺炎克雷伯菌〔*Klebosiella Pneumoniae* CMCC（B）46117〕悬液：取肺炎克雷伯菌的营养琼脂斜面培养物，接种于营养琼脂斜面上，在 35~37℃培养 20~22 h。临用时，用无菌水将菌苔洗下，备用。

(8) 支气管炎博德特菌〔*Bordetella Bronchiseptica* CMCC（B）58403〕悬液：取支气管炎博德特菌的营养琼脂斜面培养物，接种于营养琼脂斜面上，在 32~35℃培养 24 h。临用时，用无菌水将菌苔洗下，备用。

三、检定法

管碟法的操作流程（图 9-2）除了检定前准备之外，还有标准品与供试品溶液的制备、双碟的制备、滴加药液、培养、测量抑菌圈、计算与记录。

抗生素效价测定实验操作

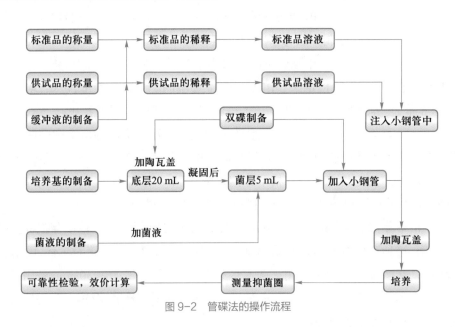

图 9-2 管碟法的操作流程

1. 标准品溶液的配制 标准品的使用与保存应按其使用说明书的规定。

(1) 浓溶液的配制：称取一定量的标准品，根据标示效价单位，加入灭菌水配制成浓度为 1 000 U/mL 的浓溶液。标准品的称量按式（9-1）计算。

$$m = \frac{Vc}{P} \qquad\qquad 式(9-1)$$

式中,m 为需称取标准品的质量,单位为 mg;V 为溶解标准品制成浓溶液时所用容量瓶的体积,单位为 mL;c 为标准品浓溶液的浓度,单位为 U/mL;P 为标准品的纯度,单位为 U/mg。

(2) 稀释:临用时,取标准品浓溶液,按容量分析法用缓冲液分步稀释成滴碟所用最终浓度作为标准品溶液。

2. 供试品溶液的配制　精密称(或量)取供试品适量,用各品种项下规定的溶剂溶解后,再按估计效价或标示量的规定稀释至与标准品相当的浓度。

不同剂型供试品操作要点如下。

(1) 抗生素原料药:原料药不含辅料,根据抗生素品种及厂方提供的估计效价单位,称取样品。

(2) 制剂

1) 注射用冻干粉末:定整瓶效价。取装量差异测量后的内容物,称出适量(50 mg 以上),按估计效价进行溶解,稀释,测出每 1 mg 的单位数,再根据装量差异项下的每瓶平均质量计算出整瓶的效价。

2) 水针剂(注射液):标示量为每毫升含效价单位数。启开安瓿或小瓶塞后,吸取一定量的供试品,沿着容量瓶口内壁缓缓放入已盛有一定溶剂的容量瓶内(避免抗生素结晶析出),振摇,继续加溶液至刻度,摇匀,再稀释至规定的浓度。

3) 片剂

① 素片:称取 20 片的总量,求出平均片重,在干燥柜内迅速研细混匀后,精密称出约相当于平均 1 片的质量,放至容量瓶中,根据每片的标示量,用规定的溶剂溶解,稀释至容量瓶中。片剂中含赋形剂较多,如稀释时赋形剂浮于溶液表面,量取体积时应读取赋形剂层下的溶液;如沉淀较多,应待其下沉后量取其悬浮液。有些片剂辅料会吸附抗生素,应洗辅料一次,且将洗辅料的溶剂加入容量瓶中。为节约供试品,可与片剂的质量差异检查结合进行。

② 糖衣片、肠溶片:取规定的供试品数片,在玻璃乳钵中研细,根据标示量和规定的溶剂边研磨边溶解,移入放有小漏斗的容量瓶中,稀释至刻度,摇匀,静置,使赋形剂下沉而抗生素已溶解在溶液中,精密吸取容量瓶中的悬浮液适量,作进一步稀释。

4) 胶囊剂:取质量差异试验后的内容物,混匀,精密称出约相当于平均 1 个胶囊的质量,研细,按规定的溶剂溶解并移至容量瓶中,稀释至刻度,摇匀,如供试品中含较多的辅料,照糖衣片项下的方法进行。

5) 颗粒剂或干混悬剂:取质量差异试验后的内容物,混匀,精密称出约相当于平均 1 袋的质量,根据每袋的标示量,用规定的溶剂溶解,稀释至容量瓶中,再照片剂操作方法进行。

6) 软膏剂或眼膏剂:称量药品后,用不含过氧化物的乙醚或石油醚溶解膏剂,并且欲提取的抗生素应不溶于或微溶于该有机溶剂,以避免抗生素的损失。按规定量加提取溶剂至分液漏斗中,振摇,使基质溶解后,用规定的缓冲液使抗生素被提取到水相溶液中,用缓冲溶液提取抗生素 3 次,合并 3 次提取液,置所需的容量瓶内,摇匀,加缓冲液至刻度。

3. 双碟的制备 在半无菌室内操作,应注意微生物及抗生素的污染。

在抗生素效价测定的试验中,培养皿内铺有两层培养基,底层是无菌的培养基,上层是含有试验菌的培养基,因此称为双碟。

(1) 底层:根据所检品种的要求,用灭菌吸管吸取相应培养基 20 mL 注入双碟内,使其在碟底均匀摊布,待凝固。

(2) 菌层:取适量培养基,其温度控制在 48~50℃(接种芽孢 60℃),用灭菌吸管吸取适量试验菌菌悬液(二剂量法标准品溶液的高浓度所致的抑菌圈直径在 18~22 mm,三剂量法标准品溶液的中心浓度所致的抑菌圈直径在 15~18 mm),加入培养基内,充分摇匀。取出加有底层的双碟,用灭菌吸管吸取 5 mL 菌层培养基注入,迅速旋转,使其摊布均匀。将双碟放置在水平台面上,盖上陶瓦盖,待凝固。

(3) 放置钢管:双碟冷却后,用钢管放置器或小镊子,在每一个双碟中以等距离均匀安置 4 个不锈钢小管,用陶瓦盖覆盖备用,应使钢管在琼脂上沉稳后,再开始滴加抗生素溶液。

4. 滴加药液与培养

(1) 二剂量法:取上述已制备好的双碟(每批供试品不少于 4 个,一般取 4~10 个),用毛细滴管分别取高浓度及低浓度的标准品溶液,滴加在每一个双碟上对角的 2 个小钢管中,至钢管口平满。同样,在其余 2 个小钢管中分别滴装相应高低两种浓度的供试品溶液。高、低浓度的剂距为 4:1 或 2:1(图 9-3)。滴加完毕,用陶瓦盖覆盖双碟,水平移入培养箱中间位置,按所需温度、时间培养。

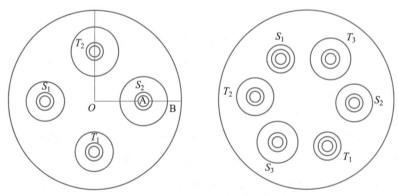

图 9-3 二剂量法、三剂量法示意图

(2) 三剂量法:取已制备好的双碟,不得少于 6 个,在每一双碟中间隔的 3 个不锈钢小管中分别滴装高浓度(S_3)、中浓度(S_2)及低浓度(S_1)的标准品溶液,其余 3 个小管中分别滴装相应的高浓度(T_3)、中浓度(T_2)、低浓度(T_1)的供试品溶液(图 9-3),高、低浓度的剂距为 1:0.8。滴加完毕,用陶瓦盖覆盖双碟,水平移入培养箱中间位置,按所需温度、时间培养。

5. 测量抑菌圈 将培养好的双碟取出,检查双碟,应透明度好,无破损现象,抑菌圈圆满,无破圈或圈不完整现象,否则应弃去该双碟。用游标卡尺或抑菌圈测量仪测量各个抑菌圈的面积(或直径)应符合规定,即二剂量法时,抗生素高浓度所致抑菌圈的直径范围应为18~22 mm;三剂量法时,抑菌圈的直径范围应为15~18 mm。按照《中国药典》(2020 年版)四部通则 1431 规定的生物检定统计法进行可靠性测验及效价计算。

6. 计算　二剂量法计算公式为:

$$P = \lg^{-1}\left[\frac{T_2 + T_1 - S_2 - S_1}{T_2 + S_2 - T_1 - S_1} \times I\right] \times 100\% \qquad \text{式(9-2)}$$

式中,P 为供试品测定效价(P_T)相当于供试品估计效价(A_T)的百分数;S_2 为标准品高浓度溶液所致抑菌圈直径(面积)的总和;S_1 为标准品低浓度溶液所致抑菌圈直径(面积)的总和;T_2 为供试品高浓度溶液所致抑菌圈直径(面积)的总和;T_1 为供试品低浓度溶液所致抑菌圈直径(面积)的总和;I 为高、低剂量之比的对数值,高、低剂量之比为 2:1 时,$I=0.301$;高、低剂量之比为 4:1 时,$I=0.602$。

三剂量法计算公式为:

$$P = \lg^{-1}\left[\frac{(T_3 + T_2 + T_1 - S_3 - S_2 - S_1)}{S_3 + T_3 - S_1 - T_1} \times I\right] \times 100\% \qquad \text{式(9-3)}$$

式中,P 为供试品测定效价(P_T)相当于供试品估计效价(A_T)的百分数;S_3 为标准品高浓度溶液所致抑菌圈直径(面积)的总和;S_2 为标准品中浓度溶液所致抑菌圈直径(面积)的总和;S_1 为标准品低浓度溶液所致抑菌圈直径(面积)的总和;T_3 为供试品高浓度溶液所致抑菌圈直径(面积)的总和;T_2 为供试品中浓度溶液所致抑菌圈直径(面积)的总和;T_1 为供试品低浓度溶液所致抑菌圈直径(面积)的总和;I 为高、低剂量之比的对数值,高、低剂量之比为 2:1 时,$I=0.301$;高、低剂量之比为 4:1 时,$I=0.602$。

根据测定结果,由式(9-2)或式(9-3)能计算出 P(供试品测定效价相当于供试品估计效价的百分数),由式(9-4)能计算出 P_T。

$$P_T = P \times A_T \qquad \text{式(9-4)}$$

式中,P_T 为供试品的测定效价,单位为 U/mg;A_T 为供试品的估计效价,单位为 U/mg,P 为供试品测定效价相当于供试品估计效价的百分数。

在实际检测时,如用游标卡尺测量,可将抑菌圈数据输入计算机,由专用的二剂量法的软件程序进行统计学处理。用抑菌圈测量仪测量时,测量、计算及统计分析可一次完成,并可打印出计算结果。

7. 记录　试验记录应包括抗生素的品种、剂型、规格、标示量、生产厂、批号、检验目的、检验依据、检验日期、温度、湿度,标准品与供试品的称量、稀释步骤与核对人,抑菌圈测量结果。当用游标卡尺测量抑菌圈时,应将测试数据以框图方式顺双碟数记录清楚,当用抑菌圈测量仪测量时,要将计算机打印测试、计算、统计分析的打印纸贴附于记录上。

四、结果判断

该试验的设计依据量反应平行线原理,即在试验所用的剂量范围内,抗生素浓度的对数和抑菌圈直径呈直线关系,同时供试品和标准品的量反应直线应平行。因此,必须依据《中国药典》(2020 年版)四部通则 1431 "生物检定统计法"进行可靠性测验及可信限率的计算,来判断试验结果是否可靠、有效或是否需要复试。当测定结果符合以下几项要求时,判定试验结果可靠、有效,否则,应进行重试。

(1) 抑菌圈大小符合规定。

(2) 试验结果通过可靠性检验。

(3) 供试品效价的测定结果 P_T 的可信限率除特殊规定外,不得大于 5%。

(4) 供试品效价的测定结果 P_T,如低于估计效价的 90% 或高于估计效价的 110%,应调整其估计效价,重新试验。

(5) 效价测定结果的有效数字按《中国药典》(2020 年版)规定及数字修约的原则取舍。

五、检定的影响因素

1. 抑菌圈质量的控制

(1) 抑菌圈的形状:试验中抑菌圈常有破裂、不圆,甚至无圈的现象,其原因是多方面的,如在滴加抗生素溶液时药液溅出、毛细滴管碰到钢管使抑菌圈出现破裂不圆等。双碟、钢管、钢管放置器内有残留抗生素污染(如庆大霉素等易吸附在钢管和玻璃容器的表面),试验菌菌龄过老、菌层培养基加菌液时,培养基温度偏高或受热时间过长,使检定菌部分被烫死,致使抑菌圈破裂甚至无圈。稀释抗生素溶液用的缓冲液 pH 和盐浓度也可影响抑菌圈的圆整。例如,四环素类抗生素,当缓冲液 pH 过低或过高时,相邻抑菌圈可相互影响而呈椭圆形;氨基糖苷类抗生素,当缓冲液 pH 过低、盐浓度偏高或标准品与供试品溶液中盐浓度不等时,会出现无抑菌圈或呈向心形、椭圆形抑菌圈。当抑菌圈过大或钢管位置不规则时,相邻圈之间的抗生素浓度超过最低抑菌浓度,而使抑菌圈扩大呈椭圆形等。

(2) 抑菌圈大小的控制:抗生素抑菌圈的大小是受最低抑菌浓度 C'、琼脂层厚度 H、抗生素在琼脂内扩散系数 D、抗生素在小钢管中的量 M 以及抗生素的扩散时间 T 及其相互作用所控制的。当抗生素浓度 C' 不变时,$\lg M$ 与 r^2 呈直线关系。故钢管中滴加抗生素的量应保持一致,且应严格限定钢管的大小。抑菌圈的大小受 T 值增减的影响,故预先延长抗生素的扩散时间会使抑菌圈变大。操作中若各钢管中加液时间不同,会影响抑菌圈的大小。所以一组双碟加样时,应尽量缩短加液间隔时间,并保持加样速度的均匀性,以减小误差。抑菌圈大小受抗生素扩散系数 D 的影响。进行新霉素和多黏菌素效价测定时,若在缓冲液中加入 3% 氯化钠或在培养基中加一定的盐或聚山梨酯等可增加抗生素的扩散能力,使抑菌圈增大。

(3) 抑菌圈边缘清晰度的控制:抑菌圈边缘的清晰度是影响测量误差的重要因素之一。导致抑菌圈不清晰的原因有:抑菌圈在形成过程中抗生素的扩散系数紊乱、不均一,不符合动力学公式中各项之间的关系或各种扩散系统交叉。如试验菌菌种放置时间过长,菌群中个体生长周期不一,则对抗生素的敏感度不同,往往使抑菌圈形成双圈或多层圈,造成边缘模糊不清。培养基原材料的成分和质量、pH、盐浓度及培养时间都有可能影响抑菌圈边缘的清晰度。多组分抗生素,各组分的抗菌活性不同,扩散系数也不完全一致,其交叉作用可能影响抑菌圈边缘的清晰度。

2. 标准品与供试品的同质性　抗生素效价测定方法依据的原理是量反应平行线原理,即标准品与供试品的剂量反应直线是相互平行的,若不平行,则斜率不等,计算结果将产生较大的误差。造成二者不平等的原因,除操作上可能引入的误差外,主要是标准品与供试品内在质量的不同所致。如多组分抗生素标准品所含的抗菌活性物质或影响抗菌活性(增强或拮抗)物质的量与供试品有所不同,则可使量反应直线不平行。多组的庆大霉素测定时,因不同样品的组分比例不完全相同,所以测定误差较大。用于制备标准品溶液和供试品溶液的缓冲液pH、盐浓度的差异,导致供试品溶液与标准品溶液表现为非同质。供试品(尤其是制剂)较标准品中含有额外的维生素、氨基酸、无机盐及糖类等物质,在低营养条件的培养基上,这种差异将影响细菌的生长速率。所以,当已知供试品中的添加剂对细菌生长有影响或供试品中赋形剂含量较大时,可在标准品中加入相同量的添加剂或赋形剂,以抵消此影响。对化学稳定性较差的抗生素,由于供试品和对照品在配制过程中的降解,在测定过程中也可能由同质变为非同质。故在对标准品、供试品溶液的配制中,对某些对光敏感的多烯类抗生素(如制霉菌素、两性霉素 B 等),试验过程中应注意避免光线直射;对有差向异构特性的抗生素(如四环素等),尤其应注意 pH、盐浓度、温度和光照对抗生素差向化的影响,保证标准品与供试品的同质性。

3. 斜率的控制　在一定范围内,反应直线的斜率越小越好。斜率小,即抗生素浓度差异小,而抑菌圈的直径差异大,灵敏度的准确性高。反之,若斜率大,则生物反应的灵敏度降低,重现性差。

斜率的大小取决于扩散系数 D 和扩散时间 T。如果 D、T 值不变,则斜率恒定,即各直线相互平行。如扩散快,即 D 值大,则斜率小;如试验菌生长慢,时间长,即 T 值大,则斜率也小。当 D 值不变时,T 值变小,即试验菌生长速度快,则斜率增大,灵敏度降低,重现性差。因此,在快速测定效价时,其误差大于一般常规测定法。在一般试验条件下 D 值变化不大,但培养基中盐量、琼脂量、加菌量、温度等发生变化均会使 D 值改变,从而影响斜率。

4. 直线截距的控制　相同浓度的抗生素,截距小的抑菌圈大,效价测定的灵敏度高。截距的大小取决于 $\lg C'\ 4\pi DTH$ 的数值。除温度、扩散系数和抗生素最低抑菌浓度对截距有影响外,培养基厚度 H 也是影响因素之一。培养基厚度减小,则截距减小,抑菌圈增大。所以,制备双碟时,在相同试验组中,每只双碟中底层培养基和菌层培养基的厚度应保持一致性和均匀性。

第三节　浊　度　法

一、检定原理

浊度法是利用抗生素在液体培养基中对试验菌生长的抑制作用,通过测定培养后细菌浊度值的大小,比较标准品和供试品对试验菌生长的抑制程度,以测定供试品效价的一种方法。

浊度法因在液体中进行,所以不受扩散因素的影响,不会像管碟法那样易受如钢管放置的位置,钢管液面的高低,滴加抗生素的速度,双碟中菌层的厚度等因素的影响,造成试验差异。此外,浊度法测定时间短,培养 3~4 h 就有结果;并且误差小,可信限率在 1%~3%;同时可进行自动化测定,易于实行规范化操作。

二、检定前准备

(一) 试验环境
同管碟法。

(二) 仪器、设备
1. 仪器　玻璃大试管(20.5 mm × 2.5 mm)、移液管(10 mL 或 20 mL)、分光光度计吸收池、称量瓶、容量瓶。

2. 设备　分光光度计、恒温水浴锅、精度为万分之一的电子天平、恒温培养箱。

(三) 缓冲液的制备
方法同管碟法,浊度法用的缓冲液应澄清无色。

(四) 培养基的制备
方法同管碟法,浊度法使用的培养基应澄明,颜色以尽量浅为佳,培养后培养基本身不得出现浑浊。培养基经灭菌后不得发生沉淀。根据这一原则,通过对培养基原材料的预试,挑选合适品牌厂家的产品使用。目前,已有一些种类的市售干燥培养基,如营养琼脂培养基、改良马丁培养基等,使用方便。

(五) 菌悬液的制备
《中国药典》(2020 年版)四部通则 1201 "抗生素微生物检定法"规定浊度法试验用菌为金黄色葡萄球菌、大肠埃希菌、白色念珠菌。

1. 金黄色葡萄球菌悬液的制备　取金黄色葡萄球菌的营养琼脂斜面培养物,接种于营养琼脂斜面上,置 35~37℃培养 20~22 h。临用时,用灭菌水或 0.9% 灭菌氯化钠溶液将菌苔洗下,备用。

2. 大肠埃希菌悬液的制备　取大肠埃希菌的营养琼脂斜面培养物,接种于营养琼脂斜面上,置 35~37℃培养 20~22 h。临用时,用灭菌水将菌苔洗下,备用。

3. 白色念珠菌悬液的制备　取白色念珠菌的改良马丁琼脂斜面的新鲜培养物,接种于 10 mL Ⅸ号培养基中,置 35~37℃培养 8 h,再用Ⅸ号培养基稀释至适宜浓度,备用。

(六) 含试验菌液体培养基的制备
根据抗生素微生物检定浊度法试验设计表选取规定试验菌悬液适量(35~37℃培养 3~4 h后,分光光度计测定吸收值在 0.3~0.7,且剂距为 2 的相邻剂量间吸光度差值不小于 0.1),加入各规定的液体培养基中,使在试验条件下能得到满意的剂量 – 反应关系。已接种试验菌的液体培养基应立即使用。

三、检定法

1. 标准曲线法

(1) 标准品溶液的制备:《中国药典》(2020 年版)二部,抗生素各品种含量测定项下规定了标准品贮存液的浓度。已知抗生素贮存液的浓度,依据式(9-1)计算出需称取标准品的质量(m)。

(2) 标准品浓溶液的稀释:《中国药典》(2020 年版)四部通则 1201 "抗生素微生物检定法" 收录了浊度法试验设计表,根据表中各品种项下规定的剂量反应线性范围,以线性浓度范围的中间值作为中间浓度,依次选择 5 个剂量的标准品溶液浓度,剂量间的比例应适宜,通常为 1∶1.25 或更小。

标准品溶液的 5 个剂量选好后,用容量分析法稀释,每步稀释取样量不少于 2 mL,稀释步骤不超过 3 步。

例如,浊度法测定红霉素肠溶片效价标准品溶液的制备。已知红霉素标准品的效价为 920 U/mg,贮存液的浓度为 1 000 U/mL,根据式(9-1)计算出标准品取用量为:

$$m = \frac{Vc}{P} = \frac{50 \text{ mL} \times 1\ 000 \text{ U/mL}}{920 \text{ U/mg}} = 54.35 \text{ mg}$$

精密称取红霉素标准品 54.35 mg,加乙醇溶解后,加灭菌水稀释至 1 000 mg/L 作为贮存液(1 mg=1 000 U),临用前先用磷酸盐缓冲液(pH 7.8)稀释到高、低浓度分别为 0.25 mg/L 和 0.50 mg/L,之后根据抗生素微生物检定浊度法试验设计表,以线性浓度范围的中间值作为中间浓度,依次选择 5 个剂量的标准品溶液浓度,分别稀释为 0.206 mg/L、0.274 mg/L、0.364 mg/L、0.484 mg/L、0.644 mg/L。

(3) 供试品溶液的制备:供试品的前处理照各品种项下的规定进行,浓溶液和稀溶液的配制方法同标准品一致。不同点在于,标准品稀释时需选取 5 个剂量,而供试品稀释时最少可以选择 2 个剂量。

(4) 线性试验:除另有规定外,取适宜的大小、厚度均匀的已灭菌试管,在各试验管内精密加入含试验菌的液体培养基 9.0 mL,再分别精密加入已配制好的 5 个不同浓度的标准品各 1.0 mL,立即混匀,按随机区组分配将各管在规定条件下培养至适宜测量的浊度值(通常约为 4 h)。

(5) 供试品溶液的测定:取适宜的大小、厚度均匀的已灭菌试管,在各试验管内精密加入含试验菌的液体培养基 9.0 mL,再分别精密加入已配制好的 2 个不同浓度的供试品各 1.0 mL,每一剂量不少于 3 支试管,立即混匀,按随机区组分配将各管在规定条件下培养至适宜测量的浊度值(通常约为 4 h)。

(6) 对照试验:另取 2 支试管各加入药品稀释剂 1.0 mL,再分别加入含试验菌的液体培养基 9.0 mL,其中一支试管与上述各管同法操作,作为细菌生长情况的阳性对照,另一支试管立即加入甲醛溶液 0.5 mL,混匀,作为吸光度测定的空白液。

(7) 吸光度的测量:在线测定或取出立即加入甲醛溶液(1 → 3)0.5 mL 以终止微生物生长,

在 530 mn 或 580 mn 波长处测定各管的吸光度。

2. 二剂量法(或三剂量法)

(1) 标准品溶液的制备:标准品贮存液的制备同标准曲线法。在该品种项下规定的剂量反应线性范围内,选择高、(中)、低 2 个(3 个)剂量进行稀释,剂量间的比例应适宜(二剂量通常为 2∶1 或 4∶1,三剂量通常为 1∶0.8)。

(2) 供试品溶液的制备:根据估计效价或标示量,取供试品按标准品溶液的制备方法,选择 2 个或 3 个剂量。

(3) 标准品的测定:取适宜的大小、厚度均匀的已灭菌试管,在各支试管内分别精密加入 2 个或 3 个浓度的标准品各 1.0 mL,再精密加入含试验菌的液体培养基 9.0 mL,立即混匀,按随机区组分配将各管在规定条件下培养至适宜测量的浊度值(通常约为 4 h)。各浓度不少于 4 支试管。

(4) 供试品的测定:同标准品的测定。

(5) 对照试验:同标准曲线法。

(6) 吸光度的测量:同标准曲线法。

3. 记录与计算　试验记录要求与管碟法相同。

(1) 标准曲线法效价计算

斜率:
$$b=\frac{\sum (x_i-\bar{x})(y_i-\bar{y})}{\sum (x_i-\bar{x})^2}$$
式(9–5)

截距:
$$a=\bar{y}-b\bar{x}$$
式(9–6)

标准曲线线性方程:
$$Y=bX+a$$
式(9–7)

式中,x 为抗生素标准品溶液的浓度或浓度的数学转换值;$\bar{x}$ 为抗生素标准品溶液的浓度或浓度的数学转换值的平均值;y 为各标准品溶液的吸光度;$\bar{y}$ 为标准品溶液吸光度的平均值。

计算各浓度试管供试品溶液吸光度的平均值,自标准曲线上或按标准曲线的线性方程,求得抗生素的量,再乘以供试品溶液的稀释度,即得供试品中抗生素的效价含量。

(2) 平行线测定法效价计算(二剂量法)

$$P=\lg^{-1}\left[\frac{T_2+T_1-S_2-S_1}{T_2+S_2-T_1-S_1}\times I\right]\times 100\%$$
式(9–8)

式中,P 为供试品效价(相当于标示量或估计效价的百分数);S_2 为标准品高浓度溶液所致吸光度的总和;S_1 为标准品低浓度溶液所致吸光度的总和;T_2 为供试品高浓度溶液所致吸光度的总和;T_1 为供试品低浓度溶液所致吸光度的总和;I 为高、低浓度剂量之比的对数值,2∶1 时,$I=0.301$,4∶1 时,$I=0.602$。

四、结果判断

1. 标准曲线法　当符合以下规定时,试验结果有效。

(1) 回归系数的显著性检查,X、Y 应具有直线回归关系。

（2）本法的可信限率不得超过 5%，试验结果有效。

（3）试验计算所得效价低于估计效价的 90% 或高于估计效价的 110%，则检验结果仅作为初试，应调整供试品估计效价，予以重试。

试验结果有效后，根据各品种项下的规定判断供试品是否合格。效价测定结果的有效数字按《中国药典》（2020 年版）规定及数字修约的原则取舍。

2. 二剂量法（三剂量法）　当符合以下规定时，试验结果有效。

（1）可靠性测验要求同管碟法。

（2）本法的可信限率不得超过 5%，试验结果有效。

（3）试验计算所得效价低于估计效价的 90% 或高于估计效价的 110%，则检验结果仅作为初试，应调整供试品估计效价，予以重试。

试验结果有效后，根据各品种项下的规定判断供试品是否合格。效价测定结果的有效数字按《中国药典》（2020 年版）规定及数字修约的原则取舍。

课堂讨论 ▶▶▶

用微生物检定法测定抗生素，为什么以"效价"作为衡量其有效成分的相对标准？如果阳性对照无菌生长，可能是什么原因？应该怎样处理？

知识拓展

超级细菌（superbug）不是特指某一种细菌，而是泛指那些对多种抗生素具有耐药性的细菌，它的准确称呼应该是"多重耐药性细菌"。现今，科学家特别关注的超级细菌有：耐甲氧西林金黄色葡萄球菌（MRSA）、耐多药肺炎链球菌（MDRSP）、万古霉素肠球菌（VRE）、多重耐药性结核杆菌（MDR-TB）、多重耐药鲍曼不动杆菌（MRAB）及最新发现的携带有 NDM-1 基因的大肠埃希菌和肺炎克雷伯菌等。

超级细菌引起的细菌感染一般发生在医院内，虽然它耐药性强，但致病力并不强。WHO 认为勤洗手是一种有效的预防措施。

岗位对接 ▶▶▶▶

抗生素的效价测定

情境：小李在某省的药品检验所工作，他的日常工作是抗生素的微生物检定，即抗生素的效价测定。今天，他要检测的药物是硫酸庆大霉素片。他选择管碟法中的二剂量法作为供试品效价的检查方法。在检测前，他通过查阅《中国药典》（2020 年版），用短小芽孢杆菌制备菌悬液,之后用培养基Ⅰ和菌悬液制备双碟,放置钢管,最后把硫酸庆大霉素标准品和供试品分别配制成高、低两种浓度,通过抗生素形成的抑菌圈计算效价,判断这次检测的硫酸庆大霉素片是否符合规定。

小李的检验方法是否正确?

分析:《中国药典》(2020年版)规定,抗生素微生物检定法测定抗生素效价包括两种方法,即管碟法和浊度法。管碟法是利用抗生素在琼脂培养基内的扩散作用,比较标准品和供试品两者对接种的试验菌产生抑菌圈的大小,以测定供试品效价的一种方法。小李的检验方法正确。

课后练一练 》》》》

一、选择题

在线测试

二、简答题

1. 管碟法的原理是什么?
2. 抗生素的生物效价测定方法有哪些?
3. 在管碟法中,有哪些因素会影响到效价测定的准确性?

（史正文）

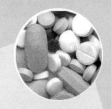

第十章
基因工程药物的生物检定

>>>> 学习目标

- 掌握胰岛素、生长激素、干扰素的生物检定方法。
- 熟悉胰岛素、生长激素、干扰素生物检定常用试剂的种类及配制方法。
- 了解检测胰岛素、生长激素、干扰素的原理和意义。

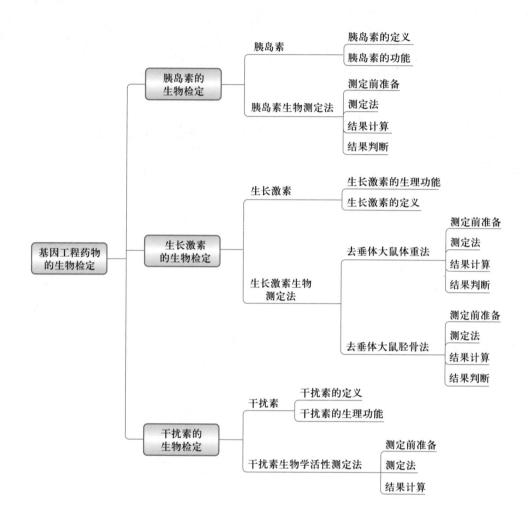

　　基因工程药物是指将生物体内生理活性物质的基因分离纯化或者人工合成,利用重组 DNA 技术加以改造,然后使其在细菌、酵母、动物细胞或转基因动物中大量表达,通过这种方法而生产的新型药物。

　　基因工程药物因其疗效好、应用范围广泛、副作用小的特点成为新药研究开发的新宠,也是发展最迅速和最活跃的领域。自 1982 年美国 Lilly 公司上市了第一个基因工程产品——人胰岛素以来,至今已有基因工程药物 140 多种上市,尚处于临床试验或申报阶段的基因工程药物有 500 多种。当传统制药业的增长速度减慢时,基因工程制药正在加速发展,全世界基因工程药物持续 6 年销售额增长率都在 15%~33%,基因工程制药已成为制药业的一个新亮点。目前市面上应用比较广泛的基因工程药物的主要种类包括胰岛素、干扰素、生长激素、红细胞生成素等。该类药物的生产工艺复杂,往往需要借助于生物体对其活性进行评价(生物检定法)和质量控制。

第一节　胰岛素的生物检定

一、胰岛素

胰岛素是一种小分子蛋白质,是从哺乳动物胰腺的胰岛 B 细胞中提取的一种多肽类激素。胰岛素广泛存在于人和动物的胰腺中,正常人的胰腺约含有 200 万个胰岛,胰岛由 A、B 和 D3 种细胞组成,其中 B 细胞制造胰岛素,A 细胞制造胰高血糖素和胰抗脂肝素,D 细胞制造生长激素抑制因子。胰岛素在 B 细胞中开始时是以活性很弱的前体胰岛素原存在的,进而分解为胰岛素进入血液循环。

胰岛素是体内一类重要的多肽激素,同时也是临床上治疗糖尿病的一线药物。因此,不论是在体测定胰岛素的含量,还是在复杂的药物体系中对胰岛素准确定量,意义都非常重大。正如我们所知,为了正确评价不同剂型中的胰岛素在人体中的确切疗效和安全性,必须研究胰岛素在动物和人体内的药代动力学、吸收、分布、代谢和排泄的规律,这是解释生理学、药效学和毒理学,正确合理地进行临床试验必不可少的重要资料,而对胰岛素的准确定量正是这些研究工作的基础。另外,对于药剂本身而言,对胰岛素的准确定量,不但是质量标准建立的基础,而且是评价药物处方的关键。

与传统药物相比,胰岛素类药物属生物技术药物,它们本身具有种属特异性、免疫原性和非预期的多向性活性等特点,这就给胰岛素类药物的分析方法提出了特殊的要求。好的胰岛素测定方法的主要标志是特异性高、灵敏度高、重现性好、回收率高、线性范围宽,而生物检定法的这些优势使其成为胰岛素效价检定中最常使用的测定方法。其中,小鼠(或兔)血糖法(毛细管法)最为常用。

二、胰岛素生物测定法

本法系比较胰岛素标准品(S)与供试品(T)引起小鼠血糖下降的作用,以测定供试品效价。

(一)测定前准备

1. 仪器、设备　7530c 分光光度计、离心沉淀器、电热恒温水浴箱、微量取液器、定量加样器、电子天平、pH 计。

2. 溶液配制

(1) 0.1 mol/L 枸橼酸缓冲液:精密称取枸橼酸 0.735 0 g,枸橼酸三钠 13.620 g,加水至 500 mL 混匀,pH 范围应在 5.4~7.0。

(2) 葡萄糖氧化酶试剂

1)过氧化物酶(POD)溶液:精密称取 POD 适量,用水溶解使成 3 mg/mL 的溶液,置 4~8℃保存备用。

2)取 3 mg/mL POD 溶液 0.2 mL、葡萄糖氧化酶(GOD)120 单位、4-AA 10 mg、二甲基苯胺

0.05 mL 混合,加枸橼酸缓冲液至 200 mL,置 4~8℃保存备用,如显淡红色则不宜使用。

(3) 5% 三氯醋酸溶液:称取三氯醋酸 5 g,加水至 100 mL。

(4) 1% 草酸钾溶液:称取草酸钾 1 g,加水至 100 mL。

(5) pH 2.5 生理盐水:称取氯化钠 4.5 g,加水近 500 mL,加苯酚 1 g,用 3 mol/L 盐酸调节 pH 至 2.5 后,补足水至 500 mL(或不加苯酚)。

(6) 葡萄糖标准液

1) 精密称取无水葡萄糖 200 mg,加煮沸放冷的水至 20 mL 得 10 mg/mL 溶液。

2) 分别精密量取 10 mg/mL 溶液 1.5 mL、1.0 mL、0.5 mL、0.25 mL 置 50 mL 容量瓶中,加水至刻度,混匀得 30 mg/100 mL、20 mg/100 mL、10 mg/100 mL、5 mg/100 mL 的溶液。

上述葡萄糖标准溶液置 4~8℃保存备用,如出现浑浊长菌,不得使用。

(7) 标准品溶液

1) 取胰岛素标准品,放置至室温。

2) 割开标准品小管(注意勿使玻璃屑掉入),精密称量置小烧杯中。

3) 将称得的毫克数,乘以标示单位数,得总单位数。

4) 精密加入 pH 2.5 生理盐水(含苯酚)配成 20 U/mL 的溶液。置 4~8℃保存备用,可使用 5 天。

(8) 标准品稀释液

1) 试验当日取标准品溶液放置至室温。

2) 割开安瓿,精密量取 1.0 mL,加 pH 2.5 生理盐水 19.0 mL,使成 1.0 U/mL 溶液。

3) 根据动物品系、来源、季节,按《中国药典》(2020 年版)胰岛素生物检定法的要求,取 1.0 U/mL 溶液适量,加 pH 2.5 生理盐水(不含苯酚)配成高、低两个浓度的溶液,高、低剂量比值不大于 1 : 0.5。

(9) 供试品溶液与稀释液:按供试品的标示量或估计效价(A_T),参照标准品溶液与其稀释液的制法制成高、低两种浓度的稀释液,其比值(γ)应与标准品相等,供试品与标准品高、低剂量所致的反应平均值应相近。

(二) 测定法

(1) 取健康合格、同一来源、同一性别、出生日期相近的成年小鼠,体重相差不得超过 3 g,按体重随机分成 4 组,每组不少于 10 只并编号。

(2) 将各组小鼠分别自皮下注入同一种浓度的标准品或供试品稀释液,每只小鼠 0.2~0.3 mL,但各鼠的注射体积(mL)应相等。

(3) 注射后 40 min,按给药顺序分别自眼静脉丛采血,用葡萄糖氧化酶 – 过氧化酶法测定血糖值,方法如下。

1) 将小试管放入离心机管架中,以 2 500 r/min 离心 15 min 后取出。

2) 精密量取离心后的上清液 0.20 mL,放入相应编号的另一套小试管中。

3) 另取小试管 5 支,编号,分别加入葡萄糖标准系列溶液 0 mg/100 mL、5 mg/100 mL、

10 mg/100 mL、20 mg/100 mL、30 mg/100 mL，各管 0.20 mL。

4）将各管分别准确加入葡萄糖氧化酶试剂 2.0 mL，混匀。

5）小试管同时放入 37℃ ±0.5℃恒温水浴，保温 30 min 后取出，放置至室温。

6）按分光光度法，于 550 nm 波长处测定各管的吸光度。

（4）第一次给药后间隔至少 3 h，按双交叉设计实验（表 10-1）对各鼠进行第二次给药，操作与第一次实验相同。

表 10-1　双交叉设计实验表

给药次数	第一组	第二组	第三组	第四组
第一次	d_{S_1}	d_{S_2}	d_{T_1}	d_{T_2}
第二次	d_{T_2}	d_{T_1}	d_{S_2}	d_{S_1}

（三）结果计算

按照生物检定统计量反应平行线测定双交叉设计法计算效价及实验误差。步骤如下。

1. 测量血糖

（1）由葡萄糖标准曲线各浓度所测吸光度计算回归方程式 $Y = A + BX$ 中的 A、B 值。

（2）通过回归方程式由各管吸光度计算血样相当的血糖值，以每 100 mL 血中所含葡萄糖的质量（mg）表示。

（3）各管血糖值乘校正值（按本法取血 0.06 mL，加入 0.36 mL 5% 三氯醋酸中，稀释 7 倍，即校正值为 7）即为各小鼠的血糖值。或将葡萄糖标准溶液与被测血样同法处理，通过回归方程式计算血样中的血糖值，即为各鼠的血糖值。

（4）将每鼠反应值（y）按《中国药典》（2020 年版）四部通则 1431 生物检定统计法列表格式整理。

2. 按量反应平行线测定法，双交叉设计处理结果

（1）进行可靠性测验，实验结果成立者，再进行以下计算。

（2）计算 M、R、P_T、S_m、FL、FL%。

以上计算也可编制程序，用计算机计算。用 BS2000 生物统计软件计算时，无须用葡萄糖标准液算出血糖值，可用吸光度值直接进行结果计算。

实验结果中出现的特大、特小等异常值，按《中国药典》（2020 年版）四部通则 1431 规定判断其是否可以剔除。个别剂量组缺失的数据，如符合通则的要求，按所规定的方法补足。

（四）结果判断

1. 可靠性测验　胰岛素双交叉设计法的可靠性测验应为回归变异项非常显著，偏离平行不显著，否则实验结果不成立。对实验结果不成立者，应做以下检查。

（1）检查实验操作，包括溶液配制、操作技术，以及实验动物的饲养等是否符合本实验的要求。

（2）试品间如差异非常显著,说明测得效价与估计效价相差较大,应调整剂量或估计效价重复实验。

（3）次间 × 试品间、次间 × 回归、次间 × 偏离平行如差异非常显著,说明该项变异在第一次与第二次实验间有差别,对出现这种情况的检定结果,下结论时应慎重,最好复试。

2. 实验误差（FL%）的判断　按《中国药典》（2020 年版）规定,本法的可信限率（FL%）不得大于 25%,超过者,可做以下处理。

（1）检查动物来源、实验操作、对动物的照顾等是否符合本实验的要求。

（2）重复实验。

（3）按规定将几次实验结果合并计算,求得合并计算的效价及实验误差,应符合规定。

课堂讨论 ▶▶▶

胰岛素生物检定常用试剂有哪些? 简述一下具体的配制方法。

🍥 **知识拓展**

胰岛素效价（活性）测定一直采用生物检定法,以其降低血糖或由此而产生的惊厥作用为反应指标。《美国药典》（XXII 版）《日本药典》（XI 版）均采用兔血糖法,《英国药典》（1988 年版）规定可用家兔或小鼠血糖降低法或小鼠惊厥法。《中国药典》（1963 年版、1977 年版、1985 年版）均采用小鼠惊厥法,此法为质反应。《中国药典》自 1990 年版后改为小鼠血糖法,并沿用至今。

第二节　生长激素的生物检定

一、生长激素

生长激素是腺垂体细胞分泌的蛋白质,是一种肽类激素。通过重组 DNA 技术制造的生长激素称为重组人生长激素,简称 r-hGH。

正常情况下,生长激素（GH）呈脉冲式分泌,其分泌受下丘脑产生的生长激素释放素（GHRH）的调节,还受性别、年龄和昼夜节律的影响,睡眠状态下分泌明显增加。生长激素的主要生理功能是促进神经组织以外的所有其他组织生长;促进机体合成代谢和蛋白质合成;促进脂肪分解;对胰岛素有拮抗作用;抑制葡萄糖利用而使血糖升高。血清生长激素测定有助于巨人症、肢端肥大症、遗传性生长激素生成缺陷所致的生长激素缺乏症的诊断。

因为生长激素在体内代谢快,半衰期短,含量极微和排泄量少等特点,使得寻找一种理想的、能判断是否滥用了生长激素的检测方法十分困难。生物检定法中胫骨试验是经典的试验法,即对去垂体动物投给测试激素样品,2~3 周后测量胫骨近端骺软骨增加的宽度。该法可测出巨人症、肢端肥大症及胰岛素所致低血糖时血浆中高生长激素水平,但不能测出正常人血中的生长激素水平。另一种方法是通过测定体重的增加来确定生长激素效价。

二、生长激素生物测定法

(一) 去垂体大鼠体重法

本法系通过比较生长激素标准品(S)与供试品(T)对幼龄去垂体大鼠体重增加的程度,以测定供试品效价的一种方法。

1. 测定前准备

(1) 设备及用具:试剂称量用天平(精度 1 mg)、供试品称量用天平(精度 0.01 mg)、大鼠称重用天平(精度 0.1 g)、手术板、注射器(1 mL,精度 0.01 mL)、吸管、移液管、带塞玻璃小瓶、烧杯、玻璃棒、量筒、脱脂棉,手术器械如手术剪、直镊、眼科剪、眼科直镊、眼科弯镊、牙科钻、钻头、抽滤瓶、真空泵、牙科刮勺、止血钳。

(2) 实验动物:同一来源、品系,出生 26~28 天,体重 60~80 g,同一性别、健康的大鼠,实验前 2~3 周无菌条件下,25% 乌拉坦溶液(0.3 mL/100 g 鼠重)腹腔注射麻醉,手术摘除脑垂体,迅速缝合,每只鼠编号并记录体重,手术后于清洁级以上动物室饲养使其恢复,备用。

(3) 溶液配制

1) 生理盐水:称取氯化钠适量,加水配成 0.9% 的溶液。

2) 牛血清白蛋白的生理盐水溶液:称取牛血清白蛋白适量,加生理盐水配成 0.1% 的牛血清白蛋白的生理盐水溶液,简称溶媒。

3) 乌拉坦溶液:称取乌拉坦适量,加生理盐水配成 25% 的乌拉坦溶液。

4) 标准品溶液:实验当日,取生长激素标准品,放置至室温。割开安瓿(注意勿使内容物损失),立即按标示效价精确加以定量溶媒将全部内容物洗出,使成 1.0 IU/mL 的标准品溶液;亦可精密加入适量溶媒使溶解,混合均匀,精密吸取适量,用溶媒配制成 1.0 IU/mL 的标准品溶液。

5) 标准品稀释液:按《中国药典》(2020 年版)四部通则生长激素生物测定法的要求,选择标准品高(d_{s_2})、低(d_{s_1})2 组剂量及剂距。计算 2 组剂量稀释液浓度及大鼠 6 天内皮下注射的总量(mL),一般高浓度稀释液可配成每 1 mL 中含 0.10~0.25 IU(随季节、动物品系和来源不同),低浓度稀释液可配成每 1 mL 中含 0.025~0.06 IU,高、低两浓度比值 $r = 1 : 0.25$,每鼠皮下注射每天 1 次,每次 0.5 mL,连续 6 天,每组至少 8 只,例如:

高浓度稀释液 $d_{s_2} = 0.1$ IU/mL × 0.5 mL/(天·鼠) × 6 天 × 8 鼠/组 = 2.4 IU/组,即 0.1 IU/mL 高浓度稀释液 24 mL

低浓度稀释液 $d_{s_1} = 0.025$ IU/mL × 0.5 mL/(天·鼠) × 6 天 × 8 鼠/组 = 0.6 IU/组,即 0.025 IU/mL 低浓度稀释液 24 mL

精密量取 1.0 IU/mL 标准品溶液适量,置 50 mL 烧杯中,加入适量溶媒配制成标准品 d_{s_2}

稀释液(如 0.1 IU/mL)。同法用标准品 d_{S_2} 稀释液(如 0.1 IU/mL)配制成低浓度 d_{S_1} 稀释液。

6) 供试品溶液:按生长激素供试品的标示效价或估计效价(A_T)配制溶液。

如果是生长激素原料药粉末,方法如下:取生长激素粉末,放置至室温;迅速精密取适量,置带塞玻璃瓶中;将称量的毫克数,乘以标示单位数,得总单位数;精确加以定量的溶媒配成 1.0 IU/mL 的供试品溶液;精密量取上述溶液适量,同标准品溶液的稀释方法,加溶媒生理盐水配成相应的高(d_{T_2})、低(d_{T_1})两浓度供试品溶液。

如果是生长激素注射用粉针,方法如下:取供试品放置至室温;割开安瓿(注意勿使内容物损失),立即精确定量加溶媒将全部的内容物洗出,使成 1.0 IU/mL 的供试品溶液;精密量取上述溶液适量,同标准品溶液的稀释方法,加溶媒配成相应的高、低两浓度供试品溶液;将标准品和供试品高、低浓度稀释液按每天剂量分装入带塞玻璃瓶中并密封,置 −15℃ 以下保存。

2. 测定法

(1) 准备鼠盒,标明组别。

(2) 实验当日称量体重,剔除体重变化大于手术后 1 周时 ±10% 的大鼠。

(3) 选择体重合格大鼠按体重随机分组,每组 8 只,每只鼠编号并记录体重,正常供给饲料及饮水。

(4) 每天临用时将配好的标准品或供试品稀释液在注射前取出融化,放置至室温。

(5) 按组别分别给予标准品或供试品高、低 2 种浓度稀释液,每鼠 0.5 mL,每天 1 次,连续 6 天,每天应该安排在相同的时间注射,或分 6 次注射的间隔时间应接近。

(6) 皮下注射勿使药液溢出,每次注射要调换部位,如第一次给药自一侧颈部皮下进针,第二次、第三次在另一侧或中央进针,将药液注入不同部位,每次注射后清洁鼠盒。

(7) 最后一次注射后 24 h,按给药次序脱颈处死大鼠。

(8) 称大鼠体重。

(9) 对可疑大鼠可进行尸检,切开蝶鞍区,肉眼检查有无垂体残留,剔除有垂体残存的动物。

3. 结果计算

(1) 计算每只动物反应值(y),即体重变化 $y=$ 给药后体重 − 给药前体重。

(2) 将反应值实验结果按"生物检定统计法"[《中国药典》(2020 年版)四部通则 1431]中的量反应平行线测定随机设计法列表的格式整理。

(3) 按量反应平行线测定(2.2)法或(2.2.2)法随机设计处理结果。

编制程序,用计算机计算效价、实验误差。可靠性测验应通过,《中国药典》(2020 年版)规定本法可信限率(FL%)不得大于 50%。

计算也可用手算进行可靠性测试,实验结果成立者,进行以下计算:计算 M、R、P_T、S_m、FL、FL%。

实验结果中出现的特大、特小等特异反应值,按《中国药典》(2020 年版)规定判断其是否可以剔除,个别剂量组缺失的数据,如符合《中国药典》(2020 年版)要求,按所规定的方法补足。

4. 结果判断

生长激素(2.2)法或(2.2.2)法的可靠性测验应为剂间,回归变异项非常显著,偏离平行、二次曲线、反相二次曲线不显著,否则实验结果不成立。对实验结果不成立者应做以下检查。

（1）检查实验操作,包括溶液配制、注射、对实验动物的照顾等是否符合本法的实验要求。

（2）若剂间、回归不显著,S、T 或 U 的反应不在对数剂量 – 反应值线性范围内,应根据反应结果,重新调整剂量复试。

（二）去垂体大鼠胫骨法

本法与去垂体大鼠体重法的标准品和供试品的溶液配制与稀释、检定法和实验结果计算一致,并常与去垂体大鼠体重法同步进行。增加和不同之处有以下几点。

1. 测定前准备

（1）设备及用具:刀片、载玻片、带有测微尺的光学显微镜,60 W 台灯,其他与去垂体大鼠体重法相同。

（2）试剂:甲醛、丙酮、硝酸银、硫代硫酸钠、乙醇,其他与去垂体大鼠体重法相同。

（3）溶液配制

1）甲醛溶液:称取甲醛适量,加水配成 10% 的溶液。

2）硝酸银溶液:称取硝酸银适量,加水配成 2% 的溶液。

3）硫代硫酸钠溶液:称取硫代硫酸钠适量,加水配成 10% 的溶液。

4）乙醇溶液:量取乙醇适量,加水配成 80% 的溶液。

2. 测定法

（1）去垂体大鼠体重法实验结束后,取下大鼠左、右两条后腿。

（2）剪开皮肤及肌肉,剥离出胫骨并标号。

（3）将胫骨从近心端顶部中间沿矢状面切开并置 10% 甲醛溶液中保存。

（4）脱蛋白,将胫骨水洗 10 min 后,置丙酮溶液中 10 min。

（5）染色,将胫骨水洗 3 min,置 2% 硝酸银溶液中染色 2 min。

（6）水洗一次后,置水中于台灯下强光照射至胫骨变棕黑色。

（7）固定,将胫骨置 10% 硫代硫酸钠溶液中固定 30 s。

（8）保鲜,将胫骨置 80% 乙醇溶液中供测量用。

（9）切片,将胫骨沿剖面切成 1 mm 左右薄片。

（10）薄片置光学显微镜下测量胫骨骨骺板宽度作为反应值。

3. 结果计算　与去垂体大鼠体重法一致。

（三）注意事项

1. 动物　取幼年(体重 60~80 g)大鼠,以消除内源性生长激素的干扰;一般用雄性,较为敏感。

2. 环境　要求实验室二级以上并且室温在 24~26℃,否则,需注射青霉素抗感染。

3. 术后要求　幼年大鼠进行垂体切除术,术后喂饲标准饲料并饮 5% 葡萄糖溶液至少 3 天。去垂体手术后第 1 周为恢复期,从第 2 周起称重并记录,并每隔 1 天称重 1 次直至给药实验前,及时剔除掉体重变化大于手术后第 2 周的第一天 ±10% 的大鼠,即选择给药实验前大鼠体重变化小于手术后第 2 周第一天体重 ±10% 的合格健康动物,按体重均匀随机分组。

4. 去垂体大鼠胫骨法　切片、染色、测量实验条件应一致,用带有测微尺的光学显微镜测量骨骺板宽度。

课堂讨论　▶▶▶

生长激素生物检定的测试方法有哪些? 简述一下过程。

知识拓展

人生长激素(hGH)的分泌形式:hGH 自发性分泌在昼夜间呈阵发性形式,一般发生在生理睡眠后第 1 个慢波睡眠期 (SWS)。白天休息时似能促进 hGH 的释放,摄食、空腹、运动和应激可影响 hGH 的分泌形式,但不改变其基础节律;青春期 hGH 分泌幅度高、频率快、昼夜分泌总量大,而老年人则相反。

第三节　干扰素的生物检定

一、干扰素

干扰素(interferon,IFN)是机体免疫细胞产生的一类细胞因子,它们结构类似、功能接近,具有干扰病毒繁殖、抑制肿瘤细胞生长和免疫调节等功能。

二、干扰素生物学活性测定法

干扰素生物活性学测定法的第一法是细胞病变抑制法,该法是依据干扰素可以保护人羊膜细胞(WISH 细胞)免受水疱性口炎病毒(VSV)破坏的作用,用结晶紫对存活的 WISH 细胞染色,于波长 570 nm 处测定其吸光度,可得到干扰素对 WISH 细胞的保护效应曲线,以此测定干扰素的生物学活性。

(一) 测定前准备

1. 试剂　MEM 或 RPMI 1640 培养液、新生牛血清、乙二胺四乙酸二钠、氯化钠、氯化钾、磷酸氢二钠、磷酸二氢钾、无水乙醇、乙酸。

2. 溶液配制

(1) MEM 或 RPMI 1640 培养液:取 MEM 或 RPMI 1640 培养基粉末 1 袋(规格为 1 L),加水溶解并稀释至 1 000 mL,加青霉素 10^5 IU 和链霉素 10^5 IU,再加碳酸氢钠 2.1 g,溶解后,混匀,除菌过滤,4℃保存。

(2) 完全培养液:量取新生牛血清 10 mL,加 MEM 或 RPMI 1640 培养液 90 mL。4℃保存。

(3) 测定培养液:量取新生牛血清 7 mL,加 MEM 或 RPMI 1640 培养液 93 mL。4℃保存。

(4) 攻毒培养液:量取新生牛血清 3 mL,加 MEM 或 RPMI 1640 培养液 97 mL。4℃保存。

(5) 消化液:取乙二胺四乙酸二钠 0.2 g、氯化钠 8.0 g、氯化钾 0.2 g、磷酸氢二钠 1.152 g、磷酸二氢钾 0.2 g,加水溶解并稀释至 1 000 mL,经 121℃、15 min 灭菌。

(6) 染色液:取结晶紫 50 mg,加无水乙醇 20 mL 溶解后,加水稀释至 100 mL,即得。

(7) 脱色液:量取无水乙醇 50 mL、醋酸 0.1 mL,加水稀释至 100 mL。

(8) 标准品溶液:取干扰素生物学活性测定的国家标准品,按说明书复溶后,用测定培养液稀释至每 1 mL 含 1 000 IU。在 96 孔细胞培养板中,做 4 倍系列稀释,共 8 个稀释度,每个稀释度做 2 孔。在无菌条件下操作。

(9) 供试品溶液:将供试品按标示量溶解后,用测定培养液稀释成每 1 mL 约含 1 000 IU。在 96 孔细胞培养板中,做 4 倍系列稀释,共 8 个稀释度,每个稀释度做 2 孔。在无菌条件下操作。

(二) 测定法

(1) 使 WISH 细胞在培养基中贴壁生长。按 1:(24)传代,每周 2~3 次,于完全培养液中生长。

(2) 取培养的细胞弃去培养液,用 PBS 洗 2 次后消化和收集细胞,用完全培养液配制成每 1 mL 含 $(2.5~3.5) \times 10^5$ 个细胞的细胞悬液,接种于 96 孔细胞培养板中,每孔 100 μL,于 37℃、5% 二氧化碳条件下培养 4~6 h。

(3) 将配制完成的标准品溶液和供试品溶液移入接种 WISH 细胞的培养板中,每孔加入 100 μL,于 37℃、5% 二氧化碳条件下培养 18~24 h。

(4) 弃去细胞培养板中的上清液。将保存的水疱性口炎病毒(VSV,-70℃保存)用攻毒培养液稀释至 100 CCID50,每孔 100 μL。于 37℃、5% 二氧化碳条件下培养 24 h(镜检标准品溶液的 50% 病变点在 1 IU/mL)。

(5) 然后弃去细胞培养板中的上清液,每孔加染色液 50 μL,室温放置 30 min 后,用流水小心冲去染色液,并吸干残留水分,每孔加入脱色液 100 μL,室温放置 3~5 min。混匀后,用酶标仪以 630 nm 为参比波长,在波长 570 nm 处测定吸光度,记录测定结果。

(三) 结果计算

实验数据采用计算机程序或四参数回归计算法进行处理。并按下式计算实验结果:

$$供试品生物学活性(IU/mL) = P_r \frac{D_s \times E_s}{D_r \times E_r} \qquad 式(10-1)$$

式中,P_r 为标准品生物学活性,单位为 IU/mL;D_s 为供试品预稀释倍数;D_r 为标准品预稀释倍数;E_s 为供试品相当于标准品半效量的稀释倍数;E_r 为标准品半效稀释倍数。

课堂讨论 ▶▶▶

简述干扰素生物检定的步骤。

知识拓展

重组人干扰素(recombinant human interferon,rhuIFN)是一类抗病毒、抗肿瘤和多发性硬化调节免疫的重要生物制品。自 1957 年发现干扰素以来,人们不断采用新技术对干扰素分子结构进行改造,先后研发了原型干扰素、保守干扰素、聚乙二醇修饰干扰素等几十个品种,目前已批准十余个一类新药干扰素上市。

课后练一练 》》》》

一、选择题

在线测试

二、简答题

简述小鼠血糖法的操作步骤。

(杜丽娟)

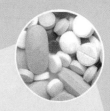

第十一章
疫苗的质量控制与生物活性检定

⟩⟩⟩ 学习目标

- 掌握疫苗的概念及分类、质量标准要求。
- 熟悉疫苗生物活性检定的方法。
- 学会酶联免疫吸附法的操作方法。

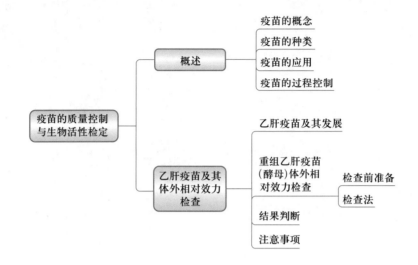

第一节　概　　述

一、疫苗的概念

疫苗是以病原微生物或其组成成分、代谢产物为起始材料,采用生物技术制备而成,用于预防、治疗人类相应疾病的生物制品。疫苗具有免疫活性,接种人体后可刺激免疫系统产生特异性体液免疫和(或)细胞免疫应答,使人体获得对相应病原微生物的免疫力。

疫苗预防疾病的效果已得到公认,如脊髓灰质炎疫苗的使用使脊髓灰质炎基本消失;麻疹疫苗和百白破疫苗的接种使麻疹、白喉、百日咳、破伤风等的发病率大幅度下降;新生儿乙肝疫苗免疫接种使儿童中乙型肝炎表面抗原携带率降低了90%。但近些年来一些新现和再现传染病对人类健康又构成新威胁,如2020年新型冠状病毒肺炎,针对该疾病的疫苗也已研发成功。抗感染免疫学理论的进展和现代生物技术的广泛应用为研发新疫苗和改进现有疫苗奠定了基础,疫苗在预防疾病和保护人类健康方面发挥出巨大作用。

二、疫苗的种类

(一) 灭活疫苗

灭活疫苗系指病原微生物经培养、增殖,用理化方法灭活后制成的疫苗,如钩端螺旋体疫苗、甲型肝炎灭活疫苗等。该类疫苗通常选择抗原性较全、免疫原性和遗传稳定性良好的细菌菌种或病毒毒种,一般毒力较强。接种灭活疫苗后,灭活后的细菌或病毒在机体内不会繁殖,所以也称"死疫苗"。灭活疫苗稳定性好、安全性高,但一般需接种2~3次,受种者接种后接种反应较大,获得的免疫力其维持时间也较短。

(二) 减毒活疫苗

减毒活疫苗系指采用病原微生物的自然弱毒株或经培养传代等方法减毒处理后获得致病

力减弱、免疫原性良好的病原微生物减毒株制成的疫苗。该类疫苗是传统疫苗特别是病毒性疫苗研制的主导方向。皮内注射用卡介苗、麻疹减毒活疫苗、脊髓灰质炎疫苗（糖丸型）等均属于该类疫苗。接种减毒活疫苗后，减毒的病原体在机体内有一定程度的生长繁殖能力，类似隐性感染产生细胞免疫、体液免疫和局部免疫。接种次数少，受种者接种反应轻微，获得的免疫力较持久。活疫苗稳定性较差，经制成冻干疫苗后，疫苗稳定性已有很好改进。研发减毒活疫苗，其关键是选育减毒适宜、毒力低而免疫原性和遗传稳定性均良好的菌种或毒种。

首先在细菌培养基或动物、鸡胚和细胞培养中适应传代以获得较高量的细菌数或病毒量。细菌选择敏感培养基，病毒则根据其对动物、鸡胚或细胞培养的敏感性选择培养基。

🦠 知识拓展

脊髓灰质炎疫苗是预防和消灭脊髓灰质炎的有效手段。脊髓灰质炎是由脊髓灰质炎病毒引起的一种急性传染病。临床表现主要以发热、上呼吸道症状、肢体疼痛为主。病毒主要侵犯人体脊髓灰质前角的灰、白质部分，对灰质造成永久性损害，出现肢体弛缓性麻痹。部分患者可发生迟缓性神经麻痹并留下瘫痪后遗症，一般多见于 5 岁以下小儿，故俗称"小儿麻痹症"。接种疫苗是预防控制脊髓灰质炎传播的最经济、最有效的方法。

目前用来预防脊髓灰质炎的疫苗有两类：口服脊髓灰质炎减毒活疫苗（OPV）、注射型脊髓灰质炎灭活疫苗（IPV，包括含 IPV 成分的联合疫苗）。1959 年，我国成功研制出首批脊髓灰质炎活疫苗，1962 年，"糖丸"减毒活疫苗研制成功。"糖丸"的研制成功为控制脊髓灰质炎做出了重要贡献。2016 年 5 月 1 日起我国开始实施新的脊髓灰质炎疫苗免疫策略（序贯程序），即2 月龄时注射一剂脊髓灰质炎灭活疫苗（IPV），3 月龄、4 月龄及 4 岁各口服一剂脊髓灰质炎减毒活疫苗（OPV）。

（三）亚单位疫苗

亚单位疫苗系指病原微生物经培养后，提取、纯化其主要保护性抗原成分制成的疫苗，如A 群脑膜炎球菌多糖疫苗、流感亚单位疫苗等。

（四）基因工程重组蛋白疫苗

基因工程疫苗系使用重组技术将编码病原微生物保护性抗原的基因重组到细菌（如大肠埃希菌）、酵母或细胞，经培养、增殖后，提取、纯化所表达的保护性抗原制成的疫苗，如重组乙型肝炎疫苗。

（五）结合疫苗

结合疫苗系指由病原微生物的保护性抗原成分与蛋白载体结合制成的疫苗，如 A 群、C 群脑膜炎球菌多糖结合疫苗。

（六）联合疫苗

联合疫苗系指由两个或两个以上活的、灭活的病原微生物或抗原成分联合配制而成的疫苗，用于预防不同病原微生物或同一病原微生物的不同血清型 / 株引起的疾病。联合疫苗包括多联疫苗和多价疫苗。前者用于预防不同病原微生物引起的疾病,后者用于同一病原微生物的不同血清型/株引起的疾病,如23价肺炎球菌多糖疫苗、流感病毒裂解疫苗。

三、疫苗的应用

接种疫苗是预防和控制传染病的重要手段,通过适宜途径将疫苗接种于人体,使受种者产生针对疾病的特异免疫力,可抵御病原微生物侵袭而起到预防作用。当受种人数达到人群的一定比例,在人群中可形成免疫屏障,即使有传染源侵入,由于大部分人有免疫保护,传染病传播链被阻断,传播范围受到限制,从而阻止疾病扩散和蔓延,特别是对人是传染源而又无动物宿主的一些传染病,如天花、脊髓灰质炎、麻疹和白喉等。疫苗免疫不仅降低了人群对疾病的易感性,同时亦减少和消除了传染源。为更好地发挥疫苗的防病作用,除有安全有效的疫苗外,还需制定相应的免疫规划和免疫策略,并根据疾病的流行特征及疫苗的特性和效能制定免疫程序,合理应用疫苗。表11-1列出了我国免疫规划的疫苗及预防的疾病类型。

表 11-1　国家免疫规划疫苗与预防的疾病

序号	疫苗种类	预防传染病种类	备注
1	乙肝疫苗	乙型病毒性肝炎	原免疫规划疫苗
2	卡介苗	结核	原免疫规划疫苗
3	脊髓灰质炎减毒活疫苗	脊髓灰质炎	原免疫规划疫苗
4	无细胞百白破疫苗	百日咳、白喉、破伤风	替换疫苗
5	白破疫苗	白喉、破伤风	原免疫规划疫苗
6	麻疹、风疹联合疫苗	麻疹、风疹	新加入疫苗
7	麻疹、风疹、腮腺炎联合疫苗	麻疹、风疹、腮腺炎	新加入疫苗
8	乙脑减毒活疫苗	流行性乙型脑炎	扩大覆盖范围
9	A群流脑疫苗	流行性脑脊髓膜炎	扩大覆盖范围
10	A+C群流脑疫苗	流行性脑脊髓膜炎	新加入疫苗
11	甲肝疫苗	甲型病毒性肝炎	新加入疫苗
12	出血热双价纯化疫苗	出血热	新加入疫苗
13	炭疽减毒活疫苗	炭疽	新加入疫情控制、储备疫苗
14	钩体灭活疫苗	钩体病	新加入疫情控制、储备疫苗

四、疫苗的过程控制

为确保疫苗的质量和安全性,我国逐步建立和完善了一整套疫苗研究、生产、使用及管理的法规体系(如《疫苗流通和预防接种管理条例》),并且从国家层面建立了对疫苗专门监督管理的机构,实施国家批准签发制度,《中国药典》(2020年版)疫苗总论对疫苗的过程控制进行了详细的规定,加强了对疫苗生产的原材料、疫苗生产过程的监管,从而减少疫苗应用事故的发生。对疫苗的生产和使用全过程进行严格的质量控制,有效确保疫苗的安全性、有效性、可控性和一致性。人用疫苗生产及质量控制,具体品种还应符合《中国药典》(2020 年版)中疫苗各论的要求。

1. 全过程质量控制 疫苗是由具有免疫活性的成分组成,生产过程中使用的各种材料来源及种类各异,生产工艺复杂且易受多种因素影响,应对生产过程中的每一个工艺环节及使用的每一种材料进行质量控制,并制定其可用于生产的质量控制标准;应制定工艺过程各中间产物可进入后续工序加工处理的质量要求,应对生产过程制定偏差控制和处理程序。

2. 批间一致性的控制 应对关键工艺步骤的中间产物的关键参数进行测定,并制定可接受的批间一致性范围。对半成品配制点的控制应选择与有效性相关的参数进行测定,半成品配制时应根据有效成分测定方法的误差、不同操作者之间及同一操作者不同次操作之间的误差综合确定配制点。对成品或疫苗原液,应选择多个关键指标进行批间一致性的控制。用于批间一致性控制的测定方法应按照相关要求进行验证,使检测结果可准确有效地用于批间一致性的评价。

3. 目标成分及非目标成分的控制 疫苗的目标成分系指疫苗有效成分。应根据至少能达到临床有效保护的最低含量或活性确定疫苗中有效成分的含量或活性;添加疫苗佐剂、类别及用量应经充分评估。

疫苗的非目标成分包括工艺相关杂质和制品相关物质/杂质。工艺相关杂质包括来源于细胞基质、培养基成分及灭活和提取、纯化工艺使用的生物和化学材料残留物等;制品相关物质/杂质包括与生产用菌种、毒种相关的除疫苗有效抗原成分以外的其他成分及抗原成分的降解产物等。

生产过程中应尽可能减少使用对人体有毒、有害的材料,必须使用时,应验证后续工艺的去除效果。除非验证结果提示工艺相关杂质的残留量远低于规定要求,且低于检测方法的检测限,通常应在成品检定或适宜的中间产物控制阶段设定该残留物的检定项。

应通过工艺研究确定纯化疫苗的制品相关物质/杂质,并采用适宜的分析方法予以鉴定。应在成品检定或适宜的中间产物控制阶段进行制品相关物质/杂质的检测并设定可接受的限度要求。

第二节 乙肝疫苗及其体外相对效力检查

一、乙肝疫苗及其发展

1985 年,我国开始使用血源乙肝疫苗,1992 年研制成功重组中华仓鼠卵巢细胞乙肝疫苗。同期从美国 Merck 公司引进的重组酵母乙肝疫苗于 1993 年完成中间试制,1995 年获准生产。1998 年后淘汰了血源乙肝疫苗,目前用于免疫接种的有重组酵母乙肝疫苗(酿酒酵母、汉逊酵母)和重组乙肝疫苗(CHO 细胞)。

1992 年,我国将乙型肝炎纳入计划免疫管理,2002 年纳入儿童免疫规划,并加强了对新生儿及时(出生 24 h 内)接种疫苗。2006 年,我国进行了第二次全国乙型肝炎血清流行病学调查,结果显示,1~59 岁人群 HBsAg 携带率从 9.8% 下降到了 7.2%,<5 岁人群仅为 1.0%。疫苗使用后,减少了 1 600 万 ~2 000 万 HBsAg 携带者。

二、重组乙肝疫苗(酵母)体外相对效力检查

本品系由重组酿酒酵母或重组汉逊酵母表达的乙型肝炎病毒表面抗原(HBsAg)经纯化,加入氢氧化铝佐剂制成。

(一) 检查前准备

1. 仪器、设备

(1) 仪器:200 μL 移液器头、精度为千分之一的电子天平、量筒等。

(2) 设备:生物安全柜、旋涡混合器、离心机、水浴锅、酶标仪等。

2. 试剂

(1) PBS(pH 7.2):称取氯化钠 8.850 g,磷酸二氢钠(NaH_2PO_4·2H_2O) 0.226 g 和磷酸氢二钠(Na_2HPO_4·12H_2O) 1.698 g,加适量水溶解,调 pH 至 7.2,加水稀释至 1 000 mL。

(2) 供试品处理液:量取 20% 二乙醇胺 1.25 mL 和 10%Triton X-100 0.20 mL,加 PBS 8.55 mL,混匀备用。

(3) 供试品稀释液:称取牛血清白蛋白 10.0 g,加 PBS 溶解并稀释至 1 000 mL,备用。

3. 参考品溶液及供试品溶液的制备   精密量取参考品及供试品各 0.1 mL,分别加入 0.1 mL 供试品处理液,加盖混匀,在 20~28℃静置 30~35 min。将处理后的参考品和供试品分别以供试品稀释液进行适当稀释,稀释后取 1:2 000、1:4 000、1:8 000、1:16 000、1:32 000 及其他适宜稀释度进行测定,每个稀释度做双份测定。阴性对照为供试品稀释液(双份),阴性对照和阳性对照均不需稀释。

(二) 检查法(ELISA 法)

按试剂盒使用说明书进行。

1. 平衡   将试剂盒各组分从盒中取出,平衡至室温,微孔板开封后,余者及时以自封袋封存。

2. 编号   取所需要数量微孔固定于支架,按序编号。

3. 稀释   每孔加入 20 μL 样品稀释液。

4. 加样   分别在相应孔中加入 100 μL 待测样本、阴性对照物、阳性对照物。

5. 温育   置 37℃温育 60 min。

6. 洗涤   用 PBS-T 缓冲液充分洗涤 5 次,洗涤后扣干,每次应保持 30~60 s 的浸泡时间。

7. 加酶   每孔加入酶标记抗体 50 μL。

8. 温育   置 37℃温育 30 min。

9. 洗涤   用 PBS-T 缓冲液充分洗涤 5 次,洗涤后扣干,每次应保持 30~60 s 的浸泡时间。

10. 显色　每孔加底物 A、底物 B 各 50 μL，轻轻振荡混匀，37℃暗置 30 min。

11. 终止　每孔加入终止液 50 μL，混匀。

12. 测定　试剂盒阴性和阳性对照的吸光度均值在试剂盒要求范围内，则试验有效。3 次测定的数据均用量反应平行线测定法计算相对效力。以 3 次相对效力的几何均值为其体外相对效力。

三、结果判断

以参考品为标准，供试品相对效力不小于 0.5，判为合格。

四、注意事项

如果供试品疫苗有摇不散的块状物、疫苗容器有裂纹、标签不清或过期失效者，均不作为检测对象。供试品疫苗于 2~8℃下避光保存。试验时的室温应保持在 20~30℃，过高或过低均可影响试验结果。

岗位对接 》》》》

疫苗的冷链贮存

情境：某大型药品批发企业，运输一批疫苗产品，但是运输过程中没有严格遵守冷链要求，这批疫苗能够投入市场使用吗？

分析：疫苗的贮存条件是 2 ~ 8℃下避光保存，运输过程中应该全程保证冷链条件，一旦中途冷链条件中断，高温会使疫苗特别是活疫苗效价迅速降低，或者使蛋白质变性，疫苗也随之失效。我们通常所说的疫苗有效期，也是指在规定冷藏状态下的有效时间。疫苗冷链，是指为保证疫苗从疫苗生产企业到接种单位运转过程中的质量而装备的贮存和运输冷藏设施、设备。冷链的配套设备包括贮存疫苗的低温冷库、冰排速冻器、普通冷库、运送疫苗专用冷藏车、疫苗运输车、冰箱、冷藏箱、冷藏背包及计算机和零配件等。

2016 年发生的非法经营疫苗案，主要问题就是疫苗未经严格冷链贮存运输。事件发生后，党中央迅速做出指示：依法严厉打击违法犯罪行为，严肃问责相关失职渎职人员，落实疫苗生产、流通、接种等各环节监管责任，要始终把人民群众的身体健康放在首位。

课后练一练 》》》》

一、选择题

在线测试

二、简答题

1. 简述疫苗的概念。

2. 疫苗有哪些种类?

3. 简述利用 ELISA 法检测重组乙肝疫苗(酵母)体外相对效力的原理。

（林 锐 王丽娟）

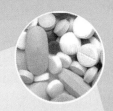

第十二章
酶类药物的生物活性检定

⟫⟫⟫ 学习目标

- 掌握胃蛋白酶活力测定的操作过程,理解胃蛋白酶活力测定的原理。
- 熟悉酶类药物鉴别、检查及活力测定方法。
- 了解酶类药物的临床应用。

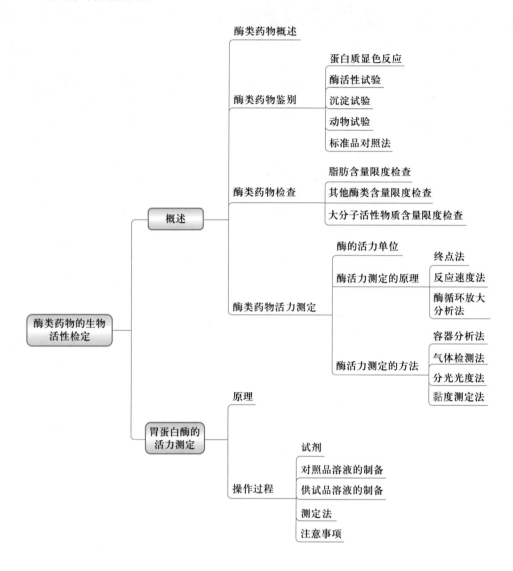

第一节　概　　述

一、酶类药物概述

酶是生物体内一类具有催化活性和特定空间构象的生物大分子,包括蛋白质和核酸等。由于酶具有独特的催化功能,所以在工、农、医、药等方面具有重大实际意义。20 世纪后半叶,现代生物科学和生物工程飞速发展,随着核酸类酶、抗体酶和端粒酶等新酶的研发,以及酶分子修饰、酶固定化和酶在有机介质中的催化作用等酶技术的发展,酶在医药方面的应用不断扩大。20 世纪 60 年代,De Duve 就提出酶类药物是替代治疗遗传缺陷病的一种可行方式。1987 年,第一种重组酶类药物 activasel 诞生,由 FDA 批准,用于治疗由冠状动脉阻塞引起的心脏病,标志着酶类药物新时代的到来。由于生物化学反应主要依赖于催化,很明显酶类药物在血液病、遗传病、灼伤清除、传染性疾病和癌症等治疗方面有广阔的前景。早期酶类药物临床应用以促消化及抗炎为主，近代已扩展至降压、凝血与抗凝血、抗氧化、抗肿瘤等多种用途，其制剂品种已超过700种，国内生产品种也从原来的十几种发展到现有的百余种。

酶类药物的主要种类如下。

1. 助消化酶类　胃蛋白酶、胰蛋白酶、胰淀粉酶、胰脂肪酶、脂肪酶、麦芽淀粉酶等。

2. 蛋白水解酶类　糜蛋白酶、溶菌酶、胰DNA酶、菠萝蛋白酶、无花果蛋白酶、木瓜蛋白酶、枯草杆菌蛋白酶、黑曲霉蛋白酶、胶原蛋白酶、弹性蛋白酶等。

3. 凝血酶及抗栓酶　凝血酶(猪、牛血)、凝血酶致活酶、巴曲酶、纤溶酶、尿激酶、链激酶、蛇毒凝血酶(溶栓酶、抗栓酶)、蚓激酶、曲纤溶酶等。

4. 抗肿瘤酶类　L-天冬酰胺酶、甲硫氨酸酶、组氨酸酶、精氨酸酶、酪氨酸氧化酶、谷氨酰胺酶等。

5. 其他酶类　细胞色素C、超氧化物歧化酶(SOD)、RNA酶、DNA酶、青霉素酶、玻璃酸酶、抑肽酶(膜蛋白酶抑制剂)等。

辅酶：CoA、CoQ$_{10}$、黄素单核苷酸(FMN)、黄素腺嘌呤二核苷酸(FAD)。

二、酶类药物鉴别

绝大多数酶类药物都是具有特异性生物活性的蛋白质，因此可以通过常用的蛋白质鉴别方法对酶类药物进行鉴别，如蛋白质的茚三酮显色反应、碱性条件下的双缩脲反应和福林酚反应、浓硝酸的黄色沉淀反应等。此外，根据酶的生物学特性，还可采用酶活性试验、酶的沉淀试验及动物试验。

(一) 蛋白质显色反应

酶类药物分子中与双缩脲结构相似的肽键，能在碱性溶液中与铜离子结合生成蓝紫色或紫红色化合物。如《中国药典》(2020年版)中对门冬酰胺酶的鉴别：取5 mg/mL的供试品溶液，加入20%的氢氧化钠溶液5 mL，摇匀后再加入1%的硫酸铜溶液1滴，摇匀，溶液应显蓝紫色。

(二) 酶活性试验

某些酶类药物能与特异性底物反应，这些特异性生化反应可用于相应酶类药物的鉴别。如抑肽酶能抑制胰蛋白酶、纤维蛋白溶酶、糜胰蛋白酶等酶的活性，利用这一特性，可通过检测胰蛋白酶活性是否受到抑制而鉴别抑肽酶：胰蛋白酶能专一地作用于对甲苯磺酰-L-精氨酸甲酯的酯键，生成的水解产物使甲基红-亚甲蓝试液变成紫红色，有抑肽酶存在时，因胰蛋白酶的活性受抑制，上述水解反应无法完成，则试液不显紫红色。《中国药典》(2020年版)中即采用此法鉴别抑肽酶：取抑肽酶与胰蛋白酶溶液(均为1 mg/mL)各10 μL置点滴板上，充分混匀，加对甲苯磺酰-L-精氨酸甲酯盐酸盐试液0.2 mL，放置数分钟后，应不显紫红色；而以胰蛋白酶溶液10 μL作对照，同法操作，应显紫红色。

(三) 沉淀试验

某些酶遇到某种有机酸或重金属盐溶液，即出现沉淀反应。如胃蛋白酶水溶液中加入5%

鞣酸或 25% 氯化钡溶液,即生成沉淀。

(四)动物试验

利用动物体内某些指标或特征的变化进行鉴定。如可以通过在动物皮内注射玻璃酸酶,观察其对染色剂亚甲蓝在皮内的扩散和吸收情况的影响,对其进行鉴定。如《中国药典》(2020 年版)中对玻璃酸酶的鉴定:取健康豚鼠 1 只,分别于背部两处皮内注射 0.25% 亚甲蓝的氯化钠注射液 0.1 mL,作为对照,另两处皮内注射用上述溶液制成的 10 U/mL 的供试品溶液 0.1 mL,四处注射位置需交叉排列,相互间的距离应大于 3 cm,注射后 5 min,处死动物并剥下试验处皮肤,自反面观察亚甲蓝的扩散现象,供试品溶液所致的蓝色圈应大于对照品所致的蓝色圈。

(五)标准品对照法

将待测供试品与相应标准品以同法测定,通过对照比较测定结果而进行鉴别。如《中国药典》(2020 年版)中采用高效液相色谱法对抑肽酶进行鉴别,要求供试品溶液主峰的保留时间应与对照品溶液主峰的保留时间一致。

三、酶类药物检查

酶类药物的检查项目有多项与一般生物化学药物的检查项目和检查方法相同,如酸碱度、溶液的澄清度与颜色、干燥失重、炽灼残渣、重金属、热原、异常毒性、降压物质等。有的检查项目操作条件有一定的要求,如干燥失重,绝大多数品种要求在 60℃ 以下减压干燥至恒重。

现在生产的酶类药物多为生化产品和微生物发酵产品,在生产过程中可能带入微量的脂肪类物质、其他的酶类和大分子杂质,这些杂质能影响酶的质量,因此需检查杂质含量限度。

(一)脂肪含量限度检查

一些从动物脏器提取制备的酶类药物,在生产过程中可能会带入微量的脂肪类物质,如胰酶和胰激肽原酶都是从猪、羊或牛胰中提取的蛋白酶,需要对产品进行脂肪含量限度检查。如《中国药典》(2020 年版)中要求每 1.0 g 胰酶产品中的脂肪含量不得超过 20 mg,每 1.0 g 胰激肽原酶产品中的脂肪含量不得超过 5 mg。

(二)其他酶类含量限度检查

胰蛋白酶和糜蛋白酶均是从猪、羊或牛胰中提取的蛋白分解酶,在提取胰蛋白酶时可能带入微量的糜蛋白酶,反之亦然。这两种蛋白酶的作用机制和临床应用各不相同,因此,在胰蛋白酶中需要检查糜蛋白酶的含量,而糜蛋白酶中也需要检查胰蛋白酶的含量。如《中国药典》(2020 年版)中利用糜蛋白酶专属性水解芳香氨酸(L- 酪氨酸、L- 苯丙氨酸)的羧基形成的肽键、酰胺键和酯键的特性,以 N- 乙酰 -L- 酪氨酸乙酯为底物,通过分光光度法测定水解速率,进而测定糜蛋白酶的含量限度,要求每 2 500 U 胰蛋白酶中不得多于 50 U 的糜蛋白酶。

(三)大分子活性物质含量限度检查

在提取分离酶类药物的过程中,可能会引入一些目标产物以外的、具有活性的生物大分子物质,需要对这些大分子活性物质进行限度检查。如尿激酶是从新鲜人尿中提取的一种能激活纤维蛋白溶酶原的碱性蛋白水解酶,由于人尿中含有一些凝血质样活性物质,在低比活力、低剂量使用时,这些活性物质可能引起患者血中暂时复盐试验时间缩短,使血液呈短暂高凝状态,这不仅影响血栓病患者的使用,还会增加并发脑血栓的意外风险。因此,应对尿激酶产品中的凝血质样活性物质进行最低安全限量控制。当尿激酶制品纯度达到 35 000 U/mg 蛋白质以上,尿激酶血浓度在 80~320 U/mL 时,临床使用才不至于发生血浆复盐试验时间缩短,《中国药典》(2020 年版)规定,凝血质样活性为零值时的尿激酶供试品酶活力,按每 1 mL 供试品溶液的单位表示,每 1 mL 应不得少于 150 U。

四、酶类药物活力测定

酶的活性效价由其氨基酸序列及空间结构决定,往往与酶的绝对质量不一致。因此,与化学药物以含量测定结果评价药效不同,酶类药物的药效评定不能直接用质量单位来确定。如果一种酶失去了生物学活性,那么即使绝对质量再多,也无法发挥作用,因此酶的定量只能用酶活力来表示。

(一) 酶的活力单位

酶活力指酶催化生化反应的能力,是反映酶活性的指标,其大小可以用一定条件下酶所催化的某一化学反应的反应速率来表示:以酶作用后底物或产物浓度的变化值为检测指标,进而计算该酶制品的酶活力。酶的活力单位用以量度酶活力的大小,用 U 表示。国际酶学委员会规定了两种标准化的酶活力单位:① "国际单位(IU)",规定在最适反应条件下,每分钟催化 1 μmol 底物转化为产物所需要的酶量为一个活力单位,即 1 IU=1 μmol/min;② "Katal(即 Kat)",规定在最适反应条件下,每秒催化 1 mol 底物转化为产物所需要的酶量为一个 Kat 单位,即 1 Kat= 1 mol/L。两种单位之间换算关系如下:

$$1 \, Kat = 60 \times 10^6 \, IU$$

$$1 \, IU = 16.67 \times 10^{-9} \, Kat$$

酶的效价指酶制品实现其作用的预期效能,是根据酶的某些特性,选择适当的定量试验方法测定,以表明酶制品有效成分的生物活性。效价测定必须采用国际或国家参考品,或经过国家检定机构认定的参考品,以体内或体外方法测定酶的生物学活性,并标明其活性单位。酶类药物的效价一般用单位质量的酶类药物所含有的活力单位表示。酶活力单位也常常被称作一个效价单位。

酶活力的高低可以反映酶的总活性大小,但不能说明酶的纯度,因此,国际酶学委员会提出用酶的比活力来表示酶的纯度。酶的比活力用每毫克蛋白质所含的酶活力单位数表示,即 U/mg,有时也可用每克酶制剂或者每毫升酶制剂所含的酶活力单位数表示,即 U/g 或 U/mL。对同一种酶来说,比活力越高,说明酶的纯度越高。

(二) 酶活力测定的原理

酶活力测定是酶法分析中的重要内容之一。进行酶法分析时,第一步是进行酶促反应,即将酶与相应底物接触,并在适当条件下(温度、pH 等)进行催化反应;第二步是测定酶促反应前后的物质变化情况,如检测底物的减少量、产物的增加量、辅酶的变化量等。常用的酶法分析包括终点法、反应速度法和酶循环放大分析法。

1. 终点法

(1) 单酶反应定量法

1) 底物减少量的测定:在以待测物质作为底物的酶反应中,如果底物能完全或接近完全转化为产物,而且底物具有某种特征性质(如特征性吸收谱带),就可通过直接测定底物的减少量来间接计算出待测物的含量。该法可用于胆红素、胞嘧啶、腺嘌呤及尿酸等物质的定量分析。

2) 产物增加量的测定:在以待测物为底物的酶反应中,底物被转变为产物,而产物又具有可进行专一性定量测定的性质,因此,可根据产物生成量计算出底物含量。按此原理可对氨基酸类、草酸、黄嘌呤及次黄嘌呤等进行定量分析。氨基酸类和草酸可借助脱羧酶的作用,采用 Warburg 呼吸计测定生成 CO_2 的量。黄嘌呤和次黄嘌呤在黄嘌呤氧化酶反应中形成的产物在 293 nm 处具有特征性吸收峰,所以可用此法进行定量。对于痕量物质的分析,可在反应系统中将第二底物进行放射性标记,然后检测产物中放射性物质的增加量,就可进行定量分析,而且灵敏度高。

3) 辅酶变化量的测定:还原型辅酶 I (NADH)和还原型辅酶 II(NADPH)在 340 nm 处有特征性吸收峰,而氧化型辅酶 I (NAD$^+$)和氧化型辅酶 II(NADP$^+$)在 340 nm 处却无此吸收峰,因此,采用以 NAD$^+$ 或 NADP$^+$ 为辅酶的脱氢酶反应,通过测定 340 nm 处吸光度的变化,就可对作为相应脱氢酶底物的物质进行定量分析,该法适用范围较广。

(2) 和指示酶反应偶联的定量法:该定量法适用于如下两种情况。① 当被分析的反应产物和底物无法用物理化学手段区分时,可借助酶的特异反应来加以识别。在这种情况下,如该酶可用作指示酶反应,就有可能通过和它偶联进行定量分析。② 如果所用酶的专一性不强,同时样品中还夹杂有可作为它们底物的其他物质,这时单用一种酶就很难进行定量,需要再偶联一种酶,通过偶联酶的专一性才能实现区别定量。

2. 反应速度法

(1) 一般反应速度测定法:利用反应速度法可测定底物、辅酶或抑制剂的含量。此法是根据酶在一定 pH 和温度条件下催化底物(待测物)的反应初速度进行测定的。在酶反应中除待测物(底物)外,影响反应速度的其他物质均是过量的,反应速度则与待测物的浓度成正比关系。

当待测物作为某种酶专一的辅酶或抑制剂时,则这种物质的浓度和酶的反应速度之间存在一定关系。因此,通过测定该酶的反应速度可对这种物质进行定量。

(2) 特殊的反应速度测定法:如果将与待测物质相关的两种酶反应偶联起来,就构成了待测物质可再生的循环系统,然后将可作为指示剂的第三种酶在适当条件下再与之偶联,那么第三种指示剂酶的反应速度与待测物质之间存在一定的量比关系,由此通过第三种指示剂酶的反应速度就可计算出待测物质的量。

3. 酶循环放大分析法　酶法分析因具有较强的特异性和很高的灵敏度,一直是生物药物定量分析的常用方法。然而,对于含量极少的物质,若采用酶法直接定量,却受到灵敏度的限制，甚至不能采用常规的终点法，而采用酶循环放大分析法则可进行测定。酶循环放大分析法仍然利用酶对底物的专一性，使微量的底物"增幅放大"以达到定量分析目的。从理论上讲，酶法分析这种化学性放大作用可无限放大。目前，酶循环放大分析法定量限度可达 $10^{-18} \sim 10^{-15}$ mol。

（三）酶活力测定的方法

按酶法分析方法测定酶活性时，需要跟踪酶促反应中某一反应底物或产物的浓度随时间发生的变化量（速度法），或测量酶促反应中反应产物或底物浓度的总变化量（终点法）。可针对某些易于测定的酶促反应底物或产物（如 H^+、OH^-、ATP、CO_2、H_2O_2 等）选择具体的检测方法，包括容量分析法、气体检测法、分光光度法、黏度测定法等。

1. 容量分析法　若酶促反应中，反应底物或产物之一具有特定电化学性质，可以采用相应的某种已知准确浓度的试剂溶液（滴定液）对其进行滴定，直到所加的滴定液与被测的反应底物或产物按化学计量关系完全反应为止，然后根据消耗的滴定液的浓度和用量，计算出反应底物或产物的含量，进而推算出酶的活力。如《中国药典》（2020 年版）中利用酶促反应生成的氢离子（H^+）与标准碱液的滴定反应来测定抑肽酶的效价：抑肽酶（供试品）与底物反应开始后，用 1 mL 微量滴定管以氢氧化钠滴定液（0.1 mol/L）滴定反应释放出的酸，使溶液的 pH 始终保持在偏碱性（pH 7.9~8.1），以促使酶促反应继续进行。每隔 60 s 读取 pH 恰为 8.0 时所消耗的氢氧化钠滴定液（0.1 mo/L）的体积（mL），共 6 min。另取胰蛋白酶稀释溶液作为对照，同法测定，根据供试品和对照品溶液消耗的氢氧化钠滴定液体积，可计算出抑肽酶的效价。

2. 气体检测法　若酶促反应能产生气体，可以将生成气体的变化量作为检测指标，计算酶的活力。如《中国药典》（2020 年版）中对尿激酶的效价测定，采用的就是气泡上升法。尿激酶可以激活纤维蛋白溶酶原，使其转化为有活性的纤维蛋白溶酶，此酶具有较强的水解蛋白质能力，可以水解纤维蛋白原在凝血酶作用下转变形成的纤维蛋白凝块，生成可溶性的小分子多肽，并产生一定量的气体。对尿激酶进行效价测定时，先加入一定量的牛纤维蛋白原溶液，再加入巴比妥－氯化钠缓冲液、尿激酶标准品溶液和已按等体积混合的牛凝血酶溶液／牛纤维蛋白溶酶原溶液，立即将上述反应系统摇匀，并开始计时；反应系统应在 30~40 s 内凝结，当凝结块内小气泡上升到反应系统体积一半时作为反应终点，停止计时；以尿激酶浓度的对数为横坐标，以反应终点时间的对数为纵坐标，进行线性回归，绘制标准曲线，尿激酶供试品按同法测定，可通过线性回归方程来计算其效价。

3. 分光光度法　若酶促反应中，反应底物或产物之一由于化学结构的改变，其吸光度的强度发生变化，可以通过测定该酶促反应系统的吸光度的变化量，推算出酶的活力。多数酶类药物的含量检测（效价测定）均采用分光光度法，如胃蛋白酶、糜蛋白酶、门冬酰胺酶、溶菌酶等。《中国药典》（2020 年版）中对糜蛋白酶的效价测定，就是利用底物 N-乙酰-L-酪氨酸乙酯在糜蛋白酶作用下水解后，检测在 237 nm 处的吸光度值变化，再根据酶活力单位的定义来计算糜蛋白酶的效价（规定吸光度每分钟改变 0.007 5 即相当于 1 个糜蛋白酶单位）。

4. 黏度测定法　若酶促反应中，反应产物或底物之一具有某种可以指示反应变化的物理特性,也可利用其物理特性的改变来测定酶的活力。如《英国药典》中收载的玻璃酸酶,其效价测定采用的就是黏度测定法:玻璃酸酶的底物玻璃酸具有较大的黏滞性,当玻璃酸被玻璃酸酶水解后,反应体系的黏度会下降,通过检测其黏度可以间接推算出玻璃酸酶的效价。

此外,还有其他的酶活性测定方法,如根据酶促反应底物或产物的荧光性质的差别来进行测定的荧光法、通过测定放射性核素底物生成的相应产物而换算出酶活力的同位素测定法等。

第二节 胃蛋白酶的活力测定

胃蛋白酶(pepsin)是一种消化性蛋白酶,由胃中的胃黏膜主细胞所分泌,功能是将食物中的蛋白质分解为小肽。胃蛋白酶不是由主细胞直接生成的,主细胞分泌的是胃蛋白酶原,胃蛋白酶原在 pH 1.5~5.0 胃酸条件下被活化成胃蛋白酶。胃蛋白酶作用的主要部位是芳香族氨基酸或酸性氨基酸的氨基所组成的肽键,将蛋白质分解为小肽,而且一部分被分解为酪氨酸、苯丙氨酸等氨基酸。药用胃蛋白酶可以从猪、牛、羊胃中提取,性状为白色至淡黄色的粉末,无霉败臭,有引湿性,水溶液显酸性反应;其水溶液加鞣酸、没食子酸或多数重金属盐的溶液,可产生沉淀;其保存方法是在低温环境中(−20~−80℃)保存,以防止其发生自降解,或贮存于 pH>11 的溶液中或对其进行还原性甲基化也可以有效防止自降解的发生,当 pH 降到 6 时,胃蛋白酶的活性即可恢复。临床上,胃蛋白酶常用于因食蛋白性食物过多导致的消化不良、病后恢复期消化功能减退以致慢性萎缩性胃炎、胃癌、恶性贫血导致的胃蛋白酶缺乏,消化性溃疡禁用此药。

一、胃蛋白酶活力测定原理

用血红蛋白作为底物,在规定的试验条件下,利用胃蛋白酶催化水解血红蛋白生成水解产物(小肽及酪氨酸等氨基酸),准确反应一定时间。在一定范围内,其反应后溶液的紫外吸光度与胃蛋白酶的活力成一定比例,同时用酪氨酸作对照品,计算胃蛋白酶的活力单位。

二、胃蛋白酶效价测定操作过程

(一) 试剂

1. 盐酸溶液   取 1 mol/L 盐酸溶液 65 mL,用水稀释至 1 000 mL。

2. 血红蛋白试液   取牛血红蛋白 1.0 g,加盐酸溶液溶解并稀释至 100 mL。

3. 5% 三氯醋酸溶液   取三氯醋酸 5.0 g,加水溶解并稀释至 100 mL。

(二) 对照品溶液的制备

精密称取酪氨酸对照品适量,加上述盐酸溶液溶解并定量稀释制成每 1 mL 中含 0.5 mg 的溶液。

(三) 供试品溶液的制备

取样品适量,精密称定,加上述盐酸溶液溶解并定量稀释制成每 1 mL 中含 0.2~0.4 单位的溶液。

（四）测定法

取试管 6 支,其中 3 支各精密加入对照品溶液 1 mL,另 3 支各精密加入供试品溶液 1 mL,置 37℃ ±0.5℃水浴中,保温 5 min,精密加入预热至 37℃ ±0.5℃的血红蛋白试液 5 mL,摇匀,并准确计时,在 37℃ ±0.5℃水浴中反应 10 min,立即精密加入 5% 三氯醋酸溶液 5 mL,摇匀,滤过,取续滤液备用。另取试管 2 支,各精密加入血红蛋白试液 5 mL,置 37℃ ±0.5℃水浴中保温 10 min,再精密加入 5% 三氯醋酸溶液 5 mL,其中 1 支加供试品溶液 1 mL,另 1 支加上述盐酸溶液 1 mL,摇匀,滤过,取续滤液,分别作为供试品和对照品的空白对照,照紫外 – 可见分光光度法[《中国药典》(2020 年版) 四部通则],在 275 nm 的波长处测定吸光度,算出平均值 $\overline{A}_s$ 和 $\overline{A}$,按式(12-1)计算。

$$每 1g 含胃蛋白酶的量(单位) = \frac{\overline{A} \times W_s \times n}{\overline{A}_s \times W \times 10 \times 181.19} \qquad 式(12-1)$$

式中,$\overline{A}_s$ 为对照品的平均吸光度;$\overline{A}$ 为供试品的平均吸光度;W_s 为每 1 mL 对照品中含酪氨酸的量,单位为 μg;W 为供试品取样量,单位为 g;n 为供试品稀释倍数。

在上述条件下,每分钟能催化水解血红蛋白生成 1 μmol 酪氨酸的酶量,为一个蛋白酶活力单位。

注:按干燥品计算,每 1 g 中含胃蛋白酶活力不得少于 3 800 单位。

（五）注意事项

(1) 酶的催化活性受温度的影响很大,要严格控制胃蛋白酶效价测定温度为 37℃ ±0.5℃。

(2) 胃蛋白酶活力测定是在单位时间内进行计算的,所以在测定过程中对时间的控制要非常准确,在精密加入血红蛋白试液开始反应时或在精密加入三氯醋酸溶液终止反应时,每支试管之间的时间间隔可控制在 20 s 左右,也可根据操作者的熟练程度控制一定的时间间隔。

(3) 配制三氯醋酸溶液时,戴上塑料手套或乳胶手套,佩戴防尘口罩,以避免吸入三氯醋酸粉尘引起呼吸道的刺激,或者粘到手上引起皮肤灼伤。

课堂讨论 ▶▶▶

胃蛋白酶效价测定法中,反应 10 min,立即精密加入 5% 三氯醋酸溶液 5 mL 的作用是什么?

🐛 **知识拓展**

1783 年,意大利科学家斯巴兰让尼设计了一个巧妙的试验:将肉块放入小巧的金属笼内,然后让老鹰把小笼子吞下去,这样,肉块就可以不受胃物理性消化的影响,而胃液却可以流入笼内。过一段时间后,他把小笼子取出来,发现笼内的肉块消失了。于是,他推断胃液中一定含有消化肉的物质。

岗位对接 》》》》

胃蛋白酶的效价测定

情境:小王准备做胃蛋白酶效价测定时,恒温循环水浴锅坏了,但所有试剂和对照品溶液及供试品溶液都已经配制好了。小王想了一个主意,用电热炉、大烧杯和温度计自制了一个简易"恒温水浴锅",用电热炉的开关控制温度,来进行胃蛋白酶的效价测定。

小王这种做法可行吗?为什么?

分析:酶的催化活性受温度的影响很大,《中国药典》(2020 年版)规定胃蛋白酶效价测定温度为 37℃ ±0.5℃,需要使用恒温水浴锅控制温度,水浴锅控温精度应 ≤ 0.5℃,案例中小王自制的简易"恒温水浴锅"显然不能够满足精确控温的要求,因此是不可行的。

课后练一练 》》》》

一、选择题

在线测试

二、简答题

1. 常见的酶类药物有哪些种类?分别有什么功能?
2. 进行酶类药物效价测定时一般采用什么方法?

三、实例分析

精密称取酪氨酸对照品 0.051 22 g,加盐酸溶液溶解并稀释至 100 mL,作为对照品溶液。取胃蛋白酶(干燥品)0.137 9 g,加盐酸溶液溶解并稀释至 100 mL,精密量取 5 ml 置 100 mL 量瓶中,用盐酸溶液稀释至刻度,作为供试品溶液。照胃蛋白酶效价测定法,测得对照品溶液的平均吸光度为 0.531,供试品溶液的平均吸光度为 0.526,请计算胃蛋白酶样品的效价。

(李 艳)

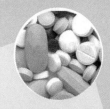

第十三章
其他常见药物的生物活性检定

>>>> 学习目标

- 掌握凝血因子类血液制品和肝素生物测定的试验过程。
- 熟悉凝血因子类血液制品和肝素生物测定的原理。
- 了解凝血因子类血液制品和肝素基本的临床应用。

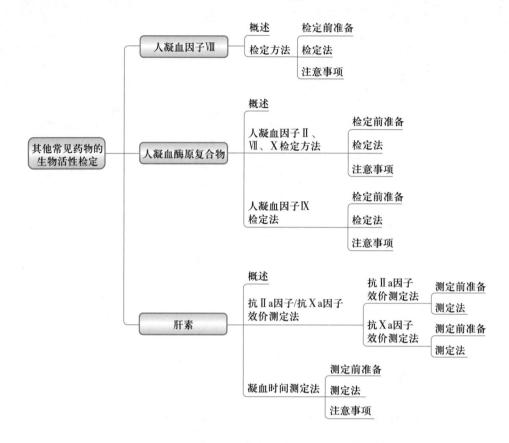

在正常生理状态下,血液在人循环系统中流动,既不发生出血,也不形成血栓堵塞血管,主要是由于机体具有的止血、凝血功能与抗凝血机制处于动态平衡的原因。当止血或凝血功能发生障碍,则可导致易出血倾向,临床上统称为出血性疾病。反之,如果凝血机制增强可引起血栓形成,则需要用抗凝剂治疗。

由于凝血因子缺乏或功能异常所致的出血性疾病称为凝血功能障碍。血友病是最常见的一组遗传性凝血因子缺乏症,主要类型有血友病 A(因子Ⅷ缺乏)及血友病 B(因子Ⅸ缺乏)。当下血友病治疗的根本性手段是凝血因子替代治疗,即通过补充外源性凝血因子,达到止血的效果。主要治疗药物为人血浆源性凝血因子和重组人凝血因子、人凝血酶原复合物(PCC)等。

抗凝血药物用于防治血管内栓塞或血栓形成的疾病,预防脑卒中或其他血栓性疾病,肝素钠是常见的一类注射用抗凝血药物,在体内外都有抗凝血作用。

这两类药物的检定除了常规理化检测外,均需要采用生物检定法测定其效价。生物检定的主要用途之一是测定理化检测方法不能测定的效价或生物活性,补充理化检测的不足。本章主要介绍人凝血因子、人凝血酶原复合物、肝素等几种临床经常使用药品的生物活性测定技术。

第一节 人凝血因子Ⅷ

一、概述

凝血因子是一类特殊的药物,是血友病等血液疾病的首要治疗药物,目前已经成为血液制品的重要组成部分。凝血因子结构比较复杂,重组表达技术难度较高,目前国内上市的国产产品都是血液提取物,其对原料血浆的依赖性较大,难以扩大生产规模。国外凝血因子市场以重组产品为主导,随着生物技术的不断进步,重组凝血因子产品也在不断更新换代,目前长效人凝血因子是各大药企研发的热点。

二、检定方法

人凝血因子Ⅷ效价测定受检测方法的影响较大,国内目前常用的方法主要为基于活化部分凝血活酶时间(activated partial thromboplastin time,APTT)的一期凝固法。其原理是在37℃条件下,在受检血浆中加入 APTT 试剂(Ⅻ因子激活剂和脑磷脂),以白陶土激活Ⅻ因子,最后加入钙离子后,观察血浆凝固所需的时间,即为活化部分凝血活酶时间。它对除Ⅶ因子以外所有的凝血因子都很敏感。

(一) 检定前准备

1. 仪器、设备 凝血仪、精度为万分之一的电子天平、微量移液器、旋涡混合器等。

2. 试剂

(1) 3.8% 枸橼酸钠溶液:称取无水枸橼酸钠 9.5 g,加水溶解并稀释至 250 mL。

(2) 咪唑缓冲液(pH 7.3):称取咪唑 0.68 g 和氯化钠 1.17 g,加水使溶解成 100 mL,加入 0.1 mol/L 盐酸溶液 42.2 mL,再加水稀释至 200 mL,即得。

(3) 稀释液:取 1 体积的 3.8% 枸橼酸钠,加入 5 体积咪唑缓冲液混合,加适量 20% 人血白蛋白至终浓度为 1%。

(4) 激活的部分凝血活酶试剂。

(5) 人凝血因子Ⅷ缺乏血浆:为人凝血因子Ⅷ含量低于 1% 的人血浆或人工基质血浆。

(6) 0.05 mol/L 氯化钙溶液:称取氯化钙($CaCl_2 \cdot 2H_2O$)147 g,加水溶解并稀释至 1 000 mL,配制成 1 mol/L 的氯化钙贮存液。用前用水稀释 20 倍,配制成 0.05 mol/L 氯化钙溶液。

3. 人凝血因子Ⅷ标准品溶液的制备 用人凝血因子Ⅷ缺乏血浆或 0.85%~0.90% 氯化钠溶液将标准品稀释成每 1 mL 含 1 IU 凝血因子Ⅷ,再用稀释液分别做 10 倍、20 倍、40 倍和 80 倍稀释,置冰浴待用。

4. 供试品溶液的制备 用人凝血因子Ⅷ缺乏血浆或 0.85%~0.90% 氯化钠溶液将供试品稀释成每 1 mL 含 1 IU 凝血因子Ⅷ,再用稀释液进行 10 倍、20 倍或 40 倍稀释,置冰浴待用。

（二）检定法

取激活的部分凝血活酶试剂 0.1 mL，置 37℃水浴保温一定时间（一般 4 min），加入凝血因子Ⅷ缺乏血浆 0.1 mL、供试品溶液 0.1 mL，混匀，置 37℃水浴保温一定时间（一般 5 min），加入已预热至 37℃的 0.05 mol/L 氯化钙溶液 0.1 mL，记录凝固时间。

用不同稀释度的人凝血因子Ⅷ标准溶液 0.1 mL 替代供试品溶液，同法操作。

以人凝血因子Ⅷ标准品溶液效价（IU/mL）的对数对其相应的凝固时间（s）的对数作直线回归，求得直线回归方程。计算供试品溶液人凝血因子Ⅷ效价，再乘以稀释倍数，即为供试品人凝血因子Ⅷ效价（IU/mL）。

（三）注意事项

（1）直线回归相关系数应不低于 0.98。

（2）测定时要求每个稀释度平行测定 2 管，2 管之差不得超过均值的 10%，否则重测。

（3）直接与标准品、供试品和血浆接触的器皿应为塑料制品或硅化玻璃制品。

（4）采用全自动凝血仪操作，按仪器使用说明书进行。

第二节　人凝血酶原复合物

一、概述

人凝血酶原复合物（PCC）是由健康人血浆经分离纯化制成的凝血因子提取物，主要含有凝血因子Ⅱ、Ⅶ、Ⅸ、Ⅹ。这些因子都是在肝中合成的糖蛋白。由于这 4 种凝血因子具有极其相似的分子量和等电点等理化性质，在规模生产时难以使用常规的分离手段将它们分离，故一般的商品皆含有上述 4 种因子。在临床上，PCC 主要用于治疗乙型血友病和因维生素 K 缺乏或肝病引起的出血症状。随着血浆分离技术的不断提高，单一因子的血浆分离产品逐渐面世，同时基因重组的单一因子产品也逐渐被开发出来，可针对性地治疗各因子缺乏引起的出血性疾病，减少了同时输注多种凝血因子可能引起的血栓风险。

人凝血酶原复合物的效价测定是分别测定人凝血因子Ⅱ、Ⅶ、Ⅸ、Ⅹ的效价。

二、人凝血因子Ⅱ、Ⅶ、Ⅹ检定方法

《中国药典》（2020 年版）中，人凝血因子Ⅱ、Ⅶ、Ⅹ 3 种因子的效价测定均是以人凝血因子缺乏血浆为基质血浆，采用基于血浆凝血酶原时间（prothrombin time，PT）的一期凝固法。其原理是在被检血浆中加入钙离子和组织因子（TF 或组织凝血活酶），使凝血酶原转化为凝血酶，后者使纤维蛋白原转变为纤维蛋白，观测血浆的凝固时间。它是外源性凝血系统较为灵敏和最为常用的筛查试验。PT 的检测是针对枸橼酸抗凝剂处理后的血浆进行的，枸橼酸根离子与钙离子能形成一种难以解离的可溶性络合物，因而降低了血中钙离子浓度，使血液凝固受阻。向血浆中加入含有凝血活酶的组织因子，再向处理好的脱钙血浆样品中加入磷脂和氯化钙，凝血过程开始启动,PT 的测定以钙剂加入血浆样本中开始计时,到血凝块形成为止。

(一) 检定前准备

1. 仪器、设备 凝血仪、精度为万分之一的电子天平、微量移液器、旋涡混合器。

2. 试剂

(1) 稀释液:称取巴比妥钠 11.75 g、氯化钠 14.67 g,溶于适量水中,用 1 mol/L 盐酸溶液调 pH 至 7.3,再加水至 2 000 mL。临用前,加适量 20% 人血白蛋白至终浓度为 1%。

(2) 含钙促凝血酶原激酶。

(3) 待测人凝血因子缺乏血浆:待测人凝血因子含量低于 1% 的人血浆或人工基质血浆。

3. 标准品溶液的制备 用待测人凝血因子缺乏血浆或 0.85%~0.90% 氯化钠溶液将标准品稀释成每 1 mL 含 1 IU 待测凝血因子,再用稀释液分别做 10 倍、20 倍、40 倍和 80 倍稀释,置冰浴备用。

4. 供试品溶液的制备 用待测人凝血因子缺乏血浆或 0.85%~0.90% 氯化钠溶液将供试品稀释成每 1 mL 约含 1 IU 待测凝血因子,再用稀释液做 10 倍、20 倍或 40 倍稀释,置冰浴待用。

(二) 检定法

量取供试品溶液 0.1 mL,加待测人凝血因子缺乏血浆 0.1 mL,混匀,置 37℃水浴保温一定时间(一般 3 min),然后加入已预热至 37℃的含钙促凝血酶原激酶溶液 0.2 mL,记录凝固时间。用不同稀释度的待测人凝血因子标准品溶液 0.1 mL 替代供试品溶液,同法操作。

以待测人凝血因子标准品溶液效价(IU/mL)的对数对其相应的凝固时间(s)的对数作直线回归,求得直线回归方程,计算供试品溶液待测人凝血因子效价,再乘以稀释倍数,即为供试品待测人凝血因子效价(IU/mL)。

(三) 注意事项

(1) 直线回归相关系数应不低于 0.98。

(2) 测定时要求每个稀释度平行测定 2 管,2 管之差不得超过均值的 10%,否则重测。

(3) 直接与标准品、供试品和血浆接触的器皿应为塑料制品或硅化玻璃制品。

(4) 采用全自动凝血仪操作,按仪器使用说明书进行。

三、人凝血因子Ⅸ检定方法

人凝血因子Ⅸ效价的测定方法与人凝血因子Ⅷ类似,采用基于 APTT 的一期凝固法。

(一) 检定前准备

1. 仪器、设备 凝血仪、精度为万分之一的电子天平、微量移液器、旋涡混合器等。

2. 试剂

(1) 3.8% 枸橼酸钠溶液:称取无水枸橼酸钠 9.5 g,加水溶解并稀释至 250 mL。

(2) 咪唑缓冲液(pH 7.3):称取咪唑 0.68 g 和氯化钠 1.17 g,加水使溶解成 100 mL,加入 0.1 mol/L 盐酸溶液 42.2 mL,再加水稀释至 200 mL,即得。

(3) 稀释液:取 1 体积的 3.8% 枸橼酸钠,加入 5 体积咪唑缓冲液混合,加适量 20% 人血白蛋白至终浓度为 1%。

(4) 激活的部分凝血活酶试剂。

(5) 人凝血因子Ⅸ缺乏血浆:为人凝血因子Ⅸ含量低于 1% 的人血浆或人工基质血浆。

(6) 0.05 mol/L 氯化钙溶液:称取氯化钙($CaCl_2 \cdot 2H_2O$)147 g,加水溶解并稀释至 1 000 mL,配制成 1 mol/L 的氯化钙贮存液。用前用水稀释 20 倍,配制成 0.05 mol/L 氯化钙溶液。

3. 人凝血因子Ⅸ标准品溶液的制备　用人凝血因子Ⅸ缺乏血浆或 0.85%~0.90% 氯化钠溶液将标准品稀释成每 1 mL 含 1 IU 凝血因子Ⅸ,再用稀释液分别做 10 倍、20 倍、40 倍和 80 倍稀释,置冰浴待用。

4. 供试品溶液的制备　用人凝血因子Ⅸ缺乏血浆或 0.85%~0.90% 氯化钠溶液将供试品稀释成每 1 mL 含 1 IU 凝血因子Ⅸ,再用稀释液进行 10 倍、20 倍或 40 倍稀释,置冰浴待用。

(二) 检定法

取激活的部分凝血活酶试剂 0.1 mL,置 37℃水浴保温一定时间(一般 4 min),加入凝血因子Ⅸ缺乏血浆 0.1 mL、供试品溶液 0.1 mL,混匀,置 37℃水浴保温一定时间(一般 5 min),加入已预热至 37℃的 0.05 mol/L 氯化钙溶液 0.1 mL,记录凝固时间。

用不同稀释度的人凝血因子Ⅸ标准溶液 0.1 mL 替代供试品溶液,同法操作。

以人凝血因子Ⅸ标准品溶液效价(IU/mL)的对数对其相应的凝固时间(s)的对数作直线回归,求得直线回归方程。计算供试品溶液人凝血因子Ⅸ效价,再乘以稀释倍数,即为供试品人凝血因子Ⅸ效价(IU/mL)。

(三) 注意事项

(1) 直线回归相关系数应不低于 0.98。

(2) 测定时要求每个稀释度平行测定 2 管,2 管之差不得超过均值的 10%,否则重测。

(3) 直接与标准品、供试品和血浆接触的器皿应为塑料制品或硅化玻璃制品。

(4) 采用全自动凝血仪操作,按仪器使用说明书进行。

第三节　肝　　素

一、概述

肝素是哺乳动物体内含有的一种天然酸性黏多糖,它与蛋白质结合成复合体的形式存在于肠黏膜、肺、肝等器官内,故不显抗凝血作用。肝素与蛋白质分离提取后,具有抗凝血、抗血栓、降血脂等多种生理活性,是防止动脉粥样硬化、心脑血管疾病的有效药物。

肝素是开发最早、临床应用最广泛的糖胺聚糖类大分子药物,是我国最重要的生化原料药出口品种之一,占世界肝素原料药贸易份额的 87%。肝素钠系自猪的肠黏膜中提取的硫酸氨基葡聚糖的钠盐,通过激活抗凝血酶Ⅲ(AT)而发挥抗凝作用。治疗各种疾病并发的弥散性血管内凝血早期,治疗动、静脉血栓和肺栓塞,在人工心肺、腹膜透析或血液透析时作为抗凝血药物。肝素钙与肝素钠作用相似,但肝素钙皮下注射后不减少细胞间毛细血管的钙胶质,也不改变血管通透性,基本上克服了肝素钠皮下注射易致出血的副作用。

低分子肝素是由普通肝素解聚制备而成的一类分子量较低的肝素的总称。普通肝素平均分子量为 15 000,分子量小于 6 000 的统称为低分子肝素。低分子肝素与普通肝素比较,其半衰期较长,抗血栓效果好,而抗凝出血倾向较弱,有取代普通肝素的趋势。常见的低分子肝素有依诺肝素钠、达肝素钠、那曲肝素钙等。临床用于预防手术后血栓栓塞、预防深静脉血栓形成、肺栓塞、末梢血管病变、治疗已形成的深静脉栓塞及作为血液透析时体外循环的抗凝剂。

肝素钠效价测定,以前大多采用凝血时间测定法。《美国药典》从 XIV 版开始采用羊血浆做此测定。《中国药典》(2010 年版)采用的是新鲜兔全血或兔/猪血浆做此检测。美国百特的"肝素钠事件"后,《美国药典》于 2009 年采用了新的肝素效价评定方法,即抗 Ⅱa 因子和抗 Xa 因子的显色测定法。这种测定方法具有高度专一性,能够识别出羊血浆法不能识别的相似性潜在假药,为肝素的纯度提供进一步安全保证。《中国药典》从 2015 年版开始,将抗 Ⅱa 因子/抗 Xa 因子效价测定法纳入肝素钠、肝素钙效价测定项下,2020 年版中作为第一法收入通则 1208 "肝素生物测定法"中,凝血时间测定法为第二法。

🔖 知识拓展

肝素是第一个被发现和分离出来用于医疗的抗凝药,是目前仍在用于临床的最古老的药物之一。1916 年,Jay McLean 从狗的肝脏中提取了肝素。1929 年,Charles Best 和 Arthur Charles 进一步提纯肝素。1937 年,肝素的纯化形式首次用于人体,可延长凝血时间且没有毒副反应。1949 年,Peter Moloney 和 Edith Taylor 获得了低成本、高收率生产肝素的专利,使这种药物得以被广泛使用。20 世纪 70 年代,临床医生进行了一系列试验,证实小剂量肝素预防术后致命性肺栓塞非常有效。并证实大剂量肝素皮下注射可预防静脉血栓栓塞复发。20 世纪 70 年代后期至 80 年代初期,低分子肝素钙(LMWH)出现。与普通肝素相比,LMWH 血浆半衰期更长,生物利用度更高,抗凝作用可预测性更好,可以皮下注射,不需要常规实验室监测。使用更方便,患者可以在家中自行注射。

二、抗 Ⅱa 因子/抗 Xa 因子效价测定法

本法系通过微量显色法比较肝素标准品与供试品抗 Ⅱa 因子和抗 Xa 因子的活性,以测定供试品的效价。

(一)抗 Ⅱa 因子效价测定法

1. 测定前准备

(1)仪器、设备:紫外 – 可见分光光度计(或其他适宜的吸光度测定仪器)、精度为万分之一的电子天平、微量移液器、恒温水浴锅。

（2）试剂

1）三羟甲基氨基甲烷 - 聚乙二醇 6000 缓冲液（pH 8.4）：取三羟甲基氨基甲烷 6.06 g，氯化钠 10.23 g，乙二胺四乙酸二钠 2.8 g，聚乙二醇 6000 1.0 g，加水 800 mL 使溶解，用盐酸调节 pH 至 8.4，用水稀释至 1 000 mL。

2）抗凝血酶溶液：取抗凝血酶（AT Ⅲ），加三羟甲基氨基甲烷 - 聚乙二醇 6000 缓冲液（pH 8.4）溶解并稀释制成每 1 mL 中含抗凝血酶 0.25 IU 的溶液。

3）凝血酶溶液：取凝血酶（F Ⅱ a），加三羟甲基氨基甲烷 - 聚乙二醇 6000 缓冲液（pH 8.4）溶解并稀释制成每 1 mL 中约含 5 IU 的溶液。如试验中空白管（B_1、B_2）的吸光度值不在 0.8~1.0，则调整凝血酶溶液浓度使其达到该范围。

4）发色底物溶液：取发色底物 S–2238（或其他 F Ⅱ a 特异性发色底物），加水制成 0.003 mol/L 的溶液，临用前用水稀释至 0.625 mmol/L。

（3）标准品溶液与稀释液的制备：试验当日，取肝素标准品，复溶后制成标准品溶液。取标准品溶液适量，加三羟甲基氨基甲烷 - 聚乙二醇 6000 缓冲液（pH 8.4）分别稀释制成 4 个不同浓度的溶液。该浓度应在对数剂量 - 反应的线性范围内，一般为每 1 mL 中含 0.008 5~0.035 IU，相邻两浓度之比值（r）应相同。

（4）供试品溶液与稀释液的制备：除另有规定外，按供试品的标示量或估计效价（A_T），用三羟甲基氨基甲烷 - 聚乙二醇 6000 缓冲液（pH 8.4），照标准品溶液与稀释液的制备法制成 4 个不同浓度的溶液，相邻两浓度之比值（r）应与标准品相等，供试品与标准品各剂量组的反应值应相近。

2. 测定法　取不同浓度的标准品（S）系列溶液或供试品（T）系列溶液及上述缓冲液（B），按 B_1、S_1、S_2、S_3、S_4、T_1、T_2、T_3、T_4、T_1、T_2、T_3、T_4、S_1、S_2、S_3、S_4、B_2 的顺序依次向各小管中分别精密加入 20~100 μL 相同体积（V）的上述溶液；每管精密加入相同体积（V）的抗凝血酶溶液，混匀，37 ℃平衡 2 min；再精密加入凝血酶溶液适量（$2V$），混匀，37 ℃平衡 2 min；再精密加入发色底物溶液适量（$2V$），混匀，37 ℃准确保温 2 min 后，再精密加入 50% 醋酸溶液适量（$2V$）终止反应，迅速冷却至室温。用适宜设备在 405 nm 波长处测定各管吸光度。B_1、B_2 两管的吸光度不得有显著性差异。以吸光度为纵坐标，标准品系列溶液（或供试品系列溶液）浓度的对数值为横坐标分别作线性回归，按生物检定统计法[《中国药典》（2020 年版）四部通则 1431]中的量反应平行线原理 4×4 法实验设计，计算效价及实验误差。

本法的可信限率（FL%）不得大于 10%。

（二）抗 Xa 因子效价测定法

1. 测定前准备

（1）仪器、设备：紫外 - 可见分光光度计（或其他适宜的吸光度测定仪器）、精度为万分之一的电子天平、微量移液器、恒温水浴锅。

（2）试剂

1）三羟甲基氨基甲烷 - 聚乙二醇 6000 缓冲液（pH 8.4）：照抗 Ⅱ a 因子效价测定法项下

配制。

2）抗凝血酶溶液：取抗凝血酶（AT III），加三羟甲基氨基甲烷－聚乙二醇 6000 缓冲液（pH 8.4）溶解并稀释制成每 1 mL 中含抗凝血酶 1 IU 的溶液。

3）X a 因子溶液：取 X a 因子（FXa），加三羟甲基氨基甲烷－聚乙二醇 6000 缓冲液（pH 8.4）溶解并稀释制成每 1 mL 中约含 0.4 IU（或 7.l nKat）的溶液，如试验中空白管（B_1、B_2）的吸光度值不在 0.8~1.0，则调整 X a 因子溶液浓度使其达到该范围。

4）发色底物溶液：取发色底物 S–2765（或其他 F X a 特异性发色底物），加水制成 0.003 mol/L 的溶液，临用前用水稀释至 1 mmol/L。

（3）标准品溶液与稀释液的制备：试验当日，取肝素标准品，复溶后制成标准品溶液。取标准品溶液适量，加三羟甲基氨基甲烷－聚乙二醇 6000 缓冲液（pH 8.4）分别稀释制成 4 个不同浓度的溶液。该浓度应在对数剂量－反应的线性范围内，一般为每 1 mL 中含 0.035~0.15 IU，相邻两浓度之比值（r）应相同。

（4）供试品溶液与稀释液的制备：除另有规定外，按供试品的标示量或估计效价（A_T），照标准品溶液与稀释液的制备法制成 4 个不同浓度的溶液，相邻两浓度之比值（r）应与标准品相等，供试品与标准品各剂量组的反应值应相近。

2. 测定法　取不同浓度的标准品（S）系列溶液或供试品（T）系列溶液及上述缓冲液（B），按 B_1、S_1、S_2、S_3、S_4、T_1、T_2、T_3、T_4、T_1、T_2、T_3、T_4、S_1、S_2、S_3、S_4、B_2 的顺序依次向各小管中分别精密加入 20~100 μL 相同体积（V）的上述溶液；每管精密加入相同体积（V）的抗凝血酶溶液，混匀，37 ℃平衡 2 min；再精密加入 X a 因子溶液适量（$2V$），混匀，37 ℃平衡 2 min；再精密加入发色底物溶液适量（$2V$），混匀，37 ℃准确保温 2 min 后，各精密加入 50% 醋酸溶液适量（$2V$）终止反应，迅速冷却至室温。用适宜设备在 405 nm 波长处测定各管吸光度。B_1、B_2 两管的吸光度不得有显著性差异。以吸光度为纵坐标，标准品系列溶液（或供试品系列溶液）浓度的对数值为横坐标分别作线性回归，按生物检定统计法［《中国药典》(2020 年版) 四部通则 1431］中的量反应平行线原理 4×4 法实验设计，计算效价及实验误差。

本法的可信限率（FL%）不得大于 10%。

三、凝血时间测定法

本法系比较肝素标准品（S）与供试品（T）延长新鲜兔血或兔、猪血浆凝结时间的作用，以测定供试品的效价。

（一）测定前准备

1. 仪器、设备　精度为万分之一的电子天平、微量移液器、恒温水浴锅。

2. 标准品溶液的制备　精密称取肝素标准品适量，按标示效价加灭菌注射用水溶解，使每 1 mL 中含 100 U 的溶液，分装于适宜容器内，4~8 ℃贮存，经验证保持活性符合要求，可在 3 个月内使用。

3. 标准品稀释液的制备　试验当日，精密量取标准品溶液，按高、中、低剂量组（d_{S_3}、d_{S_2}、d_{S_1}）

用氯化钠注射液配成 3 种浓度的稀释液,相邻两浓度的比值(r)应相等;调节剂量使低剂量组各管的平均凝结时间较不加肝素对照管组明显延长,一般以大于 1.5 倍空白血浆的凝结时间为宜。高剂量组各管的平均凝结时间,用兔全血法者,以不超过 60 min 为宜,其稀释液一般可配成每 1 mL 中含肝素 2~5 U,r 为 1:0.7 左右;用血浆复钙法者,以不超过 30 min 为宜,其稀释液一般可配成每 1 mL 中含肝素 0.5~1.5 U,r 为 1:0.85 左右;用活化部分凝血活酶时间测定法(APTT 法)者,一般以不超过 90 s 为宜,其稀释液浓度一般可制成每 1 mL 含肝素 0.4~1.7 U,r 为 1:0.85,可根据实验情况调整。

4. 供试品溶液与稀释液的配制   按供试品的标示量或估计效价(A_T),照标准品溶液与稀释液的配制法配成高、中、低(d_{T_3}、d_{T_2}、d_{T_1})3 种浓度的稀释液。相邻两浓度之比值(r)应与标准品相等,供试品与标准品各剂量组的凝结时间应相近。

5. 血浆的制备   迅速收集兔或猪血置预先放有 10^9 mmol/L 枸橼酸钠溶液的容器中,枸橼酸钠溶液与血液容积之比为 1:9,边收集边轻轻振摇,混匀,室温下以 1 500×g(g 为重力常数)离心不少于 15 min。立即吸出血浆,分成若干份,分装于适宜容器内,低温冻结贮存。临用时置 37℃ ±0.5℃水浴中熔化,用两层纱布或快速滤纸过滤,使用过程中在 4~8℃放置。血浆复钙法可使用兔或猪血浆;APPT 法使用兔血浆。

(二) 测定法

1. 兔全血法   取管径均匀(0.8 cm×3.8 cm 或 1.0 cm×7.5 cm)、清洁干燥的小试管若干支,每管加入一种浓度的标准品或供试品稀释液 0.1 mL,每种浓度不得少于 3 管,各浓度的试管支数相等。取刚抽出的兔血适量,分别注入小试管内,每管 0.9 mL,立即混匀,避免产生气泡,并开始计算时间。将小试管置 37℃ ±0.5℃恒温水浴中,从动物采血时起至小试管放入恒温水浴的时间不得超过 3 min,注意观察并记录各管的凝结时间。

本法的可信限率(FL%)不得大于 10%。

2. 血浆复钙法   取上述规格的小试管若干支,分别加入血浆一定量,置 37℃ ±0.5℃恒温水浴中预热 5~10 min 后,依次每管加入一种浓度的标准品或供试品稀释液及 1% 氯化钙溶液,每种浓度不得少于 3 管,各浓度的试管支数相等。血浆、肝素稀释液和氯化钙溶液的加入量分别为 0.5 mL、0.4 mL 和 0.1 mL(或 0.8 mL、0.1 mL 和 0.1 mL),加入氯化钙溶液后,立即混匀,避免产生气泡,并开始计算时间。注意观察并记录各管凝结时间。

本法的可信限率(FL%)不得大于 5%。

3. APTT 法   取凝血分析仪样品管若干,每管依次加入血浆 50 μL,一种浓度的标准品或供试品稀释液 50 μL,APTT 试剂 50 μL,混匀,应避免产生气泡。37℃ ±0.5℃预热 180 s 后,每管再加入 $CaCl_2$ 50 μL,然后立即用凝血分析仪测定凝结时间,即 APTT。标准品或供试品稀释液每个浓度的测定次数不得少于 3 次,各浓度的测定次数应相同。测定时,血浆、标准品或供试品稀释液、APTT 试剂、$CaCl_2$ 试剂的加入比例和预温时间可根据仪器或试剂的说明书适当调整。测定顺序以保证标准品和供试品测定的平行性为原则,应尽量保证相同浓度的标准品和供试品稀释液的测定时间接近。将上述方法测得的凝结时间换算成对数,照生物检定统计法中的量反应平行线测定法计算效价及实验误差。

本法的可信限率(FL%)不得大于 10%。

（三）注意事项

（1）用新鲜兔血检定时,取血要求出血快,出血快慢是试验成败的关键,一般多采用动脉取血。

（2）血液加入预先加入肝素的小试管时,应防止产生气泡,加血后立即用小玻璃棒混匀。

（3）加血次序由高剂量到低剂量,且标准品和供试品要对应加入血液。

（4）水浴的水面要高于试管内的液面,防止出现下面凝结、上面不凝结的现象。

（5）终点观察可采用倒转法,也可采用压板法或测凝棒法,即将试管轻轻倾斜90°,以血液不流动为终点。开始时,手拿起管子,并用手指轻轻弹管壁,即可见液面颤动,此时可隔 2~3 min 观察 1 次;当液面开始凝固,手指轻弹管壁已不太颤动时,每隔 1 min 观察 1 次;当手指轻弹管壁几乎不再颤动时,每隔 0.5 min 观察 1 次。

岗位对接 ▶▶▶▶

肝素凝血时间的测定

情境:小李是一名制药企业质量检验员,正在采用兔全血法进行某批次肝素产品的肝素凝血时间的测定。请问测定原理是什么? 测定时小李需要注意哪些操作要点呢?

分析:肝素钠效价测定,以前大多采用凝血时间测定法。该法系比较肝素标准品(S)与供试品(T)延长新鲜兔血或兔、猪血浆凝结时间的作用,以测定供试品的效价。兔全血法是测定肝素凝血时间的一种方法。操作时,需要使用新鲜兔血,因此对取血操作要求较高,一般取动脉血,以防止取血过程中血液凝固。血液加入带肝素的试管时,应避免产生气泡。加血次序由高剂量到低剂量。水浴的水面要高于试管内的液面,防止出现下面凝结、上面不凝结的现象。

课后练一练 ▶▶▶▶

一、选择题

在线测试

二、简答题

《中国药典》(2020 年版)收载的肝素测定方法是什么? 请简述其检定原理。

（张伶俐）

第四篇
岗位实训项目

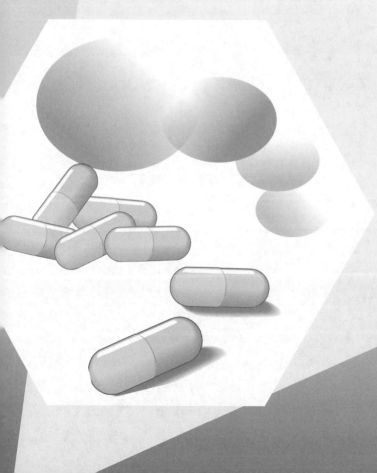

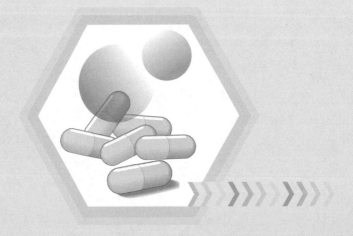

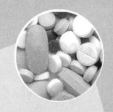

实训项目一
培养基的制备与灭菌

>>>> 实训目的

1. 掌握培养基制备的原理和方法。

2. 熟悉高压蒸汽灭菌的原理和方法。

3. 学会实验室常用玻璃器皿的清洗、包扎方法和棉塞的制作方法。

4. 学会制备微生物常用的液体培养基和固体培养基。

5. 熟练操作高压蒸汽灭菌设备。

6. 培养学生的安全操作意识。

【实训原理】

1. 培养基的制备原理　培养基是人工配制的、适合微生物生长繁殖或产生代谢产物的营养基质。根据培养的微生物不同,选择不同组分和 pH 的培养基。用于培养某种特定微生物的培养基需要具备的条件有:① 适宜的营养物质,包括微生物生长繁殖需要的碳源、氮源、能源、无机盐、生长因子和水。② 一定的 pH,在微生物生长的最适宜 pH 范围内即可。③ 保证无菌状态。

培养基根据物理状态分为液体培养基、半固体培养基和固体培养基 3 种。液体培养基不添加任何凝固剂,实验室常用于微生物代谢研究及大规模生产;半固体培养基是在液体培养基中添加 0.3%~ 0.7% 的凝固剂(常用琼脂),常用于观察微生物的运动、菌种鉴定和保藏等;固体培养基是在液体培养基中添加 1.5%~ 2.0% 的凝固剂(常用琼脂),常用于微生物的分离、纯化鉴定和菌种保藏等。

2. 高压蒸汽灭菌的原理　高压蒸汽灭菌法是目前应用最广、使用效果最好的湿热灭菌法,是在密闭的高压蒸汽灭菌锅内进行,利用高压蒸汽的高温效应和蒸汽的穿透能力以达到灭菌目的。一般培养基用压力 0.1 MPa,温度可达到 121℃,维持 20~30 min,即可以杀死芽孢及一切微生物的繁殖体。对于某些含糖量高的培养基,灭菌温度可适当降低到 115℃,维持 20~30 min。

【实训内容】

(一) 实训前准备

培养基在制备的过程中,需要用到一些玻璃器皿,如移液管、烧杯、试管、三角瓶、量筒、培养皿等,根据需要对这些玻璃器皿进行清洗,有些需要灭菌后方可使用。

1. 器皿的清洗

(1) 新玻璃器皿的洗涤方法:新玻璃器皿在生产过程中因含有游离碱,需要用 2% 盐酸溶液浸泡数小时,再用流水冲洗干净。

(2) 常用玻璃器皿的洗涤方法:使用前后均需要用毛刷蘸取洗涤剂进行彻底刷洗,再用流水冲洗干净。

对于染菌的玻璃器皿,必须先经高压蒸汽灭菌后,再按照上述方法清洗。

2. 器皿的包扎

(1) 移液管的包扎:洗净、烘干后的移液管,在尾部塞入少许脱脂棉(松紧合适),目的是防止使用过程中造成污染。每支移液管用宽度 5 cm、长度 60 cm 的纸条,以 30°~45° 的角度从头部螺旋卷起,另一端用剩余的纸条打成结以防散开,标上容量,图实训 1-1 为移液管包扎的过程。将若干支移液管包扎成一束做好标记进行灭菌。

(2) 试管和三角瓶的包扎:试管和三角瓶都需要用大小、松紧度合适的棉塞塞好,棉塞起到过滤和防止空气中微生物进入容器的作用。制作棉塞时,棉塞的长度不小于管口直径的 2

倍,并保证约 2/3 塞进管口内,再用纱布将棉塞裹紧、扎好备用,要松紧适宜,没有皱褶和缝隙,图实训 1-2 为棉塞的制作过程。将若干试管用橡皮筋捆在一起,再将塞子部分用牛皮纸包裹,用绳子包扎。如有条件,可使用其他市售产品代替棉塞。

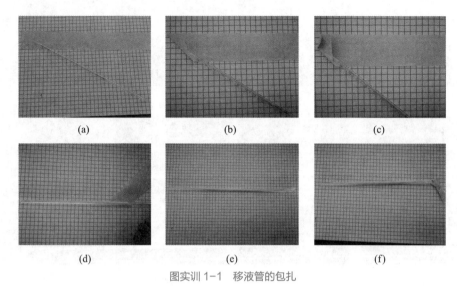

图实训 1-1　移液管的包扎

(a)吸管的放置角度;(b)折叠纸条包住尖端 1;(c)折叠纸条包住尖端 2;

(d)螺旋形卷起;(e)螺旋形卷起至纸条完;(f)螺旋形卷起收尾

(3) 培养皿的包扎:洗干净烘干后的培养皿按照 6~10 套(成套,按一个方向放置)叠在一起,再用牛皮纸采用边卷边折的方式,卷成一筒,两边的纸头塞进折缝里。

3. 设备　高压蒸汽灭菌器、电炉、电子秤、超净工作台。

4. 器材　量筒、烧杯、试管、三角瓶、培养皿、移液管、玻璃棒、药匙、精密 pH 试纸、牛皮纸、裁纸刀、脱脂棉、纱布、线绳、橡皮筋。

5. 药品　蛋白胨、牛肉膏、NaCl、琼脂、蒸馏水、1 mol/L NaOH、1 mol/L HCl。

(二) 实训方法与步骤

1. 牛肉膏蛋白胨液体培养基的制备

(1) 培养基配方:蛋白胨 10.0 g、牛肉膏 5.0 g、NaCl 5.0 g、1 mol/L NaOH、1 mol/L HCl、蒸馏水 1 000 mL。

(2) 制备过程

1) 称量、溶解:据实际用量计算后,准确称取所需药品放入烧杯中(烧杯中事先加入适量的蒸馏水),充分搅拌溶解,再倒入量筒中定容到所需体积 1 000 mL。

培养基的制备与灭菌

2) 调 pH:用精密 pH 试纸测量培养基的原始 pH,稍微偏酸性,需要加入 1 mol/L NaOH 溶液调节 pH,边加边搅拌,并随时用 pH 试纸测量 pH 至 7.0~7.5 为止,尽量不要调过头。若少许过头,可用 1 mol/L HCl 回调 pH,但回调会增加培养基的离子浓度。

3) 分装:根据试验需求,将培养液分装入试管,高度为试管高度的 1/4 左右为宜。分装入

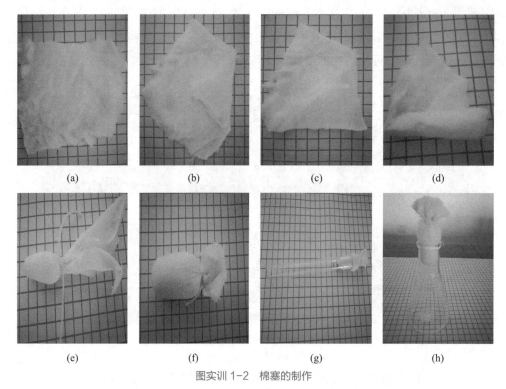

图实训 1-2　棉塞的制作

（a）取大小厚度合适的脱脂棉；（b）右侧边角向内折叠；（c）下侧边角向上折叠；（d）由下至上卷起；

（e）纱布包裹，棉线扎紧；（f）剪掉多余纱布；（g）制作好的试管棉塞；（h）制作好的三角瓶棉塞

三角瓶的培养液，不超过三角瓶容积的一半为宜。

4）加塞：给试管和三角瓶加上合适的棉塞。

5）包扎：将加塞后的试管用线绳捆好，外面用牛皮纸包扎，并做好标记（培养基的名称、组别、日期）。加塞后的三角瓶用牛皮纸包裹瓶口，用线绳以活结形式扎好。

6）灭菌：将包扎好的培养基置于高压蒸汽灭菌器内，121 ℃维持 20~30 min。

2. 牛肉膏蛋白胨固体培养基的制备

（1）培养基配方：蛋白胨 10.0 g、牛肉膏 5.0 g、NaCl 5.0 g、1.5%~2.0% 琼脂、1 mol/L NaOH、1 mol/L HCl、蒸馏水 1 000 mL。

（2）制备过程

1）称量、熔化：根据实际用量计算后，准确称取蛋白胨、牛肉浸膏和 NaCl 放入烧杯中（烧杯中事先加入适量的蒸馏水），充分搅拌溶解，再称取琼脂放入溶液中加热熔化，并不断搅拌以防糊底，最后补足水分至所需的体积 1 000 mL。

2）调 pH：同液体培养基的配制。

3）分装：根据试验需求，固体培养基的分装量以不超过试管高度的 1/5 左右、不超过三角瓶容积的一半为宜。

4）加塞、包扎、灭菌：同液体培养基的配制。

5）搁置斜面或倒平板：将灭菌后的培养基试管口搁置在玻璃棒上，搁置的斜面以不超过试管长度的一半为宜。在超净工作台内将三角瓶中的培养基以无菌操作形式倒入无菌培养皿中，制成固体培养基。

3. 高压蒸汽灭菌器操作　高压蒸汽灭菌器的形式多样，图实训 1-3 为实验室常见的高压蒸汽灭菌器，操作基本相同，使用时要严格按照仪器使用说明进行操作。

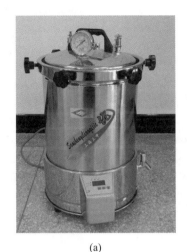
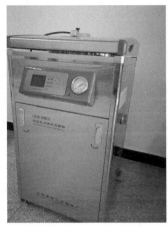

(a)　　　　　　　　　　　　(b)

图实训 1-3　高压蒸汽灭菌器

(a) 手提式自动高压蒸汽灭菌器；(b) 立式全自动高压蒸汽灭菌器

（1）加水：向高压蒸汽灭菌器内加入适量的蒸馏水。

（2）加物品：将包扎好、需要灭菌的物品放入灭菌器内，注意摆放合理，不能放得太紧。

（3）关盖灭菌：关好高压蒸汽灭菌器的盖子，设置灭菌的温度和时间，开始灭菌。

（4）灭菌结束：到达预定灭菌时间后，等压力自动回零，旋转排气阀，打开灭菌锅，取出灭菌物品，按照需要进行整理，搁置斜面、倒平板等。

4. 无菌检查　将上述灭菌后的液体培养基和固体培养基分别取一定数量放入 37℃ 的温室中培养 24~48 h，经检查确定无菌生长，才可以使用。

【实训报告】

将实训报告填入表实训 1-1。

表实训 1-1　培养基的制备与灭菌实训报告

班级		姓名	
学号		日期	
指导教师		实训成绩	
实训主题			

续表

实训目的	
实训设备	
实训试剂	
实训原理	
实训过程	
结果分析	
实训思考	

【实训注意】

1. 使用高压蒸汽灭菌器时锅内要保证足够的水量。

2. 高压蒸汽灭菌器内放置物品时要合理包扎,以防脱落造成污染,物品放置不宜过紧,以防影响灭菌效果。

3. 全自动高压蒸汽灭菌器设置灭菌参数前,要检查放气阀、安全阀、加水阀等处于关闭状态。

4. 灭菌结束后一定要保证在压力表指针为"0"时开启锅盖。

【实训检测】

请判断下列说法是否正确。

1. 液体培养基分装量为试管长度的 2/3。

2. 所有培养基的 pH 都是 7.2~7.6。

3. 培养基制备中包括无菌检查项目。

4. 高压蒸汽灭菌器使用前要排空里面的冷空气。

5. 液体培养基的试管口可以选用木塞或橡胶塞。

6. 培养基制备好之后,必须立即灭菌。

(王钰宁)

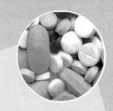

实训项目二
细菌接种技术

》》》》 实训目的

1. 掌握细菌培养常用的接种方法。
2. 学会无菌操作技术。
3. 树立无菌操作的意识。

【实训原理】

将微生物转移到适合它生长繁殖的人工制备的培养基或活的生物体内的过程称为接种。微生物接种技术是微生物操作的基本技术之一,常用的接种工具有接种环、接种针、涂布棒等。根据使用的目的不同,可选用不同的接种方法,如平板分区划线法、斜面划线法、涂布平板法和液体接种法等。选择一种合适的接种方法,对微生物的分离、鉴别、纯化和增殖都有很重要的意义。为了保证接种不被其他微生物污染,整个过程必须严格进行无菌操作,本项目就以细菌接种为例学习。

【实训内容】

(一) 实训前准备

1. 设备　恒温培养箱、恒温振荡器、超净工作台。

2. 器材　接种环、涂布棒(图实训 2-1)、酒精灯、火柴、试管架、记号笔、移液器、吸头。

3. 培养基　大肠埃希菌固体平板培养物、金黄色葡萄球菌液体培养物、牛肉膏蛋白胨液体培养基、牛肉膏蛋白胨固体培养基、牛肉膏蛋白胨试管斜面培养基。

(二) 实训方法与步骤

1. 平板分区划线法

(1) 打开超净工作台电源开关,打开照明和风机按钮,使超净工作台处于工作状态。

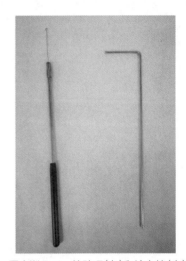

图实训 2-1　接种环(左)和涂布棒(右)

(2) 给要接种的牛肉膏蛋白胨固体培养基做好标记(写上菌种名、接种者姓名、班级、日期)。

(3) 点燃酒精灯,调整火焰大小直至合适。左手持金黄色葡萄球菌液体培养物试管,右手持接种环。

(4) 用外焰灼烧接种环,接种环头部烧红后,将接种环移开火焰冷却。

(5) 用右手环指和小拇指夹住并打开金黄色葡萄球菌液体培养物试管棉塞,将菌种管口过火焰灭菌,用接种环从菌种管中蘸取少量培养物,灼烧菌种管管口,塞好棉塞放回原处。

(6) 左手持无菌平板,用手掌托起平皿底部,用大拇指、中指、环指、小拇指配合撑起培养皿盖呈 45°。

(7) 目测把培养皿按顺时针分为 a、b、c、d 4 个区,将蘸有菌液的接种环从培养皿开口处伸入培养皿内,在平板的 a 区以"Z"字形划线。

(8) 对接种环进行灼烧冷却,从 a 区划至 b 区,重复上面操作,依次划出 c 区和 d 区,对接种环进行灼烧彻底灭菌后,放回原处。

(9) 将接种好的平板放于 37℃的恒温培养箱中进行培养。

2. 斜面划线法

(1) 第1~5步基本同平板分区划线法步骤(1)~(5),将步骤(2)中的固体培养基改为斜面培养基。

(2) 左手持斜面培养基,用相同的方法拔出试管棉塞。

(3) 用蘸取培养物的接种环,从试管底部的斜面开始,进行"Z"字形划线。

(4) 灼烧接种好的斜面管口,塞好棉塞放回原处。

(5) 对接种环进行灼烧彻底灭菌后,放回原处。

(6) 将接种好的斜面放于37℃的恒温培养箱中进行培养。

3. 涂布平板法

(1) 第1~2步同平板分区划线法步骤(1)~(2)。

(2) 点燃酒精灯,调整火焰大小直至合适。左手持金黄色葡萄球菌液体培养物试管,用右手环指和小拇指夹住并打开培养物试管棉塞,将菌种管口过火焰灭菌。

(3) 用无菌移液器吸取菌液约0.2 mL加入平板中,如果菌液浓度过大,则用无菌培养液对菌液进行适当稀释。

(4) 用无菌涂布棒在平板表面均匀涂布,直至菌液被培养基完全吸收。

(5) 对涂布棒进行灼烧彻底灭菌,放回原处。

(6) 将涂布好的平板放于37℃的恒温培养箱中进行培养。

4. 液体接种法

(1) 打开超净工作台电源开关,打开照明和风机按钮,使超净工作台处于工作状态。

(2) 对要接种的无菌液体培养基试管做标记(写上菌种名、姓名、班级、日期)。

(3) 点燃酒精灯,调整火焰大小直至合适。左手持大肠埃希菌固体平板培养物,右手持接种环。

(4) 用外焰灼烧接种环,用左手手掌托起平皿底部,用大拇指、中指、环指、小拇指配合撑起培养皿盖呈45°。

(5) 待接种环冷却,通过无菌操作,用接种环从大肠埃希菌固体平板培养物上轻轻挑取单菌落,盖好平板盖,放回原处。

(6) 左手持无菌液体培养基试管,转动灼烧试管口,呈45°打开棉塞,将接种环上的培养物贴于试管壁,塞好棉塞,轻轻晃动试管中的培养液,使其将管壁的菌冲入培养液中。

(7) 对接种环进行灼烧彻底灭菌后,放回原处。

(8) 将接种好的液体培养物放于37℃的恒温振荡器上进行培养。

【实训报告】

将实训报告填入表实训2-1中。

表实训 2-1　细菌接种技术实训报告

班级		姓名	
学号		日期	
指导教师		实训成绩	
实训主题			
实训目的			
实训设备			
实训试剂			
实训原理			
实训过程			
结果分析			
实训思考			

【实训注意】

1. 所有操作都必须在无菌条件下进行。

2. 使用前对接种环和涂布棒进行灼烧法灭菌,且必须等到冷却方可使用。

3. 使用完毕再次对接种环和涂布棒进行灼烧法灭菌。

【实训检测】

请判断下列说法是否正确。

1. 接种环常用金属丝制成,因其传热快。

2. 平板分区划线所用的接种工具是接种环。

3. 细菌分区划线接种的目的是分离细菌。

4. 斜面接种技术用到的培养基属于半固体培养基。

5. 液体接种技术常用于增菌培养。

6. 液体接种技术常用的接种工具是接种针。

7. 接种环使用前需要灭菌,使用后不需要灭菌。

细菌接种技术

（王钰宁）

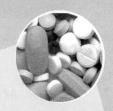

实训项目三
GMP 洁净区(室)沉降菌的测定

>>>> 实训目的

1. 掌握 GMP 洁净区(室)的沉降菌测定操作过程。
2. 熟悉 GMP 洁净区(室)的环境监测质量标准。
3. 了解 GMP 洁净区(室)相关规定。

【实训原理】

沉降菌的测定是依据中华人民共和国国家标准《医药工业洁净室(区)沉降菌的测试方法》(GB/T 16294—2010),采用沉降法,即通过自然沉降原理收集在空气中的生物粒子于培养基平皿,经若干时间,在适宜的条件下让其繁殖到可见的菌落进行计数,以平板培养皿中的菌落数来判定洁净环境内的活微生物数,并以此来评定洁净室(区)的洁净度。

【实训内容】

(一) 实训前准备

1. 培养皿(规格 Φ 90 mm × 15 mm)。

2. 胰酪大豆胨琼脂培养基(TSA)或沙氏葡萄糖琼脂培养基(SDA)。

3. 恒温培养箱。

4. 高压蒸汽灭菌器。

5. GMP 洁净区(室)。

(二) 实训方法与步骤

1. 灭菌 测试前,培养基必须严格灭菌,以保证检查结果准确,培养基需经过无菌验证方可使用。

2. 采样 将已制备好的培养皿按采样点布置图逐个放置,然后从里到外逐个打开培养皿盖,使培养基表面暴露在空气中。静态测试时,培养皿暴露时间为 30 min 以上;动态测试时,培养皿暴露时间为不大于 4 h。

(1) 最少采样点数目:沉降菌测试的最少采样点数目可参照 GB/T 16294—2010。

(2) 采样点的位置:沉降菌测试采样点的位置可参照 GB/T 16294—2010。工作区采样点位置离地 0.8~1.5 m(略高于工作面);可在关键设备或关键工作活动范围处增加测试点。

(3) 最少培养皿数:在满足最少采样点数目的同时,还宜满足最少培养皿数(表实训 3-1)。

表实训 3-1 最少培养皿数

洁净度级别	所需 90 mm 培养皿数(以沉降 0.5 h 计)/个
A	14
B	2
C	2
D	2

(4) 采样次数:每个采样点一般采样 1 次。

3. 培养 全部采样结束后,将培养皿倒置于恒温培养箱中培养。采用胰酪大豆胨琼脂培养基(TSA)配制的培养皿,在 30~35 ℃培养箱中培养,时间不少于 2 天;采用沙氏葡萄糖琼脂培养基(SDA)配制的培养基,在 20~25 ℃培养箱中培养,时间不少于 5 天。每批培养基应有对照试验,检验培养基本身是否污染。可每批选定 3 个培养皿做对照培养。

4. 菌落计数　用肉眼对培养皿上所有的菌落直接计数、标记或在菌落计数器上点计,然后用 5~10 倍放大镜检查有无遗漏。若平板上有 2 个或 2 个以上的菌落重叠,可分辨时仍以 2 个或 2 个以上菌落计数。

5. 结果计算　用计数方法得出各个培养皿的菌落数,然后按式(实训 3-1)计算平均菌落数。

$$\bar{m} = \frac{m_1+m_2+\cdots+m_n}{n} \qquad 式(实训 3-1)$$

式中,$\bar{m}$ 为平均菌落数;m_1 为 1 号培养皿菌落数;m_2 为 2 号培养皿菌落数;m_n 为 n 号培养皿菌落数;n 为培养皿总数。

6. 结果评定　用培养基的平均菌落数判断洁净区(室)空气中的微生物。每个测试点的平均菌落数必须低于所选定的评定标准。在静态测试时,若某测试点的沉降菌平均菌落数超过评定标准,则应重新采样 2 次,2 次测试结果均合格才能判定为合格。

【实训报告】

将测定结果填入表实训 3-2。

表实训 3-2　GMP 洁净区(室)沉降菌的测定结果

测试单位	
环境温度 /℃	
相对湿度 /%	
静压差 /Pa	
培养基名称及批号	
培养温度	
测试依据	
测试状态	

检验结果:

区域	菌落数				平均数	级别
	1 号平皿	2 号平皿	3 号平皿	4 号平皿		

检验结论:

检验人:　　　　　　　　　　　　　　　　复核人:

检验日期:

【实训注意】

1. 检查过程应遵循无菌操作的原则,避免操作人员和外界环境对检查结果的影响。

2. 采样点的布置要科学合理,目前在 GMP 洁净室,一般标记有采样点,采样时只需要将培养皿安放在相应的采样点即可。

3. 菌落计数时不要漏计培养皿边缘生长的菌落,并须注意细菌菌落与培养基沉淀物的区别,必要时用显微镜鉴别。

【实训检测】

1. 采样时,应如何布置采样点?

2. 如何减少培养皿在运输或搬动过程中所造成的影响?

(高迎迎)

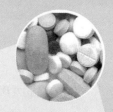

实训项目四
注射用青霉素钠的无菌检查
（薄膜过滤法）

>>>> 实训目的

1. 掌握薄膜过滤法操作过程及其结果判断与分析。
2. 熟悉薄膜过滤法使用的培养基。
3. 了解无菌检查的方法适用性试验。

【实训原理】

无菌检查是利用无菌操作的方法,将被检查的药品分别加入适合需氧菌、厌氧菌和真菌生长的液体培养基中,置于适宜温度下培养一定时间后,观察有无微生物生长,以判断药品是否合格。无菌制剂(包括注射剂)都应按《中国药典》(2020 年版)规定经过严格的无菌检验,证明均无菌生长才算合格。

无菌检查操作过程包括培养基的制备、培养基的适用性检查(无菌检查和灵敏度检查)、稀释液和冲洗液的制备、方法适用性试验、供试品无菌检查。供试品无菌检查的方法有薄膜过滤法和直接接种法两种。只要供试品性状允许,应采用薄膜过滤法,供试品无菌检查采用的检验方法和检验条件应与验证的方法相同。本实训采用薄膜过滤法进行无菌检查。

【实训内容】

(一) 实训前准备

1. 菌种　金黄色葡萄球菌,从国家药品检定机构购买。

2. 培养基　硫乙醇酸盐流体培养基、胰酪大豆胨液体培养基。

3. 供试品　注射用青霉素钠。

4. 稀释液　pH 7.0 无菌氯化钠 – 蛋白胨缓冲液。

5. 其他　无菌吸管、滴管、注射器、针头、碘酒、乙醇、棉签等。

(二) 实训方法与步骤

1. 培养基的配制与灭菌　取成品培养基按标签所示方法配制,按规定方法灭菌,备用。

2. 稀释液的配制与灭菌　取磷酸二氢钾 3.56 g、磷酸氢二钠 7.23 g、氯化钠 4.30 g、蛋白胨 1.0 g,加水 1 000 mL,加热使溶解,配成 pH 7.0 无菌氯化钠 – 蛋白胨缓冲液,分装,过滤,灭菌。

3. 供试品的无菌检查　采用薄膜过滤法,取规定量,按标签加稀释液复溶,混合至含不少于 100 mL 稀释液的无菌容器中,混匀,立即过滤。用冲洗液冲洗滤膜,冲洗次数一般不少于 3 次,每次冲洗量 100 mL。冲洗后,1 份滤器中加入 100 mL 硫乙醇酸盐流体培养基,1 份滤器中加入 100 mL 胰酪大豆胨液体培养基。阳性对照不加供试品,仅用冲洗液,且在最后一次的冲洗液中加入不大于 100 cfu 的试验菌,过滤。阴性对照仅用稀释液和冲洗液同法操作,不加试验菌。

4. 培养　上述接种供试品后的培养基容器按规定的温度培养 14 天(硫乙醇酸盐流体培养基 30~35℃,胰酪大豆胨液体培养基 20~25℃)。培养期间应逐日观察并记录是否有菌生长。培养 14 天后,不能从外观上判断有无微生物生长,可取该培养液不少于 1 mL 转种至同种新鲜培养基中,将原始培养物和新接种的培养基继续培养不少于 4 天,观察接种的同种新鲜培养基是否再出现浑浊;或取培养液涂片,染色,镜检,判断是否有菌。

【实训报告】

将检查结果填入表实训 4–1。

表实训 4-1 注射用青霉素钠的无菌检查结果

品名:注射用青霉素钠　　　　批　　号:＿＿＿＿＿＿

规格:＿＿＿＿＿＿　　　　　　检验日期:＿＿＿＿＿＿

检定依据:《中国药典》(2020 年版)

检测环境:温度:＿＿＿＿＿＿　　　湿　　度:＿＿＿＿＿＿

培养箱(Ⅰ):＿＿＿＿＿＿　　　培养箱(Ⅱ):＿＿＿＿＿＿

培养基种类、温度及装量:

硫乙醇酸盐流体培养基(Ⅰ 批号:＿＿＿＿＿＿)

胰酪大豆胨液体培养基(Ⅱ 批号:＿＿＿＿＿＿)

样品处理:取样＿＿＿＿＿＿,全量通过全封闭式薄膜过滤器过滤后,再分别注入上述培养基中,置 30~35℃
(Ⅰ)及 20~25℃(Ⅱ)培养。观察结果如下:

培养天数		1	2	3	4	5	6	7	8	9	10	11	12	13	14
硫乙醇酸盐流体培养基(30~35℃)	供试品														
	阴性对照														
	阳性对照														
胰酪大豆胨液体培养基(20~25℃)	供试品														
	阴性对照														
	阳性对照														

结论:　　　□符合规定　　　　　　　　□不符合规定

检验人:　　　　　　　　　　　　复核人:

【实训注意】

1. 所有阳性菌的操作均不得在无菌区域进行,以防止交叉污染,有条件的应在生物安全柜内操作。

2. 无菌检查用培养基应每批进行无菌性和灵敏度检查,合格后方可使用。

3. 当建立药品的无菌检查法时,应进行方法适用性试验,以证明所采用的方法适合于该药品的无菌检查。当药品的组分或原检验条件发生改变时,检查方法应重新验证。

4. 在检查过程中应该严格遵循无菌操作。

5. 应正确判断检查结果(符合规定、不符合规定或无效需重试)。

【实训检测】

1. 如果阴性对照出现有菌生长的情况,该如何处理?

2. 薄膜过滤法操作过程中,为了防止人为污染,有哪些环节需要特别注意?

(张文州)

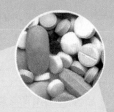

实训项目五

维生素 C 注射液的无菌检查
（直接接种法）

>>>>> 实训目的

1. 掌握直接接种法及其结果判断与分析。
2. 熟悉直接接种法使用的培养基。
3. 了解无菌检查方法适用性试验的原理。

【实训原理】

直接接种法适用于药品性状不能采用薄膜过滤法的规定灭菌制剂。取规定量供试品，分别等量接种至各硫乙醇酸盐流体培养基和胰酪大豆胨液体培养基中。除生物制品外，一般样品无菌检查时 2 种培养基接种的瓶或支数相等；生物制品无菌检查时硫乙醇酸盐流体培养基和胰酪大豆胨液体培养基接种的支数为 2∶1。除另有规定外，每个容器中培养基的用量应符合接种的供试品体积不得大于培养基体积的 10%，同时，硫乙醇酸盐流体培养基每管装量不少于 15 mL，胰酪大豆胨液体培养基每管装量不少于 10 mL。供试品检查时，培养基的用量和高度同方法适用性试验。

试验若经确认无效，应重试。重试时，重新取同量供试品，依法检查，若无菌生长，判定供试品符合规定；若有菌生长，判定供试品不符合规定。

【实训内容】

（一）实训前准备

1. 菌种　金黄色葡萄球菌，从国家药品检定机构购买。

2. 培养基　硫乙醇酸盐流体培养基、胰酪大豆胨液体培养基。

3. 供试品　维生素 C 注射液。

4. 稀释液　pH 7.0 无菌氯化钠缓冲液。

5. 其他　无菌吸管、滴管、试管、针头、碘酒、乙醇、棉签等。

（二）实训方法与步骤

1. 供试品的无菌检查　取规定量供试品，采用无菌操作方法，分别等量接种至硫乙醇酸盐流体培养基和胰酪大豆胨液体培养基中，混合均匀。接种量应根据供试品的规格来确定。

2. 培养　上述接种供试品后的培养基容器按规定的温度培养 14 天（硫乙醇酸盐流体培养基 30~35℃，胰酪大豆胨液体培养基 20~25℃）。培养期间应逐日观察并记录是否有菌生长。培养 14 天后，不能从外观上判断有无微生物生长，可取该培养液不少于 1 mL 转种至同种新鲜培养基中，将原始培养物和新接种的培养基继续培养不少于 4 天，观察接种的同种新鲜培养基是否再出现浑浊；或取培养液涂片，染色，镜检，判断是否有菌。

【实训报告】

将检查结果填入表实训 5-1 中。

表实训 5-1   维生素 C 注射液的无菌检查结果

品名:维生素 C 注射液   批   号:_____

规格:_____   检验日期:_____

检定依据:《中国药典》(2020 年版)

检测环境:温度:_____   湿   度:_____

培养箱(Ⅰ):_____   培养箱(Ⅱ):_____

培养基种类、温度及装量:

硫乙醇酸盐流体培养基(Ⅰ   批号:_____)

胰酪大豆胨液体培养基(Ⅱ   批号:_____)

样品处理:取样_____,接种至硫乙醇酸盐流体培养基和胰酪大豆胨液体培养基中,置 30~35℃(Ⅰ)

及 20~25℃(Ⅱ)培养。观察结果如下:

培养天数		1	2	3	4	5	6	7	8	9	10	11	12	13	14
硫乙醇酸盐流体培养基(30~35℃)	供试品														
	阴性对照														
	阳性对照														
胰酪大豆胨液体培养基(20~25℃)	供试品														
	阴性对照														
	阳性对照														

结论: □符合规定   □不符合规定

检验人: 复核人:

【实训检测】

1. 直接接种法适用于哪些样品?
2. 直接接种法与薄膜过滤法的区别是什么?

【实训注意】

1. 维生素 C 注射液在开启过程中应注意防止微生物污染,可先用 75% 乙醇擦拭开口处。
2. 与供试品直接接触的培养基、稀释液、接种工具、试管等均应提前灭菌。

(张文州)

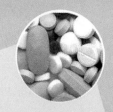

实训项目六
微生物计数检查

>>>> 实训目的

1. 掌握微生物计数检查的过程和方法。
2. 了解微生物实验室常用的消毒灭菌设备。
3. 了解微生物计数检查法的意义。

【实训原理】

微生物限度检查是检查非规定灭菌制剂及其原料、辅料受到微生物污染程度的方法,检查项目包括微生物计数检查和控制菌检查。其中,微生物计数检查包括需氧菌总数、霉菌和酵母菌总数的检查,微生物计数检查是非规定灭菌制剂保证药品质量的重要检查方法,也是综合评价药品生产各环节卫生状况的一个依据。

【实训内容】

(一) 实训前准备

1. 设备　无菌室、超净工作台、恒温培养箱、恒温水浴箱、电热干燥箱、冰箱、高压蒸汽灭菌器、菌落计数器。

2. 器材　无菌衣、裤、帽、口罩;乳胶帽、酒精灯、乙醇棉球、乳胶手套、试管架、火柴、记号笔;锥形瓶、量筒、试管及塞子、刻度吸管(10 mL)、培养皿、玻璃或搪瓷消毒缸(带盖)。刻度吸管、培养皿等需要提前灭菌(160℃干热灭菌 2 h)。

3. 培养基　胰酪大豆胨琼脂培养基、沙氏葡萄糖琼脂培养基。

4. 稀释液　按照稀释液的制备方法,配制 pH 7.0 无菌氯化钠 – 蛋白胨缓冲液,分装至 250 mL 锥形瓶(100 mL/ 瓶)及试管(9 mL/ 支)中。将制备好的培养基、稀释液放入高压蒸汽灭菌柜中,采用验证合格的灭菌程序灭菌后备用。

5. 药品　完好包装的复方甘草口服液 2 瓶。

(二) 实训方法与步骤

1. 供试品溶液的制备　用无菌刻度吸管吸取 10 mL 复方甘草口服液(至少开启 2 瓶),置 90 mL pH 7.0 无菌氯化钠 – 蛋白胨缓冲液中,溶解,混匀,即成 1∶10 的供试液。

2. 供试液的稀释(10 倍递增稀释法)　用 1 mL 灭菌刻度吸管吸取 1∶10 均匀供试液 1 mL,加入已装有 9 mL 灭菌稀释剂的试管中,混匀即成 1∶100 的供试液(如有需要继续稀释,以此类推)。

3. 注平板　吸取 1∶10 供试液 1 mL 至直径 90 mm 的灭菌平皿中,每一稀释级、每种培养基至少注 2 个平皿,注平板时将 1 mL 供试液慢慢全部注入平皿中,管内无残留液体,防止反流到吸管尖端部。更换刻度吸管,取 1∶100 供试液依法操作,一般取适宜的连续 2 个稀释级的供试液进行微生物计数检查。

4. 阴性对照试验　待各级稀释液注平板完毕后,用 1 支 1 mL 吸管吸取稀释剂 1 mL,分别注入 4 个平皿中。其中 2 个作需氧菌阴性对照;另两个作霉菌和酵母菌阴性对照。

5. 倾注培养基　取出冷至约 45℃的胰酪大豆胨琼脂培养基和沙氏葡萄糖琼脂培养基,每个平皿倾注 15~20 mL,以顺时针或逆时针方向快速旋转平皿,使供试液或稀释液与培养基混匀,置操作台上待冷凝。

6. 培养和计数　将已经凝固的平板倒置,胰酪大豆胨琼脂培养基放入 30~35℃培养箱中培养 3~5 天,沙氏葡萄糖琼脂培养基放入 20~25℃培养箱中培养 5~7 天。观察菌落生长情况,点计平板上生长的所有菌落数,计数并报告。菌落蔓延生长成片的平板不宜计数。点计菌落数后,计算各稀释级供试液的平均菌落数,按菌数报告规则报告菌数。若同稀释级两个平板的菌落数平均值不小于 15,则两个平板的菌落数不能相差 1 倍或以上。

7. 菌数报告规则　需氧菌总数测定宜选取平均菌落数小于 300 cfu 的稀释级,霉菌和酵母菌总数测定宜选取平均菌落数小于 100 cfu 的稀释级,作为菌数报告的依据。取最高的平均菌落数,计算 1 g 供试品中所含的微生物数,取 4 位有效数字报告。如各稀释级的平板均无菌落生长,或仅最低稀释级的平板有菌落生长,但平均菌落数小于 1,则以 <1 乘以最低稀释倍数的值报告菌数。

【实训报告】

将检查结果填入表实训 6-1。

表实训 6-1　微生物计数检查结果

检品名称			生产厂家					
检品规格			生产批号					
检品数量			包装和外观					
检验项目	微生物计数检查							
检验依据	《中国药典》(2020 年版)四部							
检验方法	平皿法							
检验结果	需氧菌总数 (胰酪大豆胨琼脂培养基,30~35℃培养 3~5 天)				霉菌和酵母菌总数 (沙氏葡萄糖琼脂培养基,20~25℃培养 5~7 天)				
	10^{-1}	10^{-2}	10^{-3}	阴性对照	10^{-1}	10^{-2}	10^{-3}	阴性对照
1								
2								
平均值								
结果								
检验结论								
检验人:				复核人:				
室温:				湿度:				
检验日期:								

【实训注意】

1. 供试品检验全过程必须符合无菌技术要求。

2. 倾注和摇动应尽量平稳,勿使培养基外溢,确保细菌分散均匀。

3. 倾注时培养基温度不得超过 45℃,以防损伤细菌或真菌。

【实训检测】

1. 微生物总数测定时,为何要设阴性对照?
2. 如何保证微生物总数测定结果的准确性?

（高迎迎）

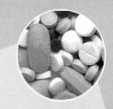

实训项目七
控制菌检查（大肠埃希菌）

>>>> 实训目的

1. 掌握大肠埃希菌的检查方法和检查流程。
2. 熟悉药品中大肠埃希菌的检验原理。
3. 了解各种培养基的配方。

【实训原理】

非规定灭菌制剂不但要控制微生物的数量,而且不允许含有控制(致病)菌。控制(致病)菌种类繁多,在实际工作中不可能逐一检测,只能结合药品生产实践中污染的可能性、潜在的危害性、检测方法的稳定性和可操作性,选择几种致病菌或指示菌作为控制菌。

《中国药典》(2020年版)规定:药品控制菌包括耐胆盐革兰氏阴性菌、大肠埃希菌、沙门菌、铜绿假单胞菌、金黄色葡萄球菌、梭菌和白色念珠菌7种。

大肠埃希菌是肠道中存在的正常菌群,常来源于人和动物的粪便,所以常作为粪便污染的指标。一旦被检药物中查出大肠埃希菌,表明该药品已被粪便污染,可能存在肠道致病菌和寄生虫卵,患者服用该药物后有引起感染的危险。因此,大肠埃希菌被列为重要的卫生指标菌。《中国药典》(2020年版)规定口服给药、鼻/耳用及呼吸道给药等类型制剂不得检出大肠埃希菌。

【实训内容】

(一) 实训前准备

1. 设备　无菌室、净化工作台、培养箱、电热干燥箱、高压蒸汽灭菌器、显微镜(×1 500)、电子天平(感量 0.1 g)。

2. 器材　乳胶帽、酒精灯、乙醇棉球、乳胶手套、试管架、火柴、记号笔;无菌衣、裤、帽、口罩(也可用一次性物品替代);研钵或匀浆仪、量筒、称量纸及不锈钢药匙;试管及塞子、刻度吸管(1 mL、10 mL)、锥形瓶、培养皿、载玻片、玻璃或搪瓷消毒缸(带盖)。玻璃器皿均于 160℃干热灭菌 2 h 或于 121℃高压蒸汽灭菌 20 min。

3. 试剂及培养基　0.2% 苯扎溴铵溶液、无菌氯化钠 – 蛋白胨缓冲液(pH 7.0)、胰酪大豆胨液体培养基、麦康凯液体培养基、麦康凯琼脂培养基(培养基需提前灭菌)。

4. 阳性对照用菌液　取大肠埃希菌〔CMCC(B)44102〕的营养琼脂斜面培养物少许,接种至胰酪大豆胨液体培养基中或胰酪大豆胨琼脂培养基上,30~35℃培养 18~24 h。上述培养物用 pH 7.0 无菌氯化钠 – 蛋白胨缓冲液制成适宜浓度的菌悬液。

5. 供试品　维生素 C 片剂。

(二) 实训方法与步骤

1. 供试液的制备　用天平称取 10 g 待检药品(至少开启 2 瓶),置 100 mL pH 7.0 无菌氯化钠 – 蛋白胨缓冲液中,溶解,混匀,即成 1∶10 的供试液。

2. 增菌培养　取 1∶10 的供试液 10 mL,接种至 90 mL 的胰酪大豆胨液体培养基中,混匀,30~35℃培养 18~24 h。

3. 阴性对照试验　取 10 mL pH 7.0 无菌氯化钠 – 蛋白胨缓冲液,置 90 mL 的胰酪大豆胨液体培养基中,混匀,30~35℃培养 18~24 h。阴性对照试验的结果应无菌生长。

4. 阳性对照试验　取 1∶10 的供试液 10 mL,接种至 90 mL 的胰酪大豆胨液体培养基中,混匀,移入阳性接种间,加入不大于 100 cfu 的阳性对照菌。阳性对照试验应呈阳性。

5. 选择和分离培养 取上述预培养物 1 mL 接种至 100 mL 麦康凯液体培养基中,42~44℃培养 24~48 h。取麦康凯液体培养物划线接种于麦康凯琼脂培养基平板上,30~35℃培养 18~72 h。

6. 结果判断 如麦康凯琼脂平板上有菌落生长,应进行分离、纯化及适宜的鉴定试验,确证是否为大肠埃希菌;若麦康凯琼脂培养基平板上没有菌落生长,或有菌落生长但鉴定结果为阴性,判供试品未检出大肠埃希菌。

【实训报告】

将检查结果填入表实训 7-1。

表实训 7-1 控制菌检查结果

检品名称		生产厂家	
检品规格		生产批号	
检品数量		包装和外观	
检验项目	大肠埃希菌		
检验依据	《中国药典》(2020 年版)		

阴性对照液:

阳性对照液:

大肠埃希菌检查结果:

	过程	结果
1	增菌培养(胰酪大豆胨液体培养基),30~35℃,18~24 h	
2	选择和分离培养(麦康凯液体培养基),42~44℃培养 24~48 h	
	选择和分离培养麦康凯琼脂平板,30~35℃培养 18~72 h	

阴性对照:＿＿＿＿＿＿＿＿＿＿＿＿＿＿＿＿＿＿＿＿＿

阳性对照:＿＿＿＿＿＿＿＿＿＿＿＿＿＿＿＿＿＿＿＿＿

检验结论:□检出　　□未检出	
检验人:	复核人:
室温:	湿度:
检验日期:	

【实训注意】

1. 实训过程要严格无菌操作。
2. 增菌培养、选择和分离培养选用的培养基各有不同,培养时间和温度都不一样。
3. 培养基使用前需要进行适用性检查。

【实训检测】

1. 为什么要设置阳性对照和阴性对照?
2. 如果供试品检查结果为阳性,应该怎样处理?

(修 爽)

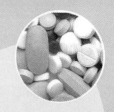

实训项目八
热原检查法（家兔升温法）

>>>> 实训目的

1. 掌握热原检查的一般方法、操作步骤和注意事项。

2. 学会热原检查前的准备工作和耳缘静脉给药的操作要领。

3. 培养自行准备试验、统筹安排工作及相互配合的团队协作精神。

【实训原理】

热原是由微生物产生,对热稳定,能引起机体发热的一类物质。检查热原一般采用家兔升温法。家兔升温法是一种传统的热原检查方法,它是将一定剂量的供试品经静脉注入家兔体内,在规定时间内,观测家兔体温升高的情况,以判定供试品中所含热原的限度是否符合规定的方法。本实训以注射用青霉素钠为例来检查其中的热原。

【实训内容】

（一）实训前准备

1. 设备　恒温水浴锅、电子天平、干燥箱、热原仪。

2. 器材　注射器、称量瓶、镊子、肛温计。实训器材注意除热原处理,将洗干净的注射器、注射针、称量瓶、镊子置于铝盒中,置于 250℃加热 30 min,放冷密闭保存备用。

3. 供试品溶液的制备　精密称取青霉素钠适量,加灭菌无热原注射用水溶解成每 1 mL 含 24 mg 的溶液;制备好的供试液放入恒温水浴箱中 38℃预热待检。

4. 供试用家兔选择

（1）供试用的家兔应健康合格,体重在 1.7 kg 以上。雌兔应无孕,预测体温前 7 日应用同一饲料饲养,在此期间,体重应不减轻,精神、食欲、排泄等不得有异常现象。

（2）选择:试验前 7 天内,预测体温,每隔 30 min 测量体温 1 次,共测 8 次,体温均在 38.0~39.6℃,且最高与最低体温的差不超过 0.4℃的家兔可用。上次检查为阴性的家兔,休息 48 h 后可用,升温达 0.6℃的家兔,应休息 2 周以上。

（3）检查前的准备:在做热原检查前 1~2 日,供试用家兔应尽可能处于同一温度的环境中,实验室和饲养室的温度变相差不得大于 3℃,实验室的温度应在 17~25℃,在试验全部过程中,应注意室温变化不得大于 3℃,防止动物骚动并避免噪声干扰。家兔在试验前至少 1 h 开始停止给食并置于适宜的装置中,直至试验完毕。

（二）实训方法与步骤

按照图实训 8-1 所示的步骤进行操作。

1. 取适用的家兔 3 只,测定其正常体温,记录。

2. 测量正常体温后 15 min 以内,自耳缘静脉注射规定剂量并温热至约 38℃的供试品溶液,注意速度不宜过快。肛温计插入的深度约 6 cm,时间不少于 1.5 min。

3. 注射供试品后,每隔 30 min 按前法测量其体温 1 次,共测 6 次,记录。

4. 数据处理:以 6 次体温中最高的一次减去正常体温,即为该兔体温的升高度数。如 3 只家兔中有 1 只体温升高 0.6℃或高于 0.6℃,或 3 只家兔体温升高的总和达 1.3℃或高于 1.3℃,应另取 5 只家兔复试,检查方法同上。

5. 结果判断:在初试 3 只家兔中,体温升高均低于 0.6℃,并且 3 只家兔体温升高总和低于 1.3℃;或在复试的 5 只家兔中,体温升高 0.6℃或高于 0.6℃的家兔不超过 1 只,并且初试、复试合并 8 只家兔的体温升高总和为 3.5℃或低于 3.5℃,均认为供试品的热原检查符合规定。

在初试 3 只家兔中,体温升高 0.6℃或 0.6℃以上的家兔超过 1 只;或在复试的 5 只家兔中,体温升高 0.6℃或 0.6℃以上的家兔超过 1 只;或初试、复试合并 8 只家兔的体温升高总和超过 3.5℃,均认为供试品的热原检查不符合规定。

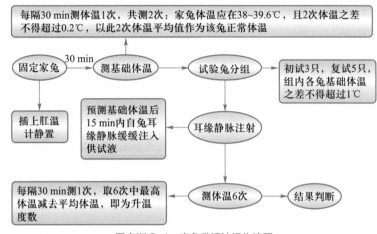

图实训 8-1　家兔升温法操作流程

【实训报告】

将检查结果填入表实训 8-1。

表实训 8-1　热原检查法(家兔升温法)结果

检品名称			生产厂家		
检品规格			生产批号		
检品数量			包装和外观		
检验项目	热原检查				
检验依据	《中国药典》(2020 年版)四部				
检验方法	家兔升温法				
兔号	1	2	3		
体重					
正常温度					
注射供试品时间					
第 1 次测量温度					
第 2 次测量温度					
第 3 次测量温度					
第 4 次测量温度					
第 5 次测量温度					
第 6 次测量温度					

续表

注射前后温差					
家兔体温升高总和					
检验结论					

检验人：	复核人：
室温：	湿度：
检验日期：	

【实训注意】

1. 家兔体温测量时的注意事项

（1）家兔的固定：左手抓住家兔的双耳，右手托住家兔的尾都，从饲养笼放到台秤上称重，并把体重记在兔卡上，而后放入固定器中固定。

（2）探头固定：轻轻提起兔尾，将蘸有润滑剂的测温仪探头轻轻插入肛门约 6 cm 深，再把兔尾和探头固定在一起，避免探头脱落，直到试验完毕。

（3）测量家兔体温应使用精密度为 ±0.1℃的测温装置。测温探头或肛温计插入肛门的深度和时间应相同，深度一般约 6 cm，时间不得少于 1.5 min，每隔 30 min 测量体温 1 次，一般测量 2 次，两次体温之差不得超过 0.2℃，以此 2 次体温的平均值作为该兔的正常体温。当日使用的家兔，正常体温应在 38.0~39.6℃，且各兔间正常体温之差不得超过 1℃。

2. 耳缘静脉注射　注射前先用 75% 乙醇棉球擦拭家兔耳边缘，用小镊子将注射器和针头套好，按规定剂量抽取供试品溶液，由耳缘静脉徐徐注入。注射完后用手捏紧针眼处数秒，以助止血。

3. 肛温计　肛温计使用不当也会影响结果。肛温计在使用之前要进行校正，将标准温度计和肛温计同时放入恒温水浴，深度约 6 cm，待 1.5 min 后取出读数，分别于 38.0℃、38.5℃、39.0℃、39.5℃、40.0℃、40.5℃重复测量。温差大于 0.15℃，或取出水浴后水银回缩者，均不适合试验用。标定允差：39.0℃以上允差 0.15℃，39.0℃以下允差 0.15℃。每年定期标定一次。

测温时轻轻提起兔尾，将蘸有润滑剂的肛温计或探头缓缓插入肛门，测温时间每兔至少 1.5 min。看温度计时眼睛要平视，看清刻度读出度数后再用乙醇擦拭水银球。

4. 供试品注射的速度　注射的速度不同，对机体的影响也不同。在短时间内输入大量液体会使心脏负担过重，导致心力衰竭，严重的可致兔死亡。按照正常人或家兔用量计算，每只家兔注射时间不应少于 3 min。

【实训检测】

1. 做热原检查的家兔为什么要严格筛选体温？
2. 热原检查时，静脉给药为什么需要提前将供试品溶液预热至 38℃？

（孙艳宾）

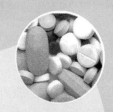

实训项目九
细菌内毒素检查（凝胶法）

>>>> 实训目的

1. 掌握凝胶法原理，正确判断检查的结果。
2. 学会药品中细菌内毒素的检查方法和操作过程。
3. 树立严谨求实的科学意识，培养分析问题和解决问题的能力。

【实训原理】

鲎试剂与细菌内毒素产生凝胶反应的原理是鲎(图实训 9-1)的血变形细胞中含有两种物质:凝固酶原及凝固蛋白原。凝固酶原遇内毒素激活可转化成具有活性的凝固酶,在该凝固酶的作用下,凝固蛋白原可以转变成凝固蛋白,凝固蛋白通过交联酶的作用可以互相聚合形成牢固的凝胶。除了内毒素,鲎试剂还与某些 β- 葡聚糖反应,产生假阳性结果。如遇含有 β- 葡聚糖的样品,可使用去 G 因子鲎试剂或 G 因子反应抑制剂来排除鲎试剂与 β- 葡聚糖的反应。

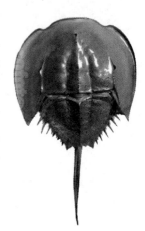

图实训 9-1　鲎

【实训内容】

(一) 实训前准备

1. 试验材料及用具　鲎试剂,细菌内毒素标准品,细菌内毒素检查用水,无热原玻璃试管(10 mm×80 mm、12 mm×100 mm)、移液管(或吸嘴),试管架,旋涡混合器,恒温水浴锅,封口膜,供试品(5% 葡萄糖注射液)。

2. 器具处理　试验用玻璃器皿用洗涤剂和自来水洗净晾干水分,置洗液中浸泡 4 h,取出后用自来水将残余的洗液洗净,再用蒸馏水冲洗至少 3 遍,移置烤箱中 250 ℃恒温放置 60 min,除去外源性内毒素(注:禁用纯化水冲洗,避免实验误差),备用。

(二) 实训方法与步骤

1. 鲎试剂灵敏度复核

(1) 内毒素标准溶液的制备:根据鲎试剂灵敏度的标示值(如 λ=0.125 EU/mL),取细菌内毒素标准品 1 支,用 75% 乙醇消毒后开启,加入内毒素检查用水 1 mL 溶解,置旋涡混合器上混匀 15 min,制成 2λ、λ、0.5λ 和 0.25λ 4 个浓度(0.25 EU/mL、0.125 EU/mL、0.062 5 EU/mL 和 0.031 2 EU/mL)的内毒素标准溶液,每稀释一步应在旋涡混合器上混匀 30 s,备用。

(2) 鲎试剂溶液的制备及加样:取 0.1 mL/ 支规格的鲎试剂 18 支,插在试管架上排成 5 列,其中前 4 列每列 4 支,第 5 列为 2 支,按标示量加入内毒素检查用水 0.1 mL 复溶(其他规格按标示量复溶后分装在 10 mm×80 mm 的试管内),然后从高到低依次加入 0.1 mL 内毒素标准溶液,每一个内毒素浓度平行做 4 管;另 2 管加入 0.1 mL 内毒素检查用水作为阴性对照。加样方法见表实训 9-1。

加样完毕,轻轻混匀,封闭试管口,垂直放入 37 ℃ ±1 ℃恒温水浴锅中,保温 60 min ± 2 min,保温结束将试管从恒温水浴锅中轻轻取出,缓缓倒转 180°,记录结果(阳性记录为"+";阴性记录为"-")。当最大浓度 2λ 管均为阳性,最低浓度 0.25λ 管均为阴性,阴性对照管为阴性时,试验方有效。计算鲎试剂灵敏度的测定值(λ_c)。当 λ_c 在 0.5λ~2λ(包括 0.5λ 和 2λ)时,方可用于细菌内毒素检查,并以标示灵敏度 λ 为该批鲎试剂的灵敏度。

表实训 9-1　灵敏度复核加样方法

| 项目 | 内毒素标准溶液浓度 /(EU·mL⁻¹) | | | | | | | | | | | | | | | | 阴性对照 | |
| | 0.25 | | | | 0.125 | | | | 0.062 5 | | | | 0.031 2 | | | | | |
	①	②	③	④	①	②	③	④	①	②	③	④	①	②	③	④	①	②
鲎试剂平行管																		
检查用水加入量 /mL	0.1	0.1	0.1	0.1	0.1	0.1	0.1	0.1	0.1	0.1	0.1	0.1	0.1	0.1	0.1	0.1	0.2	0.2
内毒素加入量 /mL	0.1	0.1	0.1	0.1	0.1	0.1	0.1	0.1	0.1	0.1	0.1	0.1	0.1	0.1	0.1	0.1	0.1	0.1

2. 供试品检查

(1) 试验前接通恒温水浴锅电源,温度调至 37℃ ±1℃。

(2) 细菌内毒素阳性对照溶液的制备:取细菌内毒液标准品 1 支,用乙醇棉球消毒瓶颈后开启,加检查用水 1.0 mL 混合 15 min 备用。

例如,内毒素工作标准品为 10 EU/ 支,鲎试剂标示灵敏度 λ 为 0.125 EU/mL 时,内毒素阳性对照应稀释至 2λ,即 0.25 EU/mL。(注:横线上方表示取浓内毒素溶液的量,横线下方表示加检查用水的量)。

$$10\ \text{EU/mL} \xrightarrow[1.8\ \text{mL}]{0.2\ \text{mL}} 1.0\ \text{EU/mL} \xrightarrow[1.0\ \text{mL}]{1.0\ \text{mL}} 0.5\ \text{EU/mL} \xrightarrow[0.5\ \text{mL}]{0.5\ \text{mL}} 0.25\ \text{EU/mL}$$

(3) 供试品溶液的制备:最大有效稀释倍数(MVD)按式(实训 9-1)计算。

$$\text{MVD}=cL/\lambda \hspace{4cm} \text{式(实训 9-1)}$$

式中,L 为供试品的细菌内毒素限值;c 为供试品溶液的浓度,当 L 以 EU/mL 表示时,则 c 等于 1.0 mL/mL。当 L 以 EU/mg 或 EU/U 表示时,c 的单位需为 mg/mL 或 U/mL;λ 为鲎试剂的标示灵敏度(EU/mL)。

例如,葡萄糖注射液,限值 L 为 0.5 EU/mL,鲎试剂灵敏度为 0.125 EU/mL 时:

$$\text{MVD}=cL/\lambda=1 \times 0.5/0.125=4(倍)$$

取供试品 0.5 mL 加入检查用水 1.5 mL,混合均匀做内毒素检查用。

(4) 供试品阳性对照溶液的制备:分别取供试品的 2 倍稀释液 0.5 mL(取葡萄糖注射液原液 0.25 mL,加检查用水 0.25 mL,混合均匀)和 0.5 EU/mL 的内毒素溶液 0.5 mL,混合均匀供检查用。

(5) 鲎试剂的准备:根据供试品的数量,取鲎试剂 0.1 mL/ 支(或 0.5 mL/ 支)若干支,按标示量加入检查用水复溶备用。

(6) 试验加样:见表实训 9-2。

(7) 检查结果与判断:加样完毕,用封口膜密封试管口,置恒温器中保温 60 min ± 2 min,观察结果。当阴性对照的平行管均为阴性,供试品阳性对照的平行管均为阳性,阳性对照的平行管均为阳性时,试验有效。

表实训 9-2   供试品细菌内毒素检查加样方法   单位:mL

试剂	供试试管		阴性对照		供试品阳性		阳性对照	
	1	2	1	2	1	2	1	2
鲎试剂溶液	0.1	0.1	0.1	0.1	0.1	0.1	0.1	0.1
供试品溶液	0.1	0.1	—	—	—	—	—	—
检查用水	—	—	0.1	0.1	—	—	—	—
供试品阳性对照溶液	—	—	—	—	0.1	0.1	—	—
阳性对照溶液	—	—	—	—	—	—	0.1	0.1

　　当供试品溶液的 2 支平行管均为阴性时,判供试品符合规定;若供试品溶液的两支平行管均为阳性,判供试品不符合规定。若供试品溶液的 2 支平行管中的一管为阳性,另一管为阴性,需进行复试。复试时,供试品溶液需做 4 支平行管,若所有平行管均为阴性,判供试品符合规定,否则判供试品不符合规定。

【实训报告】

　　将检查结果填入表实训 9-3。

表实训 9-3   细菌内毒素检查结果

细菌内毒素检查记录						
				记录编号:		
检品名称			送检单位			
检品批号			检品规格			
送检日期			检品的细菌内毒素限值			
检品的 MVD			检品溶液浓度			
检验依据	《中国药典》(2020 年版)					

检查反应结果						
平行管	内毒素标准溶液浓度 /(EU·mL^{-1})				阴性对照	反应终点
	0.25	0.125	0.062 5	0.031 2		
1						
2						
3						
4						

结论:鲎试剂标示灵敏度 λ 为

项目	供试试管		阴性对照		供试品阳性		阳性对照	
	1	2	1	2	1	2	1	2
反应结果								
结论								

检验人:　　　　　　　复核人:　　　　　　　报告日期:

【实训注意】

1. 本实训中与供试品、鲎试剂等接触的所有器具必须无内毒素。

2. 鲎试剂灵敏度的复核必须用中国药品生物制品检定所提供的细菌内毒素标准品。

3. 细菌内毒素标准品必须用砂轮在瓶颈的上部划痕,用乙醇棉球消毒后开启。

4. 由于凝集反应是不可逆的,在恒温反应过程及观察结果时,应注意不要使试管受到振动,以免使凝胶破碎产生假阴性结果。

【实训检测】

1. 旋涡混合器的作用是什么?

2. 设置阳性对照、阴性对照的意义分别是什么?

(孙艳宾)

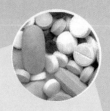

实训项目十

注射用硫酸链霉素的异常毒性检查

>>>> 实训目的

1. 掌握异常毒性检查法的基本原理和方法。
2. 学会采用小鼠试验法进行非生物制品的异常毒性检查。
3. 牢固树立药品安全性的概念。

【实训原理】

异常毒性检查是通过给予动物一定剂量的供试品溶液,在规定时间内观察动物出现的异常反应或死亡情况,检查供试品中是否污染外源性毒性物质及是否存在意外的不安全因素。

【实训内容】

(一) 实训前准备

1. 设备　注射器(1 mL 以下,精度 0.01 mL)、注射针头、秒表、棉球、大称量瓶、吸管、移液管、小烧杯、试管等。

2. 器材　高压蒸汽灭菌器、电子天平(精度 0.01 mg 或 0.5 mg 用于供试品、试剂称量,精度 0.1 g 用于实验动物称重)、小鼠固定器和支架、消毒设备等。

3. 试验用动物　小鼠,供试用的动物应同一来源同品系,健康合格,在试验前及试验的观察期内,均应按正常饲养条件饲养。做过本试验的动物不得重复使用。

4. 试剂　75% 乙醇、氯化钠注射液。

5. 药品　注射用硫酸链霉素。

6. 洁净室的清洁与消毒　洁净室应保持清洁整齐,操作前应开启紫外杀菌装置和空气过滤装置至少 30 min。

(二) 实训方法与步骤

1. 供试液制备　用 75% 乙醇棉球消毒安瓿颈部或瓶塞,取注射用硫酸链霉素,加入氯化钠注射液制成每 1 mL 中约含 2 600 U 的溶液。

异常毒性检查给药方式

2. 小鼠试验法　每批供试品用 5 只小鼠,体重 18~22 g,每只小鼠分别静脉给予供试品溶液 0.5 mL。应在 4~5 s 内匀速注射完毕。观察 24 h。

(1) 固定小鼠:可用小鼠专用固定器固定,也可自制小鼠固定器。

(2) 尾静脉的准备与选择:小鼠固定好后,将其尾巴拉直,绷紧。用乙醇棉球擦拭尾巴或者用热水或热毛巾捂热尾巴,使尾部静脉扩张,在根部找到明显的静脉。

(3) 注射:用左手的示指、中指、环指及大拇指将小鼠尾巴固定。一般选择距尾尖 1/4 或 1/3 处进针,见有回血后可注射。注射结束后,使用脱脂棉止血。

(4) 结果观察:小鼠是否有死亡的情况。

(5) 结果判断:除另有规定外,全部小鼠在给药后 48 h 内不得有死亡;如有死亡,应另取体重 19~21 g 的小鼠 10 只复试,全部小鼠在 48 h 内不得死亡。

【实训报告】

1. 检验原始记录　检验原始记录填入表实训 10-1 中。

表实训 10-1　检验原始记录

检品名称			
检品规格		批　号	
生产单位		包装和外观	
检验项目			
检验依据			
检验人		日期	
复核人		日期	

2. 检验报告　异常毒性检验报告填入表实训 10-2 中。

表实训 10-2　异常毒性检验报告

检品名称		收样日期	
生产单位		供样单位	
批　号		规　格	
包装和外观		检品数量	
检验项目			
检验依据			
检验项目	标准规定		检验结果
检验结论			
检验者		核对者	

【实训注意】

1. 供试液制备后,应立即使用,最长不得超过 24 h。

2. 试验时要保持匀速注射给药,且一次试验中每只小鼠的注射时间要尽量一致。

3. 试验时的室温应保持在 20~30℃。

【实训检测】

如何判断异常毒性检查的试验结果?

（陈琳琳）

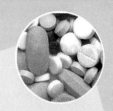

实训项目十一
红霉素肠溶片的含量测定
（抗生素微生物检定法）

>>>> 实训目的

1. 掌握管碟法的基本原理和方法。
2. 学会采用管碟法中的二剂量法测定红霉素肠溶片的含量。
3. 树立全面控制药品质量的观念。

【实训原理】

管碟法是利用抗生素在琼脂培养基内的扩散作用,将已知浓度的标准品溶液与未知浓度的样品溶液在含有敏感试验菌的琼脂表面进行扩散渗透,形成含一定浓度的抗生素球形区,从而抑制试验菌的繁殖,呈现出透明的抑菌圈。根据抗生素在一定浓度范围内的对数剂量与抑菌圈的直径(面积)呈线性关系,通过比较标准品溶液与样品溶液产生抑菌圈的大小,计算出样品的含量或效价。

【实训内容】

(一) 实训前准备

1. 设备与器材 恒温培养箱、电子天平、抑菌圈面积(直径)测量仪、培养皿(双碟)、小钢管(牛津杯)、镊子、容量瓶、吸管、移液管、陶瓦盖。

2. 培养基

胨	5.0 g	牛肉浸出粉	3.0 g	磷酸氢二钾	3.0 g
琼脂	15~20 g	水	1 000 mL		

除琼脂外,取上述成分混合,调节 pH,比最终灭菌后的 pH 略高 0.2~0.4,加入琼脂,加热熔化后过滤,调节 pH 使灭菌后为 7.8~8.0 或 6.5~6.6,在 115℃下灭菌 30 min。

3. 试验菌 短小芽孢杆菌〔CMCC(B)63202〕。

4. 稀释液 pH 7.8 灭菌磷酸盐缓冲液。

5. 药品 红霉素标准品、红霉素肠溶片。

(二) 实训方法与步骤

1. 菌悬液的制备 取短小芽孢杆菌〔CMCC(B)63202〕的营养琼脂斜面培养物,接种于盛有营养琼脂培养基的培养瓶中,在 35~37℃培养 7 日,用革兰氏染色法涂片镜检,应有芽孢 85% 以上。用灭菌水将芽孢洗下,在 65℃加热 30 min,备用。

2. 磷酸盐缓冲液、标准品溶液、供试品溶液的配制

(1) pH 7.8 灭菌磷酸盐缓冲液:用于标准品的稀释。取磷酸氢二钾 5.59 g 与磷酸二氢钾 0.41 g 加水成 1 000 mL,滤过,115℃灭菌 30 min 即得。

(2) 标准品溶液:准确称取红霉素标准品,溶解在一定量的灭菌水中,制成每 1 mL 中含 10 000 U 的溶液,然后用 pH 7.8 磷酸盐缓冲液分 2~3 步稀释,最终使成 S_2(高剂量)为 12 U/mL、S_1(低剂量)为 6 U/mL 的两种红霉素溶液。

(3) 供试品溶液:取红霉素肠溶片 4 片,研细,用乙醇适量(红霉素约 0.25 g 用乙醇 25 mL),分次研磨使红霉素溶解,用灭菌水定量制成每 1 mL 中约含 1 000 U 的溶液,摇匀,静置,再用 pH 7.8 磷酸盐缓冲液分 2~3 步稀释,最终使成 T_2(高剂量)为 12 U/mL、T_1(低剂量)为 6 U/mL 的两种红霉素溶液。

3. 制备双碟

(1) 倒底层培养基:用灭菌大口吸管(20 mL)吸取预先在 100 ℃水浴中熔化的测定用培养基 20 mL,注入培养皿,凝固后更换干燥的陶瓦盖,于 35~37 ℃培养箱中保温。

(2) 倒含菌层:取出储备菌液,用灭菌吸管吸取菌悬液(菌悬液用量以能得到清晰的抑菌圈为度),加入适量测定用培养基内,摇匀。用灭菌大口吸管(10 mL)或小量筒吸取菌层培养基 5 mL,迅速均匀摊布在底层培养基上,置于水平台上,盖上陶瓦盖,放置 20~30 min,备用。

双碟的制备

二剂量法制备的双碟不得少于 4 个。

4. 放置小钢管(牛津杯)　菌层凝固后,用灭菌镊子或钢管放置器在每一双碟中以等距离均匀安置 4 个牛津杯,注意使牛津杯平稳落在培养基上,各个牛津杯下落的高度应一致。盖上陶瓦盖,双碟静置 5~10 min,使牛津杯在琼脂内稍下沉稳定后,再开始滴加抗生素溶液。

5. 滴碟、培养　取上述标准品两种溶液和供试品两种溶液,用毛细滴管滴加到牛津杯内。滴加完毕后,盖上陶瓦盖,水平移入培养箱中,于 35~37 ℃培养 14~16 h。

6. 测量抑菌圈及记录　培养 14~16 h 后,取出双碟,打开陶瓦盖,将牛津杯取出,放入消毒液中,换以玻璃盖。检查抑菌圈是否圆整,若破圈或抑菌圈不圆整,应弃之。游标卡尺测量出每一抑菌圈的直径。测量时,眼睛视线应与读数刻度垂直,游标卡尺的尖端与抑菌圈直径的切点垂直,然后测量并读数。数值保留至小数点后 2 位。也可用抑菌圈面积测量仪进行测量。

7. 计算、可靠性检验及结果判断。

【实训报告】

1. 检验原始记录　原始记录填入表实训 11-1 中。

表实训 11-1　红霉素肠溶片抑菌圈直径记录表

检品名称					
检品规格			批　　号		
生产单位			包装和外观		
检验项目					
检验依据					
抑菌圈直径 /mm	双碟号	d_{S_2}	d_{S_1}	d_{T_2}	d_{T_1}
	1				
	2				
	3				
	4				
	5				
	6				
	合计				
		$S_2=$	$S_1=$	$T_2=$	$T_1=$

续表

结果			
检验人		日期	
复核人		日期	

2. 检验报告　检验报告填入表实训 11-2 中。

表实训 11-2　红霉素肠溶片的含量测定检验报告

检品名称		收样日期	
生产单位		供样单位	
批　号		规　格	
包装和外观		检品数量	
检验项目			
检验依据			
检验项目	标准规定		检验结果
检验结论			
检验者		核对者	

【实训注意】

1. 玻璃双碟一定要干燥,不能有冷凝水。

2. 刻度吸管要用砂轮将尖嘴割掉一点,变成大口后用,否则易发生堵塞。

3. 摇匀菌层培养基时,一定注意不能摇出气泡。

4. 滴加抗生素溶液的毛细滴管在滴加前必须用滴加液流洗 2~3 次,滴加溶液至牛津杯口平满,滴加溶液间隔不可过长。按 $S_2(SH)$、$T_2(TH)$、$T_1(SL)$、$S_1(TL)$ 顺序滴加。每种溶液必须各用 1 支毛细滴管。

5. 培养时应注意双碟的受热均匀,双碟叠放不可超过 3 层,避免受热不均影响抑菌圈大小。

【实训检测】

在抗生素微生物检定中,有哪些因素会影响到结果测定的准确性?

(陈琳琳)

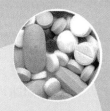

实训项目十二
胰岛素生物检定(小鼠血糖法)

>>>>> 实训目的

1. 掌握胰岛素生物检定的原理和方法。
2. 学会小鼠血糖法的实验操作。
3. 培养严谨求实、团结协作的良好职业素养。

【实训原理】

胰岛素(insulin)是一种小分子蛋白质,由哺乳动物胰腺的胰岛 B 细胞分泌,由 A 和 B 两肽链共 51 个氨基酸所组成。其主要药理作用为调节糖代谢,促进全身组织对葡萄糖的摄取和利用,并抑制糖原的分解和糖原异生,从而降低血糖。《中国药典》(2020 年版)胰岛素生物效价检定法为小鼠血糖法,本法系利用胰岛素的降血糖作用,比较胰岛素标准品(S)与供试品(T)引起小鼠血糖下降的剂量与反应的两条平行直线关系,间接测定等反应剂量的方法,并按双交叉设计,减少实验动物间差异的影响,由测定每组动物给药后的血糖值,再对照量反应平行线计算供试品的效价和实验误差。

本法的可信限率(FL%)不得大于 25%。FL% 超过 25% 者应重复实验。

【实训内容】

(一) 实训前准备

1. 仪器　1 mL 注射器、血糖仪。

2. 实验动物　健康无伤、同一来源、同一性别、出生日期相近的成年小鼠,体重相差不得超过 3 g。

3. 药品　胰岛素标准品、胰岛素注射液。

4. 其他　乙醇棉球、剪刀、记号笔、鼠盒等。

(二) 实训方法与步骤

1. 标准品溶液及其稀释液的配制　精密称取胰岛素标准品适量,按标示效价,加入每 100 mL 中含有苯酚 0.2 g 并用盐酸调节 pH 为 2.5 的 0.9% 氯化钠溶液,使溶解成每 1 mL 中含 20 U 胰岛素标准品的溶液,分装于适宜的容器内,4~8℃贮存,以不超过 5 天为宜。

试验当日,精密量取标准品溶液适量,按高、低剂量组(d_{S_2}、d_{S_1})加 0.9% 氯化钠溶液(pH 2.5)配成两种浓度的稀释液,高、低剂量的比值(r)不得大于 1∶0.5。

2. 供试品溶液及其稀释液的配制　按供试品的标示量或估计效价(A_T),照标准品溶液与其稀释液的配制法配成高、低两种浓度的稀释液,其比值(r)应与标准品相等,供试品和标准品高、低剂量所致的反应平均值应相近。

3. 操作方法　将小鼠按体重随机分成 4 组(d_{S_1} d_{S_2} d_{T_1} d_{T_2}),每组不少于 10 只,逐只编号。各组小鼠分别自皮下注入一种浓度的标准品或供试品稀释液,每鼠 0.2~0.3 mL,各鼠注射体积(mL)应相等。注射后 40 min,按给药顺序分别自眼静脉丛采血,测定血样的血糖值。第一次给药后间隔至少 3 h,按双交叉设计,对每组的各鼠进行第二次给药,给药顺序见表实训 12-1。测定给药后 40 min 的血糖值。

表实训 12-1　小鼠血糖法给药顺序

实验	第一组	第二组	第三组	第四组
第一次实验	d_{S_1}	d_{S_2}	d_{T_1}	d_{T_2}
第二次实验	d_{T_2}	d_{T_1}	d_{S_2}	d_{S_1}

4. 数据处理　将各小鼠血糖值按《中国药典》(2020 年版)收载的生物检定统计法列表整理，之后按量反应平行线测定(2.2)法计算可信限率(FL%)及供试品效价。

5. 结果判断　本法的可信限率(FL%)不得大于 25%。FL% 超过 25% 者应重复试验。

【实训报告】

将检定结果填入表实训 12-2。

表实训 12-2　胰岛素生物检定结果

检品名称		生产厂家	
检品规格		生产批号	
检品数量		包装和外观	
检品生产单位			
有效期			
检验项目	胰岛素效价		
检验依据	《中国药典》(2020 年版)四部		
检验方法	小鼠血糖法		

检验结果：

标准品　　　　　　　　　胰岛素国家标准品（mU/mL）　　　　　　　标示效价

d_{S_1}

d_{S_2}

供试品　　　　　　　　　胰岛素注射液　　　　　　　　　　标示效价

d_{T_1}

d_{T_2}

	第一组			第二组			第三组			第四组			
	第1次	第2次	两次反应和	第1次	第2次	两次反应和	第1次	第2次	两次反应和	第1次	第2次	两次反应和	
	d_{S_1}	d_{T_2}		d_{S_2}	d_{T_1}		d_{T_1}	d_{S_2}		d_{T_2}	d_{S_1}		
y	y_{S_1} (1)	y_{T_2} (2)	$y(1)+y(2)$	y_{S_2} (1)	y_{T_1} (2)	$y(1)+y(2)$	y_{T_1} (1)	y_{S_2} (2)	$y(1)+y(2)$	y_{T_2} (1)	y_{S_1} (2)	$y(1)+y(2)$	总和
	…	…	…	…	…	…	…	…	…	…	…	…	
Σ	$S_1(1)$									$S_1(2)$			S_1
				$S_2(1)$			$S_2(2)$						S_2
					$T_1(2)$		$T_1(1)$						T_1
		$T_2(2)$								$T_2(1)$			T_2
	Σy												

FL% =

续表

检验结论：		
检验人：	复核人：	
室温：	湿度：	
	检验日期：	

【实训注意】

1. 小鼠正常血糖值为 120~160 mg/100 mL。实验采用的低剂量应能够使小鼠血糖明显下降（降低 20%~30%），高剂量应不致引起血糖过度降低（低于 50 mg/100 mL），以保证给药剂量在比较灵敏的范围内，提高实验的成功率。

2. 实验动物与实验成功率有密切关系，实验动物的出生日期、性别、饲养条件的不同均能引起误差，因此一次实验要求用同一来源、同一性别、出生日期相近的小鼠。

3. 交叉实验应间隔一段时间进行，以减少交互影响，提高实验成功率。交叉实验间隔周期至少 3 h 以上。

4. 胰岛素的降糖作用与温度关系密切，因此，在实验中温度应保持恒定，给药剂量也要根据季节、室温的变化进行适当调整。

5. 本法所用动物较小，且需要进行交叉实验，因此，采用微量精确的酶法测定血糖，实验中全部操作均要注意精确，尽量减少人为误差。

6. 自眼眦静脉丛取血后的小鼠应迅速用脱脂棉轻压伤口止血。

7. 每只小鼠自给药开始换盒、禁食、供水，每组动物采血后恢复给饲料和饮水。

【实训检测】

1. 小鼠血糖法测定胰岛素效价时，应注意哪些细节以保证实验的准确性？

2. 小鼠血糖法在挑选实验动物时应注意什么？

3. 小鼠血糖法实验结果如何处理？怎样计算 FL%？

（叶丹玲）

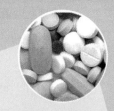

实训项目十三
乙肝疫苗生物检定（体外法）

>>>> 实训目的

1. 掌握乙肝疫苗生物检定原理，熟悉乙肝疫苗生物检定的项目，了解乙肝疫苗生物检定实验动物的要求。

2. 学会 ELISA 试剂盒的使用，会对乙肝疫苗生物检定实验条件进行合理的选择及控制，能分析乙肝疫苗生物检定中的注意事项，能对检定结果进行正确计算。

3. 培养严谨求实的科学态度，具备团队合作精神，树立生产操作规范意识和药品质量安全意识。

【实训原理】

乙肝疫苗成品质控指标中,效力检定是最关键指标之一,不仅反映疫苗的免疫原性,且可作为生产稳定性的指标。乙肝疫苗的实验室效力测定包括体内法和体外法两种——HBsAg 含量的检定和疫苗动物效力检定抗体应答。在一定意义上,后者直接代表疫苗对免疫对象的效果。乙肝疫苗生物效力测定以动物的抗体反应效果计算半数有效剂量(ED_{50})。对于不同来源、不同生产工艺的乙肝疫苗,ED_{50} 是一种重要的实验室生物效力指标。实验发现,ED_{50} 可反映不同种类的乙肝疫苗免疫特性,因此必须建立严格的方法和标准以确保疫苗研制、生产和使用中得到准确结果。

本法系乙肝疫苗成品检定,采用酶联免疫法(ELISA)测定供试品中的乙型肝炎病毒表面抗原(HBsAg)含量,并以参考品为标准,采用双平行线分析法计算供试品的相对效力,体外相对效力应不低于 0.5。

【实训内容】

(一) 实训前准备

1. 试剂

(1) PBS(pH 7.2):称取氯化钠 8.850 g,磷酸二氢钠($NaH_2PO_4 \cdot 2H_2O$)0.226 g 和磷酸氢二钠($Na_2HPO_4 \cdot 12H_2O$)1.698 g,加适量水溶解,调 pH 至 7.2,加水稀释至 1 000 mL。

(2) 供试品处理液:量取 20% 二乙醇胺 1.25 mL 和 10%Triton X-100 0.20 mL,加 PBS 8.55 mL,混匀备用。

(3) 供试品稀释液:称取牛血清白蛋白 10.0 g,加 PBS 溶解并稀释至 1 000 mL,备用。

2. 参考品溶液及供试品溶液的制备　精密量取参考品及供试品各 0.1 mL,分别加入 0.1 mL 供试品处理液,加盖混匀,在 20~28℃静置 30~35 min。将处理后的参考品和供试品分别以供试品稀释液进行适当稀释,稀释后取 1:2 000、1:4 000、1:8 000、1:16 000、1:32 000 及其他适宜稀释度溶液进行测定,每个稀释度做双份测定。阴性对照为供试品稀释液(双份),阴性对照和阳性对照均不需稀释。

3. 试剂盒　酶联免疫法(ELISA)试剂盒(HBsAg 测定)。

4. 器材　200 μL 移液器头、精度为千分之一的电子天平、量筒等。

5. 设备　生物安全柜、旋涡混合器、离心机、恒温培养箱(或水浴锅)、酶标仪等。

(二) 实训方法与步骤

按酶联免疫法(ELISA)试剂盒使用说明书进行,本实验应在 3 天内重复 2 次。

1. 平衡　将试剂盒各组分从盒中取出,平衡至室温,微孔板开封后,余者及时以自封袋封存。

2. 稀释　洗涤液用前每瓶作 1:20 稀释。

3. 编号　取所需要数量微孔固定于支架上,按序编号。

4. 加样　分别在相应孔中加入 50 μL 待测样本及阴性和阳性对照物,空白对照加 100 μL

生理盐水。

5. 加酶结合物　每孔 1 滴(50 μL、空白对照孔不加),充分混匀,封板后置 37℃孵育 30 min。

6. 洗板　用洗涤液充分洗板 5 次,洗涤后拍干,每次应保持 30~60 s 的浸泡时间。

7. 加显色剂　各孔(包括空白对照)加底物 A 液 1 滴(50 μL),底物 B 液 1 滴(50 μL),充分混匀,封板后置 37℃避光孵育 15 min。

8. 洗板　用洗涤液充分洗涤 5 次,洗涤后拍干,每次应保持 30~60 s 的浸泡时间。

9. 终止　每孔加入终止液 1 滴(50 μL),混匀。

10. 比色　将反应板以酶标仪 450 nm 处用空白孔调零,测各孔 OD 值。

11. 测定　试剂盒阴性和阳性对照的吸光度均值在试剂盒要求范围内,实验方有效。3 次测定的数据均用量反应平行线测定法计算相对效力。以 3 次相对效力的几何均值为其体外相对效力。

12. 结果计算　用平行线分析法计算相对效价,以 3 次测定值的几何平均值作为体外测定的相对效价。以冻干参考品的效价为标准。

13. 限度要求及结果判定　试剂盒所附阴性及阳性对照的吸光度均值在试剂盒要求范围之内,实验方能成立。供试疫苗相对效价的几何均值 ≥ 0.5,判为合格。

【实训报告】

将检验结果填入表实训 13-1。

表实训 13-1　乙肝疫苗生物检定实训报告

检品名称		生产厂家	
检品规格		生产批号	
检品数量		包装和外观	
检验项目	乙肝疫苗生物检定(体外法)		
检验依据	《中国药典》(2020 年版)四部		
检验方法	酶联免疫法(ELISA)		
操作过程			
OD 值			

续表

结果计算	
限度要求	
结果判定	

检验人：	复核人：
室　温：	湿　度：
检验日期：	

【实训注意】

1. 疫苗有摇不散的块状物、疫苗容器有裂纹、标签不清或过期失效者,均不作为检测对象。

2. 实验用疫苗于 2~8℃下避光保存。

3. 实验时的室温应保持在 20~30℃,过高或过低均会影响实验结果。

4. 试剂盒使用中请参考说明书中注意事项。

【实训检测】

1. 乙肝疫苗效价测定体内法检验原理是什么?

2. 如何进行 ELISA 试剂盒预先验证?

3. 洗板不彻底,为何会影响结果判定?

(叶丹玲)

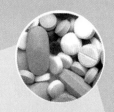

实训项目十四
胃蛋白酶的生物活性检定

>>>> 实训目的

1. 掌握酶类药物（胃蛋白酶颗粒）的生物活性检定流程；熟悉酶类药品的检验原理；熟悉各种溶液的配制过程；了解大肠埃希菌的检查方法。

2. 学会胃蛋白酶溶液的正确配制；学会紫外－可见分光光度计的使用及结果计算；能够对检测结果做出正确判断；学会处理检验数据，能够规范书写检验原始记录及检验报告书。

3. 培养吃苦耐劳的职业精神、认真的学习态度和团队合作精神。

【实训原理】

胃蛋白酶简称胃酶,无论在医药方面还是在工业应用方面均占有一定的比重,药用胃蛋白酶是从动物胃黏膜中提取出来的一种含有蛋白分解酶的物质,为寻找简便准确的活性测定法,曾对胃蛋白酶活性测定各种方法进行了研究实验。过去采用凝固的鸡卵蛋白为底物测定胃蛋白酶的消化力,但鸡卵蛋白会随着鸡蛋质量的优劣而变化,无法标准化,对测定结果有一定影响。

《中国药典》(2020年版)中,采用血红蛋白作为底物,在规定的试验条件下,胃蛋白酶可以催化水解血红蛋白生成不被三氯醋酸沉淀的水解产物,然后与福林试剂反应显蓝色。在一定范围内其颜色深浅与胃蛋白酶活性成正比。用酪氨酸作对照,以确定胃蛋白酶的活性。

【实训内容】

(一)实训前准备

1. 仪器　紫外 – 可见分光光度计、恒温水浴锅、电子天平(精度 0.1 g)。

2. 试剂　酪氨酸、牛血红蛋白、胃蛋白酶颗粒。

(二)实训方法与步骤

1. 对照品和供试品溶液的制备

(1)对照品溶液的制备:精密称取酪氨酸对照品适量,加盐酸溶液(取 1 mol/L 盐酸溶液 65 mL,加水至 1 000 mL)溶解并定量稀释制成每 1 mL 中含 0.5 mg 的溶液。

(2)供试品溶液的制备:取装量差异项下的内容物,混匀,精密称取适量(约相当于胃蛋白酶 240 U),用盐酸溶液溶解并定量稀释成每 1 mL 中含 0.2~0.4 U 的溶液,作为供试品溶液,按以下方法测定。

2. 测定法

(1)反应液的制备:取试管 6 支,其中 3 支各精密加入胃蛋白酶对照品溶液 1.0 mL,另 3 支各精密加入供试品溶液 1 mL,置 37℃ ±0.5℃水浴中,保温 5 min,精密加入预热至 37℃ ±0.5℃的血红蛋白试液 5.0 mL,摇匀,并准确计时,在 37℃ ±0.5℃水浴中反应 10 min,立即精密加入 5% 三氯醋酸 5.0 mL,摇匀,过滤,取续滤液备用。另取试管 2 支,各精密加入血红蛋白试液 5.0 mL,置于 37℃ ±0.5℃水浴中,保温 10 min,再精密加入 5% 三氯醋酸 5.0 mL,其中 1 支加入供试品溶液 1 mL,另 1 支加上述盐酸溶液 1 mL,摇匀,过滤,取续滤液,分别作为供试品溶液和对照品的空白对照。

(2)紫外 – 可见分光光度测定法:取上述酶促反应液,照紫外 – 可见分光光度法[《中国药典》(2020年版)四部通则 0401],在 275 nm 波长处测定吸光度,算出平均值 $\overline{A_S}$ 和 $\overline{A}$,按式(实训 14–1)计算。

$$每 1 g 含胃蛋白酶的量(单位) = \frac{\overline{A} \times W_S \times n}{\overline{A_S} \times W \times 10 \times 181.19}\qquad 式(实训 14–1)$$

式中,$\overline{A_S}$ 为对照品的平均吸光度;$\overline{A}$ 为供试品的平均吸光度;W_S 为每 1 mL 对照品溶液中含酪氨酸的量,单位为 μg;W 为供试品取样量,单位为 g;n 为供试品稀释倍数。

在上述条件下,每分钟能催化水解血红蛋白生成 1 μmol 酪氨酸的酶量,为一个蛋白酶活力的单位。

【实训报告】

将检验结果填入表实训 14-1。

表实训 14-1 胃蛋白酶的生物活性检定实训报告

检品名称		生产厂家	
检品规格		生产批号	
检品数量		包装和外观	
检验项目	胃蛋白酶颗粒的效价测定		
检验依据	《中国药典》(2020 年版)二部		

1. 溶液配制
(1) 对照品溶液:
(2) 供试品溶液:
2. 测定结果

试管	对照品溶液	供试品溶液	血红蛋白试液	5% 三氯醋酸	盐酸溶液
1	1.0 mL(先加)	—	5.0 mL(再加)	5.0 mL(后加)	—
2	1.0 mL(先加)	—	5.0 mL(再加)	5.0 mL(后加)	—
3	1.0 mL(先加)	—	5.0 mL(再加)	5.0 mL(后加)	—
4	–	1.0 mL(先加)	5.0 mL(再加)	5.0 mL(后加)	—
5	–	1.0 mL(先加)	5.0 mL(再加)	5.0 mL(后加)	—
6	–	1.0 mL(先加)	5.0 mL(再加)	5.0 mL(后加)	—
7	–	1.0 mL(后加)	5.0 mL(先加)	5.0 mL(再加)	—
8	–	—	5.0 mL(先加)	5.0 mL(再加)	1.0 mL(后加)

结果计算	$\overline{A_S} =$ $\overline{A} =$ $$每\ 1\ g\ 含胃蛋白酶的量(单位) = \frac{\overline{A} \times W_S \times n}{\overline{A_S} \times W \times 10 \times 181.19}$$
标准规定	本品含胃蛋白酶活力不得少于 480 U

续表

结　论	
检验人：	复核人：
室　温：	湿　度：
检验日期：	

【实训注意】

胃蛋白酶与其底物的浓度必须适量,若酶浓度过高,由于底物已被其作用掉而使吸光度值 A 难以达到预计的峰值,会导致结果偏低;若浓度过低,吸光度值 A 很小,会给测定带来较大误差。

【实训检测】

1. 胃蛋白酶的检测原理是什么?
2. 胃蛋白酶颗粒效价检测时,供试品怎样进行前处理?

(修　爽)

主要参考文献

［1］国家药典委员会.中华人民共和国药典:2020年版.北京:中国医药科技出版社,2020.

［2］中国食品药品检定研究院.生物制品检验技术操作规范.北京:中国医药科技出版社,2019.

［3］中国食品药品检定研究院.中国药品检验标准操作规范.北京:中国医药科技出版社,2019.

［4］周海钧.药品生物检定.北京:人民卫生出版社,2005.

［5］杨斐.实验动物学基础与技术.2版.上海:复旦大学出版社,2019.

［6］万国福.微生物检验技术.北京:化学工业出版社,2019.

郑重声明

高等教育出版社依法对本书享有专有出版权。任何未经许可的复制、销售行为均违反《中华人民共和国著作权法》，其行为人将承担相应的民事责任和行政责任；构成犯罪的，将被依法追究刑事责任。为了维护市场秩序，保护读者的合法权益，避免读者误用盗版书造成不良后果，我社将配合行政执法部门和司法机关对违法犯罪的单位和个人进行严厉打击。社会各界人士如发现上述侵权行为，希望及时举报，我社将奖励举报有功人员。

反盗版举报电话　　（010）58581999　58582371

反盗版举报邮箱　　dd@hep.com.cn

通信地址　北京市西城区德外大街4号　高等教育出版社法律事务部

邮政编码　100120